高等护理教育教材

护理人际学

（第5版）

主　编　史瑞芬

副主编　翟惠敏　金松洋　潘　颖

编　者　（以姓氏笔画为序）

闭晓君　刘宏华　孙晓嘉

张小琴　陈　瑜　黄谨耘

曾丽芳

科学出版社

北　京

内 容 简 介

本书在第4版的基础上修订而成。作者运用人文科学理论，结合护理教学和临床护理工作实际，系统阐述了护理人际学的基本原理和协调处理护理人际关系的方法技巧，包括人际沟通概念、社会心理基础及影响沟通的因素，护患关系、护际关系、医护关系沟通，护士的交谈沟通、非语词沟通、书面沟通和沟通礼仪等。内容涉猎面广，阐述入情入理，并精选了部分名人名言、典型案例、拓展阅读和角色情境练习题，对提高护理人员的人文素质修养和人际交往能力具有重要指导作用。

本书可作为高等护理教育的规范教材，也可供各级护理人员学习参考。

图书在版编目(CIP)数据

护理人际学/史瑞芬主编.—5版.—北京:科学出版社,2016.9
高等护理教育教材
ISBN 978-7-03-049669-0

Ⅰ.护… Ⅱ.史… Ⅲ.护理学－人际关系学－高等学校－教材
Ⅳ.R471-05

中国版本图书馆CIP数据核字(2016)第199916号

责任编辑:杨磊石 车宜平 / 责任校对:何艳萍
责任印制:李 彤 / 封面设计:龙 岩

科学出版社出版
北京东黄城根北街16号
邮政编码: 100717
http://www.sciencep.com
北京建宏印刷有限公司印刷
科学出版社发行 各地新华书店经销
*
2002年3月第 一 版 由人民军医出版社出版
2016年9月第 五 版 开本:787×1092 1/16
2023年1月第二次印刷 印张:15 1/4
字数:365 000

定价:38.00元

(如有印装质量问题，我社负责调换)

第5版前言

人际关系，无处不在；人际沟通，无时不有。护理人际关系，也已全方位渗透到护理实践的每个角落；护士的人际沟通，也越来越多地影响着护患关系的和谐、护理工作的成效及护理质量的优劣。《护理人际学》自 2002 年初版和 2006 年、2009 年、2013 年三次修订再版以来，得到了护理界同仁的首肯，已多次再版印刷，总印数达 67000 册，为适应新时期对护理人际沟通的需要，我们在科学出版社的指导和支持下，再次对本书进行了修订。

为使本教材更加实用、好用、顶用，本次修订，我们在章前增加了【关键概念】，以助读者学习；在全书后增加了习题与案例，以期提升学生的人际沟通实践能力。针对护理人际沟通已纳入护士执业考试这一现状，我们增补了部分内容，如护患关系的发展过程、护患冲突的处理策略等，同时调整了个别内容，使本书的概念、要点与护士执业考试大纲更为贴近。

经过多年的不懈努力和数次修订，本版教材已具有如下特色。

1. 突出专业，护理与人文结合　本教材注重体现“突出护理、加强人文”的现代护理教育理念，融专业教育、知识传授和人文关怀于一体，结合护理专业的实际需要，让学生“知其然也知其所以然”，既体现了护理岗位对专业人才人文素质的要求，又体现了有关人际沟通知识在护理领域中的运用，做到人文学科知识点与护理专业的有机结合和相互渗透，既有较强知识性，又有较强的专业性。

2. 讲习结合，理论与实践并重　为使学生能真正掌握并运用人际沟通的有关理论，全教材采用讲习结合的方式，各章节都以一定篇幅介绍了护理行业内外有关人际关系和沟通的典型事例，供学生参考或模仿。为提升学生的实践能力，每章后附有拓展阅读材料和实践演练题，全书后附有习题与案例，学生在学完有关内容后，可进行护理情境练习、角色扮演、案例分析等实践性演练，既提高了在实践中运用理论的能力，又加深了对理论的理解，助力护士执业考试。

3. 板块清晰，教材与学材兼备　教材每章由章前、正文、章后三个板块组成。章前板块包括教学目标、关键概念和导读提示，方便对学生的导学；正文内容以提高护士的“人际沟通能力”为核心，不过分追求理论系统性和完整性，重在基本知识介绍及在护理工作中的应用；章后板块包括拓展阅读、思考与练习、实践演练、网上练习、课堂游戏等灵活多变的实训方式，不仅有助于教师开展教学活动，同时有利于激发学生对医患关系领域相关问题的关注与思考，使之在获取有关知识的同时，培育人文精神。

人际关系及沟通领域中的知识浩如烟海，囿于编者水平有限，才学不足，虽再次修订中尽心尽力，仍可能存有缺憾和疏漏，恳请广大读者提出宝贵意见和建议。

史瑞芬

2016年3月

第1版序

在人类社会起源和发展及个人的成长过程中,人际交往都是不可缺少的。我们每个人都处在错综复杂的人际关系网络之中,每天都在进行着人际交往。人际交往就其本身而言不仅是一项重要的社会实践活动,而且还是人们从事其他社会实践活动的基础和前提。正是由于人际交往具有普遍性和广泛性的特征,所以它始终是人们所关注的问题。人际关系的好坏,可以作为一种心理社会因素直接影响一个人的心理和生理状况,进而影响身心健康,所以,现代健康观已把能否与他人建立和谐的人际关系,作为判断一个人健康状况的一项重要指标。

我国是一个历史悠久的文明古国,在漫长的岁月里,人们在协调和处理人际关系的实践中创造和积累了丰富的经验。20世纪70年代末以来,我国进入了改革开放的新时代。改革意味着一系列人际关系的调整,开放意味着我国与世界上其他国家的关系更加密切,这就使研究人际关系的迫切性和必要性凸显出来。

护理工作的特点之一就是与人们进行密切交往,其工作质量对患者的治疗和康复至关重要。在提倡整体护理的今天,要求护理人员既要有扎实的医学护理基础理论知识,又要有娴熟的专业技能,还要有较高的人文素质和人际交往能力。作为一名护理人员,一定要掌握人际交往的理论与技巧,并能灵活应用于护理工作实践,取得患者的信任,及时获取疾病信息,以便有针对性地进行治疗、护理,确保工作质量。协调和处理护理工作中的人际关系,是护理人员必不可少的课题。

由史瑞芬同志主编的《护理人际学》一书,在研究护理人员的人际关系方面进行了有益的尝试。作者在查阅大量文献资料的基础上,吸取了国内外心理学、社会学、行为学、伦理学的研究成果,结合护理工作实际,将相关原理移植到护理人际关系领域,阐述了护理多层面、多角度的人际交往心理及矛盾,提出了协调处理护理人际关系的技巧。分析透彻,方法实用,原理清晰,事例真实生动,可作为高、中级护理教材和在职护理人员自学之用。

相信这本教材对于协调处理护理人际关系,提高护理人员的人文素质,塑造护理人员"白衣天使"的形象将起到积极的推动作用。

黎秀芳

2001年9月

第1版前言

随着医学模式的转变，护理工作模式也发生了相应变化，要求护理人员的智能结构进一步优化。在护理教学上，要按照医学模式转变和整体护理的需要优化课程结构，以改善传统的护理课程中自然科学偏重、人文科学偏轻的状况。

护理工作主要是与患者及有关人群交往并为其健康服务。人际交往能力是护理人员的基本功之一。基于这个原因，我们编写了这本教材，旨在提高学生在护理实践中的人际沟通和建立良好人际关系的能力。

护理人际学是心理学、社会学、伦理学、行为学等学科与护理学科交叉而产生的一门新兴学科。本教材的编写，体现了护理专业新型课程体系的主要特色，即“突出护理，注重整体，加强人文，体现社区”。在教学内容的选择上，注意引入有关人文学科理论，并将其与护理理论有机结合，不仅讲述了护理人员进行人际交往的方式方法，而且阐述了相关的原理，力图使教材体现“以人为本”的整体护理观。

本书共分七章，包括总论、人际沟通、护理工作中的关系沟通、护理人员的语言沟通、护理人员的非语词沟通、护理人员的书面语言沟通、护理人员的沟通礼仪。在教材中结合护理专业特点，选择了典型范例供学生阅读学习；在各章末设计了角色情境练习题，以便使学生在实际演练中理解并掌握人际关系的内容和人际沟通技巧。

本书从酝酿到动笔，直至定稿付印，始终得到第一军医大学分校领导范振华、汪初球及教务部领导张永胜的大力支持，有关专家刘静慰、汤梅兰教授亲自给予指导并审查把关，全军护理专家、南丁格尔奖章获得者黎秀芳教授亲自为本书作序，人民军医出版社的编辑，尤其是杨磊石主编为本书的出版付出了辛勤的劳动，在此一并致谢。

由于编者学识水平有限，疏漏和不妥之处在所难免，祈请护理界同仁和读者予以斧正。

编　者

2001年9月

目 录

第一章　人际关系总论

教学目标

1. 解释下列名词：人际关系、人际学、护理人际学。
2. 阐述建立良好护理人际关系的意义。
3. 举例说明人际交往的心理效应。
4. 解释人际吸引的条件。
5. 分析人际交往各阶段的特征表现及人际交往的心理障碍。
6. 简述人际关系的交往原则。
7. 能运用护士人际关系的基本规范来评价自身的行为。
8. 学习运用建立良好人际关系的策略，搞好人际关系。

【关键概念】

人际关系、护理人际学、首因效应、近因效应、晕轮效应、社会刻板效应、人际吸引、印象整饰。

【导读提示】

人际关系的触角在人类生活中真是无孔不入。它参与、影响我们今天的工作、学习、生活，它本身就是人类生活质量的试金石之一。

“有关系就没关系，没关系就有关系”的中国式警句曾让外国人困惑，让本国人感慨。人际关系学家说：“无论你从事何种工作，只要你学会处理人际关系，你就在成功的路上走了85%的路程。”路漫漫其修远兮，吾将上下而求索。护理人员的求索之路一定包括对正确处理人际关系的学习和探讨。

本章将带你叩开人际关系的大门，了解人际交往的社会心理学基础，把握建立与发展良好人际关系的策略，让你在成功的路上走得更顺、更远。

本章的重点是人际交往的心理效应和建立良好人际关系的策略；难点是人际交往的社会心理基础。

第一节　人际关系与护理人际学

“人的本质并不是单个人所固有的抽象物。在其现实性上，它是一切社会关系的总和。”

——马克思

一位哲人说过“人生的美好是人情的美好，人生的丰富是人际关系的丰富。”现实社会正是这样，每个人都处在错综复杂的人际关系网络之中，每天都在进行着人际交往。无论你是在享受美好人情的温馨、甜蜜、浪漫，还是在饱尝人际冲突的烦恼、愤怒、困惑，你都不会怀疑，人不能没有人际关系。人类社会发展到今天，人际关系问题，已成为人们普遍关注的问题。

一、人际关系的基本概念

（一）人际关系的定义

“人际”是表示两个人以上数量概念。“关系”是事物的相互联系，这个联系包括事物与事物之间和事物内部各要素的相互影响与作用。人际关系（interpersonal relationships）是指人们在社会生活中，通过相互认知、情感互动和交往行为所形成和发展起来的人与人之间的相互关系。相互认知是建立人际关系的前提，情感互动是人际关系的重要特征，而行为交往则是人际关系的沟通手段。

人际关系的本质是心理上的距离和心理上的关系，包括社会上所有的人与人之间通过相互交往而形成的关系。人际关系反映了个人或群体在寻求满足社会心理需要、事业需要和生活需要的心理状态，人际关系的产生、变化与发展决定了双方心理需要满足的程度。若通过交往，双方都获得了心理上的满足，就会产生保持和巩固相互交往的愿望和行为。人际关系是和人类同时产生的，具有久远的历史。它是人类社会中最常见、最普遍的一种关系。

（二）人际关系的特点

1. 社会性　人是社会的产物，社会性是人的本质属性，是人际关系的基本特点。社会就像一个巨大的棋盘，而每个人就像盘中的棋子。社会向每个社会人提出了各种各样的行为要求，如法律、伦理道德等，人际关系正是建立在社会规范和个体合理定位基础上的有序社会关系。随着社会生产力的发展和科学技术的进步，人们的活动范围不断扩大、活动频率逐步增加、活动内容日趋丰富，人际关系的社会属性也不断增强。

2. 复杂性　人际关系的复杂性体现于多方面：一方面，人际关系是多方面因素联系起来的，且这些因素均处于不断变化的过程中；另一方面，人际关系还具有高度个性化和以心理活动为基础的特点；再则，在现实生活中，人与人之间的关系大多是爱恨情仇交融错杂，而很少是那种单纯的利害和情感关系。因此，在人际关系交往过程中，由于人们交往的准则和目的不同，交往的结果可出现心理距离的拉近或疏远，情绪状态的积极或消极，交往过程的冲突或和谐，评价态度的满意或不满意等复杂现象。

3. 多重性　所谓多重性是指人际关系具有多因素和多角色的特点。每个人在社会交往中扮演着不同的角色：一个人可以在患者面前扮演护士角色，在同事面前扮演朋友角色，在丈夫面前扮演妻子角色，在孩子面前扮演母亲角色等。在扮演各种角色的同时，又会因物质利益或精神因素导致角色的强化或减弱，这种集多角色多因素的状况使人际关系具有多重性。

4. 多变性　人际关系随着年龄、环境、条件的变化，不断发展变化，常常体现于人际交往的动态性上。另外，一个人从出生起，要经过婴幼儿、少年、青年、成年、老年等生命阶段的发展过程，职场生涯也在不断变化，在此期间，人际关系也会随之发生变化，表现为性质、形态、交往模式等的变化。

5. 目的性　在人际关系的建立和发展过程中，均具有不同程度的目的性。比如旅游者在陌生的景点迷路了，想开口问路希望能够获得帮助；护士在临床护理中遇到难题，想找护士长求教以期解决问题等。随着市场经济的推进，人际关系的目的性更为突出。

二、人际学与护理人际学

(一)人际学

人际学是研究人与人之间的社会关系一般规律的科学。主要研究:①人际关系的历史发展过程,提示人际关系发展变化的趋势。②人际关系的交往方式,构建一个按照一定方式、一定结构的人际关系网络,发挥人际关系的功能,实现人际交往的目的。③影响人际关系交往、建立、发展的因素及其影响方式和影响程度,创造有利于形成和发展良好人际关系的条件。

人际学与其他社会学科既有联系又有区别。其联系为:都是以社会为背景,以人为中心展开研究,社会和人是联系各门社会学科的纽带。其区别为:它们研究社会和人的切入点不同,提示的规律不同。

(二)护理人际学

1. 护理人际学的含义　护理人际学是探讨和研究护理人员在从事医疗护理、卫生保健工作中,同社会、医院、人群所发生的各种交往关系的学问。

它的任务是研究护士与患者(含患者家属)、护士与医生、护士与领导、护士与护士、护士与医院其他人员等各种人际交往的规律。它属于社会人际学的分支,是社会人际学的基本原理、规范在护理领域中的具体运用。

2. 护理人际学的研究对象　顾名思义,护理人际学是以护理工作中的人际关系为研究对象的。它主要研究护士个体与医、护、患(含患者家属)及其他群体在护理实践中所发生的人际交往关系。实际上,是研究护士的关系学,属于人文科学的范畴。

护理工作主要是与患者及社会有关人群交往并为其健康服务。交往双方均希望建立一种亲切、和谐、友善的护理人际关系。我们所研究的关系学,是一种科学的人际关系学。它以正常的、普遍存在的人与人之间的各种关系为研究对象,特别是以护士这个特殊的社会群体为中心,围绕临床护理实践,展开护士与患者、护士与患者家属、护士与医生、护士与上级、护士与护士、护士与实习护士、护理员等各种人际关系,研究他们相处的规范、原则、方法、心理,以及这些交往活动的规律,从而协调他们之间正常、健康的人际关系,抵制那种被扭曲了的庸俗化的人际关系,确保人们的身心健康。

三、护理人际关系

(一)建立良好护理人际关系的意义

人际关系是客观存在的,人不能离群生活。纵观人类历史,人生在世,无非是处理两大关系:一是人与自然的关系,二是人与人的关系。人们在同自然界打交道,进行生产活动的过程中,必然与外界建立各种联系,正如马克思所说:"人们在生产中不仅同自然界发生关系。他们如果不以一定方式结合起来共同活动和相互交换其活动,便不能进行生产。为了进行生产,人们便发生一定的联系和关系;只有在这些社会联系和社会关系的范围内,才会有他们对自然界的关系,才会有生产。"可见,人际关系的建立和发展是不以人们的意志为转移的客观存在,每个社会成员都需要和别人打交道,我国古代思想家荀子说:"人不能无群!"哪怕世界上只有两个人存在,也必然有一种相互依存、相互制约的人际关系。特别是现代社会,人际关系已成为一种开放性的多维网络结构,每个护士都必然置身于各种各样的关系网络之中。科学地建立和调节好各种人际关系,不仅是搞好护理工作和发展护理事业的需要,而且是每个护理人员的主观愿望,谁也不愿意因人际关系的矛盾和冲突影响自己的学习、工作和身心健康。为此,学习和研究护理人际关系,搞好人际交往,对于每个护理人员、护理集体,乃至医院,都有着重要的现实意义。

1. *有利于提高医疗护理质量* 良好的护理人际关系是做好护理本职工作的基本保证,它可以直接促进护理人员与患者之间、护理人员与其他医务人员之间的相互信任和密切协作,使患者积极主动地参与和配合,使医院医疗护理活动顺利进行,有利于加速患者病情的康复。同时良好的护理人际关系也有利于医院管理水平的提高,也是避免、减少和处理医疗纠纷的有利条件。

2. *有利于创造良好的健康服务场所* 在社会群体中,人与人之间的友好交往,会造成一个良好的社会心理气氛。同样,在各种健康服务机构中,护士与服务对象之间的相互理解、相互信任和关怀,也会促使这些场所形成良好的心理气氛。这种良好的心理气氛,能使医护人员合理的心理需求得到不同程度的满足,从而产生心情舒畅、愉快的积极情绪,激发其对工作的极大热情;能使患者在治疗、护理、康复方面的需求得到尽可能的满足,解除或转移焦虑、恐惧、抑郁、烦闷、紧张等消极心理,增强康复的信心。

3. *有利于提高护理工作的效率* 护理群体中和谐的人际关系,对于提高护理工作效率有着重大作用。护士在工作过程中能够同心同德、互相帮助,互相学习,无疑会大大提高工作的效率和质量。如果护士互相猜忌提防,彼此态度冷漠,缺乏协作精神,必然要影响护理质量,还要耗费大量精力去应付那些人为的琐事。有了这种内耗存在,护理工作的效率必然降低。“一个和尚挑水吃,两个和尚抬水吃,三个和尚没水吃”。这其中虽有领导管理的因素,但也说明了人际关系不和谐对工作效率的影响。

4. *有利于陶冶护理人员的情操和性格* 人际交往的过程,是人与人之间在认识上的相互沟通、情感上的相互交流、性格上的相互影响、行为上的相互作用的过程。护士与其他人群的人际交往,同样遵循这一基本过程。在这一过程中,良好的人际关系,对护士情操和性格的陶冶具有重要作用。广泛正常的人际交往,可以使护士丰富和发展自己的良好个性,满足自己的精神心理需要,如促进知识更新,改进思维方式等。

5. *有利于医学模式的转变* 传统的医学模式对于疾病和健康的认识,只限于从局部和单纯的生物因素去考虑,而忽视了人的心理及社会因素的重要影响,因而具有很大的局限性。随着社会发展、医学科技的进步和疾病谱的变化,人们逐渐认识到:影响人类健康和疾病的因素不仅是生物因素,而且与人的心理因素及社会因素有着十分密切的关系。于是,传统的生物医学模式被生物-心理-社会医学模式所取代。建立良好的护理人际关系,要求护理人员从整体上为患者服务,主动关心和了解患者的需求,熟悉和掌握患者的心理活动,并积极进行沟通和疏导,无疑会促进患者的康复,这与医学模式转变对护理工作的要求是相适应的。

(二)护理人际关系的基本规范

规范是指标准、方式、方法的意思,是约定俗成或明文规定的标准。如道德规范、技术规范、语言规范等。人际规范是指人们相处交往时行为道德的标准,或称做人的规矩。它受社会舆论、信念、传统习俗、道德、文化教育等的制约。人际规范在阶级社会带有阶级的烙印。不同的社会制度,有不同的人际规范内容。社会主义社会的人际规范,是建立在以生产资料公有制为主的基础上的,人与人之间的交往是平等的、相互协作的关系,人们之间的交往以能否对社会、对他人作出贡献为准则。

护士的人际规范,是护士进行人际交往的行为准则。在我国,应符合社会主义的人际规范。遵循这些准则,就能协调彼此间的关系,解决相互交往中出现的各种问题。可见,研究护士的人际规范,是护理人际学的首要问题。在社会主义现阶段,护士的人际交往,应着重注意以下方面。

1. 同情体贴,热情负责 对人同情体贴,热情负责,体现了社会主义的人道主义原则,体现了护士全心全意为人民服务的精神。在社会主义社会里,人与人之间在政治上是平等的关系。这种关系表现在医疗护理工作中,正如白求恩所说,伤病员比你的父兄还要亲,因为他们是你的同志。护理人员为了病人的健康,必须对病人有深切的同情心,这种同情与怜悯、仁慈是不同的,它不是个人的恩赐,而是护士应尽的义务和职责。

2. 尊重人格,平等待人 尊重人格是每个公民必须遵循的行为准则之一。护士在与服务对象进行人际交往时,必须尊重对方的人格,不论他的职务高低、年龄大小、病情轻重、容貌美丑、关系亲疏、经济贫富等,都应一视同仁,平等待人。切忌以貌取人,以贵贱分高低,对某些病人关怀备至,对某些患者冷若冰霜。

3. 诚实谦让,文明礼貌 文明礼貌待人,给人以美的享受。诚实谦让的交往,能增进人们相互之间的信任与团结友爱。护理人员在荣誉面前应持谦让态度,不嫉贤妒能;对他人的批评能虚心接受,宽宏大度,善于与同事合作;在患者面前,不因个人心情不快而迁怒,要善于控制自己的情绪,既不忧形于色,也不欣喜无度。对同事,对患者始终诚实谦让,礼貌热情,举止端庄,语言文明。

4. 竭诚服务,不谋私利 全心全意为人民服务,就要忠于职守,做好本职工作。在医疗护理实践中,一切从患者的利益出发,是护理工作的基本原则。在个人利益与患者利益发生冲突时,应以患者利益为重,必要时牺牲个人利益。应树立辛苦我一个,幸福千万人的崇高风尚。

5. 实事求是,不弄虚假 实事求是,是科学态度的体现。护理学是一门科学性、应用性很强的学科。护士的工作能否坚持实事求是,不仅关系到护理科学的发展,而且直接影响到病人的生命安危,影响着护患人际关系。因此,对护理工作中的每一项检查、操作,必须严肃认真,一丝不苟,在任何情况下,都不能弄虚作假;对于护理工作中的失误或差错事故,不隐瞒,不推卸责任,做到如实报告,及时纠正,勇于从失误中总结经验教训,树立严谨的科学态度和审慎的工作作风。

6. 恪守信誉,保守秘密 医护人员是患者的知己。自古以来,我国就流传着这样一句话:“人有三不背,一不背父母,二不背师长,三不背医生。”说明病人对医护人员的高度信任。病人有什么心愿和要求,常常会向医护人员和盘托出,期望能得到理解和帮助,解除病痛。护士必须恪守对病人的承诺,如隐私的保密等,才能得到病人的信赖,才能有利于护患之间的进一步交往。

第二节 人际交往的社会心理基础

“人之相识,贵在相知;人之相知,贵在知心。”

——孟 轲

一、人际交往动机分析

在交际过程中,不论是群体与个体,还是群体与群体,发生交际关系的主体都是个人。个人的交际行为，既是个人需要的驱使，又是群体意向的集中，它是个体和群体需要的综合体现。但由于个体及代表群体的个人需要不同，就决定了交际动机的多样性和复杂性。

(一)亲和动机

在人类社会中，每一个人都注定要与他人建立一定的关系，而我们每个人本身，也都有一种亲近、接近他人的欲望，即亲和动机。所谓亲和动机，是指“个体与他人结群、交往并希望有人陪伴的内在需要”。

需要的多层次、多结构，给人际交往的心理动机的亲和性也带来复杂性。例如为了衣食住行的需要，人们一方面自力更生，而另一方面则要与他人交换，求助于他人，这都是生理需要的表现；又如人们要向客观对象索取，会遇到自然的、社会的各种困难，需要有较大的力量，以抵御自然灾害的侵袭，防御外来的压迫和侵害，这就是安全的需要；再如为了倾吐内心的喜悦和悲伤，以求知心者的理解、同情、开导和安慰，寻找一种心理的归属和情感寄托，这就是一种归属的需要。美国社会学家 Homans 在他的社会交换理论中指出，个体除了有维持生存的物质需要外，还有一些其他的需要，其中有的需要只有他人才能提供，比如社会性的需要。也就是说，只有在人际交往的活动中，社会性的需要才能得到满足。

> **知识库**
>
> **人何以主宰万物**
>
> 《吕氏春秋·恃君览》中写道：“凡人之性，爪牙不足以自守卫，肌肤不足以捍寒暑，筋骨不足以从利辟害，勇敢不足以却猛禁悍。然且犹裁万物，制禽兽，服狡虫，寒暑燥湿弗能害，不唯先有其备，而以群聚邪！群之可聚也，相与利之也。”可见，人际交往既是人的心理需要，也是人的生存需要。

亲和动机出自于人的本能。古希腊哲学家亚里士多德认为，人是天生的“政治动物”。事实上我们已经知道，人类祖先古猿的自我保护能力是很差的，他们既没有巨大动物那种拔树毁屋的能力，也没有尖利的爪牙来充当自卫武器，奔跑的速度也远不及许多动物，因此，人类的祖先要保护自己，要保证自己的新一代出生后能够生存，维持自己的种族繁衍，就必须集群活动，依靠集体的力量来抵御敌害。经过长期的进化过程，人类的祖先终于形成了一种集群的习性，并通过种族繁衍将这种习惯传给后代，因此人类天生就有与别人共处的需要，也只有与别人保持正常的、充分的人际交往，人才能真正具有安全感。

人类在整个社会生活中，都是倾向于亲和的，这是因为人类的进步，社会的发展，都和人与人之间的相互援助有着极为密切的关系。孔子曰：“独学无友，则孤陋寡闻。”孔子贤人七十，弟子三千，交游甚广，谈论极深，这种亲和动机，使他成为一位学识渊博、敏于处事的大政治家和思想家。我们从事护理工作，也需要与他人亲和，与人亲近友善，这样才能在所属的群体中为人所尊所爱，得到多方援助，使护理工作顺利完成。

(二)成就动机

人是一种理性的动物。从一个人自我意识出现的那一天起，他就开始用一定的价值观来进行自我评判。这种评判是社会性的。即人只有将自身置于社会的背景之中，通过将自身与别人进行比较，才能确立自己的价值。如学生在考试结束后，往往不只关心自己的成绩，而且关心其他同学的成绩。只有将自己的成绩与同学的成绩作比较后，自己的成绩才有意义。又如肝炎患者化验检查肝功能后，常常要询问与自己病情相似的其他患者的化验结果，道理亦然。

从某种程度上说,人际交往过程是个体借助于交往来认识或证实自己,从而表现自己的过程。只要有事业心,就会以充沛的精力对待工作,并希望成就一番事业。所谓成就动机,是指“个人专注自己认为重要的工作,并且愿意全力做好这一工作的心理倾向。”每个人都有显示自我、创造性完成工作任务的愿望。在同类性质的成员中,人人都希望自己成就最高,希望有机会显示自己的优越或展示自己的才华。

美国社会学家Goffman用其独特的“控制论”来解释人际交往中的这种自我表现。他指出,我们的人际交往,个体不仅彼此向对方表现其自我,而且还努力进行特殊的印象处理,通过控制自己表现出来的姿态,以求在一定的社会场景中给人们留下某种特殊的印象。在这样一种理解中,也就提出了社会舞台和社会角色的主张。每一个社会成员,都会在社会舞台上扮演自己的某种角色,通过这种角色的扮演,来完成自我的实现。实际上,我们每个人在人际交往活动中不断地表现自我,同时也在不断地提高自我。

研究成就动机,对于人际交往的实践是有实际意义的。一个人或一个组织要实现自己的目标,就必然表现出强烈的欲望,具有极强的成就动机。有的人为了事业的成功,可以不顾个人利益,想方设法与人合作,特别乐意与有真才实学的人交际。在交际中,不怕困难,不怕失败,舍得花时间和精力,以顽强的竞争意识与对方周旋,不达目的,决不罢休。我们应当重视成就动机的作用,以此激励护士,同多种人交际,开阔视野,发展自己。

(三)赞许动机

社会心理学家认为,人总是通过与他人的交往,来增加对自己的认识。所谓赞许动机,是指“交际的目的是能得到对方的鼓励和称赞,从而获得心理上的满足。”赞许动机实质上是一种取得成绩而得到他人或组织的尊重、承认和赞扬的需要。赞许动机对于人际交往行为的成效是有直接影响的。经常受表扬的人,赞许动机强,潜能发挥好,劲头足,工作成绩会不断提高;经常受批评的人,也能从反面激起赞许动机,变消极为积极,迎头赶上,获得次之于受表扬者的效果。如果一个人不为他人所了解,被组织忽视,那么他就会产生自卑感,对集体及组织目标漠不关心,做一天和尚撞一天钟,工作效果又次之。最差的是被控制的人,他们无自主意识,由他人控制使用,这种人的工作成绩是最差的。美国心理学家赫洛克做过这样的试验,他把106名受试者分成四组,给予不同的激励条件,都做难度相等的练习题,每天做15分钟,共做5天,结果成绩好坏的顺序依次为受表扬鼓励的、受批评刺激的、被忽视的、被控制的。这有力地证明了赞许动机的作用。因此我们在交际过程中,要态度诚恳,不失时机,恰当地使用赞语,强化人的交际动机,激励人的积极行为。

二、人际认知的心理效应

(一)人际认知

认知是指人的认识活动,人际认知则是指个体推测与判断他人的心理状态、动机或意向的过程。个体与个体之间正是通过相互认知而实现情感互动。人际认知包括对他人的仪态表情、心理状态、思想性格、人际关系等方面的认知。

(二)认知效应

现代人际关系心理学认为,人际交往过程是人与人之间的信息沟通、思想感情交流和行为互动的过程,在此期间存在着许多复杂因素, 在一定程度上影响着人际关系的发展方向,或积极的融合,或消极的抗拒。心理学家将人际认知方面具有一定规律性的互相作用称为人际认知的心理效应。

社会心理学研究表明，交际的内容和效果都会受到彼此知觉情境的影响和制约，知觉情境发生不同变化，社会知觉也会按照一定的社会心理规律发生不同的心理效应；反过来，这些不同的心理效应又直接影响和制约社会知觉的内容和效果。交际心理的复杂性，带来了各种各样的心理效应。这些心理效应无疑是影响人际知觉、制约人际关系良性发展的重要因素。它具有积极与消极两方面的意义，恰当地运用心理效应可以更好地开展人际交往。

典型案例

孙仲谋的偏见来自何方

《三国演义》中凤雏庞统当初准备效力东吴，于是去面见孙权。孙权见到庞统相貌丑陋，心中先有几分不喜，又见他傲慢不羁，更觉不快。最后，这位广招人才的孙仲谋竟把与诸葛亮比肩齐名的奇才庞统拒之门外，尽管鲁肃苦言相劝，也无济于事。众所周知，相貌、礼节与才华决无必然联系，但是礼贤下士的孙权尚不能避免这种偏见，可见第一印象的影响之大！

1. 首因效应　又称第一印象效应。是指交际双方第一次交往时各自对交际对象的直觉观察的归因判断，即是初次见面时的最初印象。第一印象的形成导致在总体印象形成上，最初获得的信息比后来获得的信息产生更大的影响。社会心理学家研究证明：在第一印象中，外表是影响第一印象的主要因素，同时一个人在言谈举止中表现出的性格特征也在形成第一印象中起着重要作用。

比如，一位教师第一次课讲得十分成功，在学生的头脑中留下了深刻的第一印象之后，以后即使这位教师有些课讲得不够好，学生也会认为这不是能力问题，而是因为他没有时间好好准备；相反，如果第一次课讲得很糟糕，给学生留下一个很不称职的第一印象，那么，以后即使他的课讲得很好，学生也会认为那只不过是碰巧而已，甚至会认为还有很多不足，如虽条理清楚但没有深度，虽然充满活力却不够严谨等。病人对护士的印象在很大程度上也来自首因效应，如第一次打针不能一针见血，就认为这个护士技术水平差，以后即使一针见血，也认为是碰巧。这是因为，人们与从来没有接触过的人或事第一次打交道，总是会给予更多的注意，注意的投入完全而充分，所以印象也往往特别深刻、强烈、鲜明，而对于后续的信息，人们的注意会游移，从而使后续信息对人们的影响作用下降。

社会心理学家 Asch 在 1946 年曾以大学生为研究对象做过一个试验。他让两组大学生评定对一个人的总体印象。对第一组大学生，他告诉说这个人的特点是“聪慧、勤奋、冲动、爱批评人、固执、妒忌”，很显然，这六个特征的排列顺序是从肯定到否定。对第二组大学生，阿希所用的仍然是这六个特征，但排列顺序正好相反，是从否定到肯定。研究结果发现，大学生对被评价者所形成的印象，受到特征呈现顺序的高度影响。先接受了肯定信息的第一组大学生，对被评价者的印象远远优于先接受了否定信息的第二组。

对于首因效应更为主要的解释，是认为对于后续信息，人们是按照先入为主的最初印象轨道来解释的。第一印象一旦建立起来，就对后来获得信息的理解和组织有着强烈的定向作用。由于人保持认知平衡和情感平衡的心理作用，人们必须使后来获得信息的意义与已经建立起来的观念保持一致，这样人们对于后来获得信息的理解，常常是根据第一印象来完成的。如对于同样一张眼睛深陷、额头凸出者的照片，当人们得到的最初信息是说此人是一个屡教不改的罪犯时，人们看到的是此人深陷的目光隐藏着险恶，凸出的额头显示了死不悔改的决心；而当人们得到的最初信息说此人是著名学者时，人们则认为深邃的目光表明他思想深刻，凸出的额头则是在科学追求上有坚强意志的表现。这意味着，最初印象有着高度的稳定性，后续信息甚至不能使其发生根本性的改变。

首因效应提醒人们注意新的信息，警告人们注意不要形成不成熟的印象，或者是让人们在每次获得新信息时都要重新考虑他们的印象等。所有这些方法，都可以有效地防止首因效应的产生，消除由此带来的印象误差。

2. 近因效应　在总体印象形成机制上，新近获得的信息比原来获得的信息影响更大的现象，称为近因效应或最近效应。

近因效应远不如首因效应普遍和明显。它的产生，往往是由于在形成印象的过程中，不断有足够引人注意的新信息提供，或者是原来的印象已经随着时间的推移而淡忘。心理学家发现，当人们回忆旧信息有困难，对一个人的判断要依赖于目前的情境时，人们就倾向于以新信息为主要依据，从而发生近因效应。一般认为，当两种信息连续出现时，首因效应明显；当两种信息断续出现时，则近因效应较为突出。在与陌生人交往时，首因效应起较大作用；而与熟人交往，则近因效应有较大影响。另外，人的个性特点也影响近因效应的产生，如一个人心理上开放、灵活，则倾向于产生更多的近因效应；相反，如果一个人有保持高度一致稳定的倾向，缺乏足够的适应性和应变能力，那么他的自我一致、自我肯定的倾向会使他的首因效应占优势。

3. 晕轮效应　晕轮效应亦称月晕效应或光环效应，所谓"晕轮效应"指的是在人际交往中对一个人某种人格特征形成印象后，以此推测此人其他方面的特征，从而导致高估或者低估对方。晕轮效应可分为正晕轮和负晕轮，正晕轮是指将对方的好印象向其他方面扩大、推广，高估对方；负晕轮则是指将对方不良印象向其他方面扩大、泛化，低估对方。将它称为"晕轮效应"是说它像月晕一样，会在真实的现象面前产生一个更大的假象：人们隔着云雾看月亮时，在月亮外面有时还能看到一个光环，这个光环是虚幻的，只是月亮的光通过云层中的冰晶时折射出的光现象，事实上并不存在这样一个物质的真实的光环。晕轮效应产生的也是幻化的总体印象，尽管产生这种幻化印象的感知可能是真实的，像对月亮的感知一样真实，但总体印象却与月亮外面的光环一样不真实。

晕轮效应也与首因效应一样普遍。人们走进礼品店，选购的往往是包装精美、价格偏高的物品，因为它能使人产生晕轮效应，认为里面的东西会像精美的包装一样好，会与偏高的价格相一致；面对简陋的工棚和简单的工具，人们不会相信生产出的产品会畅销欧美。外表的吸引力有着明显的晕轮效应，也就是说，当一个人的外表充满魅力时，他(她)的其他一些与外表无关的特征也会得到更好的评价。这就好像蝴蝶因为美丽而使许多人喜欢它，忘却了它实际上不过是一条毛骨悚然的毛毛虫变的，而且对人类无甚益处；而癞蛤蟆因为丑陋，尽管它有益于人类，大多数人对它仍退避三舍。

社会心理学家 Dion 等于 1972 年做过一个试验，用科学的数据有力地证明了晕轮效应的存在。他们分别向人们出示长相漂亮、长相一般、长相丑陋的人的照片，要求被试者就几项实际上与长相毫无关系的特征，来对照片上的人进行评价(这些特征包括：个性的社会赞许性、职业地位、称职的丈夫或妻子、做父母的能力、总体幸福程度、职业的幸福感、结婚的可能性等)，结果发现，长相漂亮的人，几乎在所有特性上都被评得最高，而长得丑的人评得最低。结果见

表1-1。我们常说的“疑人偷斧”等都是晕轮效应的典型例子。所以晕轮效应不但与首因效应一样普遍，同时也与首因效应一样带有强烈的主观色彩。

表1-1　相貌美丑对印象形成所产生的晕轮效应

特征评定	相貌漂亮者	相貌一般者	相貌丑陋者
个性的社会赞许性	65.39	62.42	56.31
职业地位	2.25	2.02	1.70
称职的丈夫（妻子）	1.70	0.71	0.37
做父母的能力	3.54	4.55	3.90
总体幸福程度	11.60	11.60	8.83
职业的幸福感	6.37	6.34	5.28
结婚的可能性	2.17	1.82	1.52

社会心理学家在分析晕轮效应时还发现，人们按照自己的观念（而不是科学的依据）从一个人的一种品质的存在，推断出他还具有其他一些品质，是一种普遍的倾向。比如，知道了某人是聪慧的，则许多人还把这个人想象成是富有魅力、灵活、有活力、认真、有心计、可依赖的人；知道了某人行为轻率，则多数人还相信这个人也好夸口、虚伪、不受人欢迎等。心理学家称人们这种从一种已知特征推知其他特征的普遍现象为概化晕轮效应。也就是说，不只外表吸引力的认定会影响人们的印象，其他品质，尤其是重要品质的认定也具有同样的效应。生活中曾发生过这样的故事：某厂有两名同名同姓的职工李志刚，一位是轧钢工，一位是热处理工。一次公安机关来电话说李志刚在路上见义勇为，只身斗歹徒，现受伤住院，厂长一听，马上通知轧钢车间领导，要他们赶快前往医院看望，可是这位车间领导到医院一看，躺在病床上的却是热处理车间的李志刚。厂领导之所以如此主观，是因为轧钢车间的李志刚一贯表现很好，连续几年是该厂的先进工作者。而热处理车间的李志刚几年前曾发生过偷盗行为，近来又无突出表现，凭此印象类推，就发生了这一误会。人们常有这样的心态，在交际过程中，假如有人在你面前说你的知己的坏话，你或许会半信半疑，或许根本不信；但若说与你交际一般或关系不佳者的坏话，你多半会信以为真，甚至附和一番，这就是不同心理效应的折射。

虽然晕轮效应使得人们所形成的有关别人的印象与别人的本来面目相差很大，但通过这一途径建立有关别人的印象，却是最迅速、最经济的途径，它帮助人们尽快适应多变的外部世界，使外部世界尽快获得结构化、可预言化。

晕轮效应和首因效应的主要区别在于：首因效应是从时间上来说的，由于前面的印象深刻，后面的印象往往成为前面印象的补充；而晕轮效应是从内容上来说的，由于对对象的部分特征印象深刻，这部分印象泛化为全部印象。因此。这两种心理定式是不一样的。但是在某些情况下，晕轮效应与首因效应也会互相交叉、交织在一起，因为这两种心理定式尽管在表现形式上不一样，但本质是一样的，都是以主观代替客观。首因效应妨碍人们以后正确认识事物，产生一种固执的认识上的偏见和情感上的偏心，必然连带产生晕轮效应，所以首因效应往往是晕轮效应的前奏；但晕轮效应也不一定以首因效应为前提，甚至有的时候它还是首因效应的“前效应”——例如从简陋的诊室和简单的医疗器械推断诊疗水平一定低劣，因而一接触某个乡村卫生所，看到简陋的诊室和简单的器械就产生“这个卫生所不行”的首因效应。从这个意义上说，晕轮效应是比首因效应更深层次的东西，因此它也更难以纠正和克服。这也提醒我们，要注意对别人观察的客观性和全面性，避免偏听偏信和以貌取人。

4. 社会刻板效应　社会刻板效应又称“社会固定印象”，是指某个社会文化环境对某一社会群体所形成的共同的、固定的、笼统而概括的看法。作为心理现象，“刻板”是它的根本特点。社会刻板现象不是一个个体现象，而是一种群体现象，它反映的是群体的共识。一般社会固定印象往往不以直接经验为根据，也不依据可靠的事实材料为基础，而是以习惯的思维为基础，形成固定的看法，这种固定的印象可导致对他人认知的偏差。

关于人的自然特征，我们所建立起来的比较系统的观念首先同人的性别、年龄、职业、地位、学历、种族等联系在一起。一般说来，生活在同一社会群体或同一文化背景中的人，总会表现出许多心理和行为方面的相似性，而职业、年龄、性别、党派等均类似的人，在思想、观念、态度和行为等方面也较为接近。如在人们的脑子里，知识分子书生气十足，工人粗犷豪放，会计师精打细算，教授必然白发苍苍；商人比较精明，护士比较温柔体贴；下巴方正是坚强意志的标志，宽大的前额象征智慧，胖人心地善良，厚嘴唇则忠厚老实；年轻的被看作“嘴上没毛，办事不牢”，年老的被看作“过时保守”；女性总是柔弱的，所以敢作敢为事业有成的女性被称为“女强人”“铁女人”，而同样事业有成的男人是不会被人称为“男强人”的；反之，男子如果过于柔顺会被人称为“娘娘腔”，也同样让人看不起、看不惯。婚姻问题是最能反映这种心理现象的，所谓“门当户对”就是把门户不相当的人家看作另一类人家。大学生找了个文盲，十有八九要遭到父母及朋友的反对，因为社会认为文盲的综合素质一般较差。这些都是社会刻板印象所产生的效应。这些相似的特点被概括地反映到人们的社会认知中，并被固定化，便产生了所谓的社会刻板效应。

在许多中国人的眼中，南方人大多聪明灵活，北方人大多老实厚道，这也是一种社会刻板效应。将籍贯扩大就是国籍。改革开放前，对绝大多数中国人来说，生活环境中出现其他种族人群的机会不多，但我们仍对许多种族都形成了自己的一套刻板观念。例如德国人被认为是有哲理的、崇尚科学的；英国人是循规蹈矩的、彬彬有礼的；法国人是浪漫的、容易为胜利而冲动的；等等。恩格斯在世时也赞同把德国人看作“最有理论修养的民族”的。我国台湾心理学家李本华和杨国枢曾于1963年调查了台湾地区大学生对各国人的一般印象，其主要结果见表1-2。

此外，对于英、德、法、阿拉伯世界等国家和地区的不同人种，被试学生也都有明确的成套观念。当我们将一个人归入其中某一个类别时，我们就会不自觉地认为这个人也具有这些特征，我们对这个人所作出的行为反应，也会以这些观念为根据。

表1-2　台湾地区大学生对不同人种的刻板印象

人种	特　征
美国人	民主、天真、乐观、友善、热情
日本人	善模仿、爱国、尚武、进取、有野心
苏联人	狡猾、欺诈、有野心、残酷、唯物
印度人	迷信、懒惰、落后、折中、肮脏
黑人	耐劳、落后、肮脏、懒惰、好音乐

社会刻板效应还表现为对某类事物的固定看法。如人们往往认为广告都是产品销路有困难时推销产品的伎俩，“酒好不怕巷子深”；考试就是测评人的记忆和分析能力；当上了“先进”就不能有半点怨言。在中国，狐狸是“狡猾”的代名词，狼是“残忍”的代名词，所以前些年出现了美化狼的儿童文学作品以后马上就

激起了公众的抗议。

研究结果表明，人们的刻板印象一般是经过两条途径形成的：其一是直接与某些人或某个群体的接触，然后将一些特点加以固定化；其二是根据间接资料如他人介绍、传媒的描述等形成对某个群体的概括性印象，在现实生活中，大多数的刻板印象来自第二条途径。

社会刻板效应有一定的合理性。首先，它不是对某一个人或某一事物的印象，而是对某一类人或某一类事物的印象。“物以类聚，人以群分”，各类事物或各类人物总有自己的特点和共性，认识这种特点和共性，不仅有助于区别其他类的特点和共性，而且有助于认识这一类中间的个体。其次，社会刻板效应不是个人持有的看法和印象，而是社会一部分成员的共识，尽管共识也可能是错误的，但它相对于个人意见来说，正确的概率要大得多。再次，社会刻板效应多少有一些根据，这种根据有的是亲身经验的，有的是通过传播媒介得来的，尽管这种根据中有时会有虚假的因素。反思之，虚假的因素之所以能成为根据并被一部分社会成员所接受，这里面还有原因可寻。

当然，社会刻板效应来自于固定而笼统的看法、呆板而没有变通的印象，并把它作为评价同类个体的根据，所以局限性是很明显的，且一经形成，便具有高度的稳定性，往往使人们的认识僵化和停滞，这势必阻碍人们对新事物的接受。对此，心理学家大多给予否定的评价，有的甚至把它和偏见画等号。对待社会刻板效应的正确态度，应当是既承认它的合理性，又重视它的局限性，这样才能自觉地把社会刻板效应变成我们正确知人、识事、辨物的手段和工具，而不是一种障碍。

5. 移情效应　移情效应是指把对特定对象的情感迁移到与该对象相关的人或事物上来的现象。“爱屋及乌”“厌恶和尚，恨及袈裟”就是移情效应的表现。

移情效应首先表现为“人情效应”，即以人为情感对象而迁移到相关事物的效应。喜欢交际的人常说：“朋友的朋友也是我的朋友”，这是把对朋友的情感迁移到相关的人；行侠仗义的“勇士”表示“为朋友两肋插刀”，这是把对朋友的情感迁移到相关的事上；人们珍藏去世的亲朋好友的遗物，正是把对去世者的情感迁移到相关的物上。不仅爱的情感会产生“移情效应”，恨的情感、嫉妒的情感、嫌恶的情感等也会产生移情效应。古时候皇帝可以因一个人犯罪而株连九族，其恨可谓泛；战国时庞涓因嫉妒孙膑的才华而设计剜去孙膑的膝盖骨，其妒可谓深。请电影电视明星作广告就是移情效应的典型例子。还珠格格都那么喜欢喝乐百氏奶，小朋友们焉有不喝之理；“娜塔莎·金斯基喜欢用力士香皂，那么您呢？”这样的广告词明白地告诉人们：请您把对娜塔莎·金斯基的喜爱迁移到力士香皂上来。事实上，这些广告在电视上播出后也确实推动了有关商品的销售。有人把这种现象称为“名人效应”。“名人效应”其实也是一种移情效应，设法把对名人的情感转移到自己身上来。人都是有七情六欲的，所以人与人之间最容易产生情感方面的好恶，并由此产生移情效应。

移情效应还表现为“物情效应”和“事情效应”。据说足球是高俅发明的，他的球踢得好，皇帝从喜爱足球到喜爱高俅，最后高俅成了皇帝的宠臣。在中国历史上，“以酒会友”“以文会友”都是美谈，因为都爱喝酒或都爱舞文弄墨，不相识的人以酒以文为桥梁建立了友谊。有的女性对酗酒深恶痛绝，因而对一切酗酒的男子都抱有成见，即使从未见过某人酗酒，只是听说也会对此人的品行妄加评论，所以人们有时会感叹“做人难，难做人”。自己从未与某人共事过，更没有得罪过这个人，而这个人却在背后说自己的坏话。产生这种现象一般来说是因为说别人坏话的人不自觉地把自己嫌恶的情感迁移到了某个具体的人。

移情效应是一种心理现象，所以不能从道德上来评价它的是与非。但是，移情效应有时确实涉及道德领域。在中国“投其所好”是被看作人格低下、不道德的行为，但从心理学角度来看，它以移情效应的心理规律为基础，是不可能被道德舆论所消灭的。投其所好的目的和产生的效应绝不是作为中介的物和事，而是“受”者对“投”者产生和增加好感，通过投其所好使对方喜欢自己、信任自己、帮助自己。所以送礼、“拍马屁”尽管违法或“缺德”，只要在一定时空范围内有效，总会有人乐此不疲。对什么是“投其所好”各人的理解不一样，但是自觉或不自觉地发生移情效应和利用移情效应却是一样的。

6. 经验效应　经验效应是指交际个体凭借以往的经验进行认识、判断、决策、行动的心理活动方式。

经验既是一种财富，也是一种包袱。经验越丰富，人越老练，为人处世、待人接物往往得心应手，但经验总有局限性，不顾时间、地点照搬套用，有时也会出洋相。特别是在现代社会中，科技发展日新月异，人们的思想观念在许多方面不断更新，靠老经验行事越来越行不通了。举例来讲，以前人们买东西总相信国营商店，认为质量可靠、价格公道、品种齐全，但现在这种观念被打破了，国营商店也有假冒伪劣产品，个体户也有货真价实的产品。

经验效应在人际交往中最典型的表现是怀疑。因为以前有过上当受骗的教训，在遇到同类对象或事物的时候就会迟疑不决，生怕再次上当。有的人喜欢用“这样的人我见得多了”来炫耀自己是有经验的人，人们也常常用“没有经验”来解释或安慰自己和别人的轻率。

7. 投射效应　人们对他人形成印象时，有一种强烈的倾向，就是假定对方与自己有相同之处，通俗地说，就是“以己之心，度人之腹”，或“推己及人”。这种现象在心理学中被称为“投射效应”。投射效应有两种类型：一种是把个人没有意识到的特性加到他人身上，比如富于攻击性的人，往往会认为别人也生性好斗，本性善良的人也总不会相信别人会加害于他，而疑心重的人则往往会认为别人也不怀好意，等等；另一种是个人意识到自己有某些不称心的特征，把这些特征加到他人身上。

8. 仁慈效应　仁慈效应即宽大效应。是指人们在对他人的特性进行评价时，好的评价常多于不好的评价。许多试验表明，无论对方是不是熟悉的人，在被试者对他们的评价中，总是肯定多于否定。有些社会心理学家解释说，每个人都希望得到他人的承认和接受，因而经常会设身处地地考虑他人的意愿，放宽对他人的尺度。有趣的是，这种情况只见于对人的评价而不见于对物的判断。心理学家 Hill 在 1983 年进行的一项研究中发现，大学生将学校里 97% 的教授均评定为“好的”（即高于“普通”一级），而对于课程内容，则评价明显降低。

9. 先礼效应　指在人际交往过程中向对方提出批评意见或某种要求时，先用礼貌的语言行为起始，以便对方容易接受，从而达到自己的目的。先礼是一种让对方建立人际认知的过程，因为先礼体现善意和诚恳，便于对方接受批评、意见或要求。如交通民警在执勤中遇到有车辆、行人违反交通规则进行纠正时，一般是先敬礼、后说话，这种做法的特点是首先从感情上去接近对方，消除其对立情绪后才容易能使对方接受批评。这不仅对于当时处理问题是必要的，也有利于密切警民联系。推而广之，这种“先礼后言”的心理效应也适用于各种人际交往、处理矛盾、解决纠纷的场合，包括护理工作，即使患者错了，也要在尊重对方的前提下帮助其认识错误，使其心悦诚服、自觉改正。

10. 预言自动实现效应　教育心理学家 Rosenthal 于 1968 年做过一个著名试验，揭示了教师与学生的沟通过程中，存在着特殊的“预言自动实现效应”。他借给学生进行智力检查的机会，随机选择出两组智力相同的学生，将其中一组的名单告诉这些学生的老师，说智力测验的结果显示，他们在“学业上会有突飞猛进”，是“未来的花朵”。8个月后，Rosenthal再次对两组学生进行了测验，结果发现，那些被教师认为是“未来的花朵”的学生，智力提高明显优于对照组。老师的期待成了现实，预言自动实现。这就是人们所说的“罗森塔尔效应”或“皮格马利翁效应”。传说皮格马利翁是古塞浦路斯的一位国王，他擅长雕塑。一次，他用象牙雕出了一位栩栩如生的少女，以至于他自己爱上了这尊雕像。他热切真挚的爱感动了爱神阿芙罗狄蒂，爱神赋予了雕像以生命，皮格马利翁与雕像少女终成眷属。Rosenthal的实验所揭示的现象与皮格马利翁神话中期望变成现实的机制相同，所以将预言自动实现效应称为“皮格马利翁”效应。本来两组智力相同的学生，出现智力差异，是由于实验的处理，使教师对两类学生产生了不同的期望，并使教师以不同的沟通方式对待两组学生，他们对于“未来的花朵”给予了更多的肯定，而对另一组学生，倾向于被忽视。

预言自动实现效应其实体现的是心理暗示的力量。它是按“憧憬—期待—行动—感应—接受—外化”这一机制产生的。也就是说，期待者对期待对象产生美好的憧憬和具体的期待结果，并为这种期待付出具体的努力实践(如给予积极的评价、肯定、表扬、帮助、指导等)，使被期待者感受到期待者对自己特殊的关怀和鼓励，并从内心上接受期待者的种种爱心和帮助，以致做出相应的努力，把内在的潜能激发出来，达到期待者所期望的结果。这一效应告诉我们，向一个人传递积极的期望，就会使他进步得更快，发展得更好。反之，向一个人传递消极的期望就会使人自暴自弃，放弃努力。

典型案例

继母的话让他走向成功

戴尔·卡耐基很小的时候，母亲就去世了。在他9岁时，父亲再婚。继母刚进家门的那天，父亲指着卡耐基向她介绍说：“以后你可千万要提防他，他可是全镇公认最坏的孩子，说不定哪天你就会被这个倒霉蛋害得头痛不已。”卡耐基本来就不打算接受这个继母，但继母的举动却出乎卡耐基的意料，她微笑着摸着卡耐基的头，然后笑着责怪丈夫：“你怎么能这么说呢？你看，他应该是全镇最聪明、最快乐的孩子才对。”继母的话深深地打动了卡耐基，即使母亲在世时也从来没有对他这样说过。就凭着继母这一句话，他和继母开始建立友谊。也就是这一句话，成为激励他的动力，使他日后创造了成功的28项黄金法则，帮助千千万万的普通人走上成功和致富的光明大道。这是一个“皮格马利翁效应”的典型例子。

(三)人际交往心理效应对护士的启示

在人际交往过程中，以上心理效应常常会或多或少地出现在许多人身上。做护理工作要克服心理效应中的主观性和片面性，在对交往对象认知时注意做到以下几点。

1. 注重一贯表现　为了达到准确、客观地评价一个人的目的，要注意在动态和发展中全面观察、认识人。在特定环境下，一个人会出于某种原因或动机可以表现出与平时大相径庭的态度和行为，从而导致他人对其人际认知的偏差。因此，不要以第一印象作为判断的标准，必须重视观察此人的长期表现，既要重视一个人过去的表现，又要重视其当前的表现；既要注重一贯的表现，又要注重其近期的变化和进步。

2. 避免以貌取人　在人际交往中，首因效应或“第一印象”虽然重要，但不一定完全准确，需要在长期交往中不断深入观察，防止被表面的堂皇所迷惑，及时修正首因效应或“第一印象”产生的人际认知偏差。

3. 注意个体差异　人如其面，各个不同。尽管某类人可能具有固有、相似的特征，但人与人之间的差异是客观的、普遍存在的，不能用概念来衡量人，把人简单化。在人际交往过程中，如果忽视个性差异，势必会造成人际认知的偏差，给人际交往带来障碍。

4. 避免偏听偏信　“借一斑而窥全豹”并不适合于一切人和事，个别和局部并不一定能反映全部和整体。在人际交往过程中，既要看到一个人的优点，又不能忽略其缺点。

知人者智，自知者明。能否走出对他人认知的心理误区，正确把握人际知觉，关系到人际交往能否顺利进行。因此，护理人员一方面要尽量避免这些心理效应阻碍我们正确客观地认知交往对象；另一方面，也要充分利用这些心理效应的积极作用，促进良好人际关系的建立。

三、人际吸引的基本规律

人际吸引又称“人际魅力”，是指在社会交往中个体或群体之间相互接纳和喜欢的现象，通常表现为心理距离的缩短。西方社会心理学把人际吸引力当作人际关系中的一个中心问题予以重视。因为人们的社会行为大多涉及以喜爱或不喜爱为评论标准的吸引力问题。

人际吸引是在一定的条件下由一定的因素作用形成的。怎样才能被人接纳和喜爱，是一个古老而有生命力的问题。著名的人际关系实践学者戴尔·卡耐基 1937 年出版了一本讨论人际关系技巧的著作《怎样赢得朋友和影响别人》，历经 60 年畅销不衰，而且至少被译成了 35 种文字，已成为人类历史上名列前茅的畅销书之一。这一事实本身就说明，渴望为人们所接纳和喜爱的需要在人类社会生活中是多么普遍和强烈。

在人际交往的过程中，不同需要、不同个性、不同反应方式的个体是如何相互选择、相互吸引的？弄清这个问题并按其基本规律来认识行为、预测行为、引导行为、控制行为，对于护理工作者提高自身的人际吸引力和交往能力，是大有裨益的。根据心理学家的大量研究和人际交往实验的结果，可将人际吸引的主要规律概括如下。

（一）熟悉吸引

熟悉指交往双方清楚地了解对方的各方面情况。心理学家扎琼克于 20 世纪 60 年代末进行过一系列研究，结果发现，熟悉本身，就可以增加一个人对于某种对象的喜欢。扎琼克以无意义音节和中文字（对西方不懂中文的人无意义）为研究素材，以词汇出现的次数为自变量，有的词只出现一两次，让被试者对这些词感到生疏；而对另一些词则反复出现若干次，最多可达 25 次，然后，要求被试者猜这些无意义音节

资料库

调查结果说明了什么

1950 年，美国有三位社会心理学家对麻省理工学院 17 栋已婚学生的住宅楼进行了调查。这是些二层楼房，每层有 5 个单元住房。住户住到哪一个单元，纯属偶然，哪个单元的老住户搬走了，新住户就搬进去，因此具有随机性。调查时，所有住户的主人都被问道：在这个居住区中，和你经常打交道的最亲近的邻居是谁？统计结果表明，居住距离越近的人，交往次数越多，关系越亲密。在同一层楼中，和隔壁邻居交往的概率是 41%，和隔一户的邻居交往的概率是 22%，和隔三户的邻居交往的概率只有 10%。多隔几户，实际距离增加不了多少，但是亲密程度却有很大不同。

的含义。结果表明，被试者对呈现次数多而变得熟悉的词有好感，倾向于赋予这些词以褒义。扎琼克以人的照片为研究素材做的研究，也得出了同样的结果，一个人的照片被呈现的次数越多，他们也越倾向于喜欢照片上的人。

熟悉为何会增加人们的喜欢程度呢？很显然，人类在长期演化过程，形成一种不喜欢和恐惧未知事物、喜欢熟悉事物的心理倾向。人需要了解周围世界，并明确它们的意义。许多研究还证明，不仅人们意识到的熟悉会增加人们对人或事物的喜爱，甚至我们没有故意注意的对象如重复出现，也可以使我们产生更为积极的体验。如对于经常到病房巡视的护士，尽管病人有时叫不出她们的姓名，但也倾向于越来越喜欢她们。

（二）相近吸引

是指人们彼此由于时间及空间上的接近而产生的吸引。研究表明，在空间距离上的邻近可以增加人们交往互动的机会，如相互照顾、互相帮助、互相沟通信息等。从而一方面增加人们之间感情的交流与联系，另一方面也增加了人们相互之间的熟悉程度。现实生活中我们不难发现，同一班级的同学、同一寝室的室友、同一科室的同事容易成为好朋友，这是由于空间距离接近，可能经常接触，具有彼此了解的机会，故吸引力增强，在交往中可以节约时间和精力；同时由于经常接触和相互了解，双方可预测对方在不同情况下的情绪反应、推测对方将采取的行为方式。在知己知彼的前提下，就能有效避免挫伤双方情感的行为方式，维护和发展朋友间的友谊。俗话说的“远亲不如近邻”“近水楼台先得月，向阳花木早逢春”，实际上都说明了时空上接近引发的熟悉是友谊形成的重要因素。

（三）相似吸引

人们彼此之间某些相似或一致性的特征是导致相互吸引的重要原因。特征相类似有助于彼此之间在目标追求、处世态度、行为动机、个人爱好等方面保持一致，缩短心理距离。相似的学历、经历、职业和专业；相似的社会地位、经济条件，乃至相似的身体特征等，均可能成为相互吸引的条件和原因。“同病相怜”“惺惺相惜”“物以类聚，人以群分”“老乡见老乡，两眼泪汪汪”“同是天涯沦落人，相逢何必曾相识”“酒逢知己千杯少”等成语或俗语，使我们看出，当人见到具有相同特征的对象时，由其激发的人际吸引非常强烈。

各种情况的相似都能引起程度不同的人际吸引。不仅共同的社会特征能增加人们的相互吸引，如共同的态度、信仰、价值观、兴趣、年龄、学历、经历、行业、民族、国籍、出生地、居住地、文化等；乃至共同的身体特征，如身高、体重、残疾等，都能在一定条件下，不同程度地增加人际吸引，使之建立起思想上的相互理解，行为上的相互支持关系。

大量研究发现，在所有特征中，态度和观点的共同具有特殊意义。心理学家 Byrne 于1961 年所做的研究发现，在人们不了解他人的情况下，观点是否一致，在很大程度上决定着人们对别人的喜爱程度。Byrne 先了解被试者对于一些事物的看法，几周后给被试者一些其他人情况的材料。材料将有些人的态度与观点描述得与被试者非常相近；将另一些人描述得与被试者相距甚远。结果发现，描述的相似性决定了被试者对别人的喜欢程度及是否选择别人作为自己的合作伙伴。

费斯廷格的社会比较理论将此现象解释为，人人都具有自我评价的倾向，而他人的认同，是支持自我评价的有力依据，具有很高的强化力量，因而产生很强的吸引力。也就是说，如果人们发现彼此之间“英雄所见略同”，便会油然而生“好汉爱好汉”的情感。这是因为当人们发现别人的观点与自己相近时，会造成一种“我是正确的”奖励效果，从而使人更喜欢与自己意见相同或相近的人交往，而别人与自己意见不同时，会提醒自己可能是错的，这是一种惩罚，因而人们不喜欢与自己意见不一致的人交往。

（四）互补吸引

需要是社会交往的原动力。交往双方的需要与满足成为互补关系时，有助于彼此之间形成友好关系。互相补偿的范围包括：能力特长、人格特征，需要利益、思想观点、工作作风等方面。我们时常可以看到，活泼健谈者和沉默寡言者是一对要好的朋友；独立性格的人与顺从型性格的人相处和睦；脾气急躁的太太与耐心随和的丈夫是一对公认的恩爱夫妻；主动支配型的男性与被动顺从型的女性能够"夫唱妇随"……这正是因为双方的个性倾向和行为特征正好满足了对方的需要。

表面上看，相似与互补是矛盾的，但事实上二者有时是协同的。如支配型的男性与依赖型的女性结成的互补型婚姻，就可能同时有相似性吸引关系在其中起作用：双方对婚姻和丈夫与妻子角色的理解很可能是相似的或一致的，都认为丈夫在婚姻中应起支配作用，而妻子则应处于服从地位。这样，双方的支配与服从，实际上都是在有效地履行自己在婚姻中的角色。在这种情况下，互补是建立在态度与价值观一致的基础上，相似与互补获得了协同。

相关研究表明，互补因素增进人际吸引，往往发生在感情深厚的朋友，特别是异性朋友或夫妻之间。美国社会心理学家 Kerckhoff 等在 1962 年对已建立恋爱关系的大学生研究后发现，对短期伴侣而言，推动他们相互吸引的主要动力是相似的价值观念；而驱使长期伴侣更密切关系的动力，则主要是双方需要的互补。

另有研究表明，当双方社会地位接近或平等、社会角色作用相同时，如通常的友谊关系，决定人际吸引水平的主要因素是相似性；而当互补涉及人际吸引中最关键因素或社会角色相互对应时，互补就成了影响人际吸引的主要因素，如领导与被领导的关系，互补就变得比相似更重要。

互补引起吸引的原因是因为人们都有追求自我完善的倾向，当这种追求个人无法实现时，便会设法从他人身上获得补偿，以达到个人需要的满足。

（五）品质吸引

如果一个人品德高尚，待人真诚、热情，就会使人产生钦佩感、敬重感和亲切感，从而产生人际吸引力。帕里等曾就友谊问题访问了 4 万多人。结果表明：吸引朋友的良好品质有信任、忠诚、热情、支持、帮助、幽默感、宽容等 11 种品质，其中忠诚是友谊的灵魂和核心。这就告诉我们：待人要诚恳、热情。"上交不谄，下交不渎"，对位尊者不谄媚讨好，对位卑者不冷落歧视。热情而不过度，端庄而不矜持，谦虚而不矫饰作伪，充分显示出内心的诚意，就会增加他人的好感。

Anderson 在 1968 年曾用 555 个描绘个性品质的形容词列成表格，让大学生被试者按照喜欢程度顺序排成序列，结果显示大学生最喜欢、最不喜欢和介于两者之间的主要个性品质见表 1-3。

从此项研究可以看到，尽管 Anderson 研究的时代是 20 世纪 60 年代末，且对象是美国的大学生，但与当代人的选择倾向，仍有高度的一致性。这意味着人们在人际交往方面的倾向有着高度的跨社会角色、跨文化和跨时代的一致性。

研究个性品质喜爱程度的序列，我们会发现，排在序列最前面、受喜爱程度最高的 6 个个性品质，包括真诚、诚实、理解、忠诚、真实、可信等，都或多或少、直接或间接同真诚有关。而排在序列最后，受喜爱程度最低的几个品质，如说谎、装假、不诚实、不真实等，也都同真诚有关。结论是：真诚则受人欢迎，不真诚则令人厌恶。毫无疑问，一个人要想吸引别人，赢得别人的喜爱，与别人保持良好的人际关系，真诚是必须有的品质和交往方式，这是人际交往的一个基本

表 1-3　个性品质受到喜爱的程度

高度喜爱的品质	中性品质	高度厌恶的品质
真诚	固执	古怪
诚实	刻板	不友好
理解	大胆	敌意
忠诚	谨慎	饶舌
真实	追求完美	自私
可信	易激动	狭隘
聪慧	文静	粗鲁
可依赖	好冲动	自负
有头脑	好斗	贪婪
体贴	腼腆	不真诚
可靠	不明朗	不善良
热情	易动情	不可信
善良	羞怯	恶毒
友好	天真	令人讨厌
快乐	好动	不真实
不自私	空想	不诚实
幽默	追求物欲	冷酷
负责	反叛	邪恶
开朗	孤独	装假
信任别人	依赖别人	说谎

注：从上往下喜爱程度递减。

原则。

人们对不真诚的品质高度拒绝和反感的原因在于，人需要自己在自然环境和社会环境上都处于一个安全的境地。真诚使人们对于与自己交往的人有明确的预见性，而面对不真诚或欺骗，则要随时担心事件的发生，随时让人感到担忧，会激发人的高度自我防卫，使人感到焦虑与不安。对于这样的对象，人们会倾向于逃避和拒绝。

(六)能力吸引

一般情况下，人们喜欢有能力、有才干、有水平或有专长的人，而讨厌愚蠢无知的人。这是因为人人都有一种寻求补偿、追求自我完善的欲望。与聪明能干的人交往，或许在某些问题上可以得到帮助。另外，聪明精干的人说话办事恰到好处，给人带来赏心悦目的酬偿。假如单方面对某人某种特征的敬慕而产生的人际关系则为敬仰性吸引关系，如球迷、歌迷、影迷对球星、歌星、影星的爱慕。

但在一个群体中最有能力、最能出好主意的人往往不是最受喜爱的人。这是由于人们虽然喜爱在各方面比自己优秀的人，愿意与他们交往，但当他们过于优秀时就会对自己形成一定的心理压力，产生"己不如人"的不安心理，此时往往会敬而远之。显然，才能与被喜爱的程度，在一定限度内成正比关系。超出这个范围，其才能所造成的压力就成了主要的作用因素，使别人倾向于逃避或拒绝。而当人们发现那些才华出众的人也和自己有一样的缺点时，则会因为看到对方身上具有平凡的一面而产生彼此接近的亲密感。

1961 年美国当时的总统肯尼迪试图在猪湾入侵古巴，结果计划遭到惨败。可是令人费解的是，猪湾惨败非但没有使肯尼迪总统个人声誉下降，相反却大大提高了。心理学界猜测，之所以出现这种情况，恰恰是因为猪湾事件使得人们相信，即使是当时新闻媒体所描绘的几乎无可挑剔的总统，也难免会犯错误，这使得总统的形象更接近普通人，从而使他赢得了更多过去不喜爱他的人。

心理学家 Aronson 等在 1978 年的试验研究证实了上述猜测的正确性。他给被试者呈现四种人，包括①才能出众而犯了错误的人；②才能出众而未犯错误的人；③才能平庸犯了错误的人；④才能平庸未犯错误的人。然后让被试者评价哪一种人最有吸引力，喜欢程度最高。结果表明，才能出众但犯有错误的人被评为最有吸引力者；才能平庸而犯同样错误的人被评价为最缺乏吸引力者；才能出众但没有错误的完美者的吸引力为第二位。这一实验提供了一个有力的证据：即白璧微瑕比洁白无瑕更令人喜爱。小小的错误会使有才能的人吸引力更增加一层。这就是被心理学家称作的"犯错误效应"。

(七)相悦吸引

相悦是指在人际关系中能够使人感受到精神及心理上的愉快及满足。相悦主要表现在人际关系间情感上的相互接纳、肯定、赞同及接触上的频繁及接近,相悦是彼此建立良好人际关系的前提。因为人们都愿意被人肯定、接纳和认可,他人的喜欢是满足这一需要的最好奖偿。这就是古人所说的“爱人者,人恒爱之;敬人者,人恒敬之”的心理机制。

一般说来,人们都喜欢那些同样喜欢自己的人。这是相悦吸引中表现的对等规律。但是,对于不同的人来说,由他人的喜欢激发的回报并不完全相同。自尊心、自信心强的人,他人的喜欢和排斥对他的自我评价影响不大,即所谓“宠辱不惊”。自信心低特别是受过挫折的人,对他人的喜欢与厌恶反应强烈而敏感。因为他们无法从自己那里获得尊重的满足,便非常需要他人报以尊重,同时也会因为这种心理满足与否而十分强烈地喜欢或厌恶对方。这说明,在交往中,以热情、信任、尊重的态度对待那些受过挫折、犯过错误的人,会引起他们比常人更强烈的感情共鸣与回报。

另外,心理学家还发现,对等吸引是按照得失原则变化发展的。得失原则,用一句话概括,就是人们最喜欢那些对自己喜欢显得不断增加的人,最讨厌对自己喜欢显得不断减少的人。也就是说,与一个始终对自己报以肯定态度的人相比,人们更喜欢那些开始对自己予以否定性评价,以后转变为肯定性评价的人;与一个始终对自己抱以否定态度的人相比,人们更讨厌那些开始对自己予以肯定评价,以后转变为否定性评价的人。前者由否定性评价向肯定性评价转变,谓之“得”;后者由肯定性评价向否定性评价转变,谓之“失”,故称得失原则。这是因为,没有渐进过程地喜欢一个人,往往使人感到轻率、唐突;喜欢逐渐增加,使人感到成熟、可靠。根据这个规律,我们在人际交往中,一是要注意对方的心理承受力,使关系建立在充分了解认识的基础上;二是良好关系一旦建立,就要用热情去浇灌,用真诚去培育,用谅解去护理;三是人与人之间的关系,要留有渐进发展的余地。

(八)外表吸引

人们在对交往对象进行知觉时,首先是通过对其外貌的观察来决定对其的好恶。仪表在一定程度上反映个体的内心世界。仪表包括先天及后天的获得性素质,如身材及容貌属于先天性素质,而衣着、打扮、风度、气质则与后天的修养、文化及知识层次有关。一个人如五官清秀、举止从容、风度优雅大方、衣着整洁得体,就会对他人产生很强的吸引力。美的外貌、风度能使人感到轻松愉快,构成一种美的酬偿,外貌对于人际吸引的影响是显而易见的。外貌与人际吸引关系的研究表明,爱美是人的天性,无论在哪一种文化背景中,美貌都是一种财富,都令人向往,而且美貌会产生晕轮效应。国外有人研究了电脑约会中异性外貌吸引的情况,理斯林和李维斯发现,对方外貌吸引力与第二次是否与之约会的相关系数为89%。泰塞和布洛第发现的相关系数为69%。男性比女性更易受到对方外貌的诱发而产生吸引。正因为这个缘故,女性比男性更重视、更留神自己的容貌。Aronson和Sigall于1969年通过巧妙的试验揭示漂亮的女性比不好看的女性更影响男性的交往行为。他们以公认漂亮的和不漂亮的女性为助手,让她们扮作临床心理学研究生对男性被试者的个性特点进行肯定的或否定的评价。结果表明,被试者对不漂亮的女性所作的评价不重视,并对其持中等程度的喜爱。但对漂亮女性所作的评价非常重视。当他们得到肯定评价时,对评价者的喜爱程度极高;而当他们得到否定评价时,对评价者的喜爱程度最低。在询问是否有兴趣继续参加研究时,他们表现出非常愿意再与漂亮的女评价者交往,希望有机会改变漂亮女性对自己的评价。

表 1-4 魅力与短文被认为的质量

短文的客观质量	作者外表吸引力			总计
	有魅力	对照组	无魅力	
好	6.7	6.6	5.9	6.4
不好	5.2	4.7	2.7	4.2
总计	6.0	5.5	4.3	

注:表中指数表示短文被认为的质量水平。

Landy 和 Sigall 等于 1974 年进行了一项研究,他们让男性被试者评价有魅力和无魅力女性所写的有关电视影响社会的短文,有魅力组接到的短文附有一张漂亮的有魅力的女性"作者"照片;无魅力组所附的"作者"照片则是一张公认不漂亮无魅力的女性照片,对照组所读的短文没有附照片,结果见表 1-4。

从表 1-4 可以看出,由于晕轮效应的作用,同样的文章,当被认为是有魅力的作者写的时候,得到的评价更高,文章本身质量不高时尤其如此。

Sigall 和 Ostrove 等于 1975 年用同样的方法让被试者以法官的身份对有诈骗和夜盗过错的三组材料进行判刑,结果是:被试者认为诈骗行为与美貌有关,倾向于给予有魅力组重判;而夜盗行为与美貌无关,则倾向于给有魅力组更多的同情,平均判刑年数远低于其他两组。

以上研究表明:尽管通常情况下美貌会产生晕轮效应,使人们对美貌者的其他方面做更积极的评价,但是,如果人们感到有魅力的人在滥用自己的美貌,则反过来倾向于对她们实施更为严厉的惩罚。

这种由外表美产生的人际吸引多见于青年人,对一个成年人而言,处世经验会告诉你,外表的东西不能代表一切。随着交往时间的延长,外貌美的吸引作用会越来越小,吸引力将会从外貌的美转入人们的内在美。美好的语言能刺激人的听觉器官,使人舒服愉快;行为高尚的人,容易引起他人的崇敬和仿效。一位仪表端庄、举止文雅的护士会给病人留下良好的印象,在工作中会得到病人更多的信赖和配合。

(九)互惠吸引

趋利避害是人的本性,已成为个体或团体潜意识或明确的社会行为动机。这种"利"包括知识的、生理的、心理的(喜欢、尊重、信任、赞扬、认可)、政治的(权力、地位)等需要的满足。如果交往的双方,能够给对方带来利益、酬偿,就能增加相互间的吸引。一般来说,如果人们估计得到利益的概率越大,吸引力就越大;收益与付出之比值越大。互惠吸引力可表现在患难时的"困境互助",沟通时的"感情互慰",犯错误时的"过失互谅",以及物质上的"礼尚往来",利益上"欲取先予",道义上的"知恩必报"等方面。互惠吸引律启示我们,要增强自己的人际吸引力,必须在同他人来往时,尽力使自己的付出大于收益,使自己的言行给他人带来愉快和好处。

第三节 构建和谐的人际关系

"与人相处的能力,如果能像糖和咖啡等商品一样可以买得到的话,比起太阳下的许多事物,我会为这种能力多付一些钱。"

——约翰·洛克菲勒

一、人际关系的建立与发展

在漫长的人生旅途中,人要与周围环境的各种事物打交道,但是,在所有的生活经历中,最耐人寻味的还是人际关系。愉快、烦恼、怨恨、喜爱、缠绵、缱绻、相思、关怀、自卑、自豪、孤傲、深沉等，所有这些体验，无不与人际关系相关联。没有了人际关系的体验，人的心灵将是一片空虚、一片死寂。虽然，有人从与别人的关系中获得的是愉快和幸福，有人却获得了烦恼和不幸，但是，在这两种情况中间，有一点是共同的，即他们不能没有人际关系，不能没有与他人的交往。人需要与别人建立和发展一定的情感联系。人与人之间的情感联系也会随着人们共同生活的历程，按照自己独有的规律产生和发展。

(一)人际关系的发展

Altman 在 1973 年发现，良好的人际关系的建立和发展，需要经过定向、情感探索、情感交流和稳定交往四个阶段。

1. 定向阶段　交往的定向阶段是确定交往对象的心理过程。包含着对交往对象的注意、抉择和初步沟通等多方面的活动。护士并不可能同任何一个人都建立良好的人际关系，对人际关系的对象有着高度的选择性。在通常情况下，只有那些具有某种会激起我们兴趣特征的人才会引起我们的特别注意，并通过初步接触判断其是否可以作为交往和建立人际关系的对象。由于这一阶段是双方交往的初始阶段，因此，在沟通的过程中，只会涉及自己最表面的方面。初步沟通的目的，也是对别人获得一个初步的了解，以便使自己知道是否可以与对方进一步交往，从而使彼此之间人际关系的发展获得一个明确的定向。

人际关系的定向阶段，其时间跨度随不同的情况而不同，邂逅相遇而相见恨晚的人，定向阶段会在第一次见面时很快完成，而对于有经常的接触机会而又彼此都有很强的自我防卫倾向的人，这一阶段要经过长时间的沟通才能完成。

2. 情感探索阶段　情感探索阶段是在进一步的接触中双方寻找共同的心理领域，形成情感联系的过程。这一阶段的目的，是彼此探索双方在哪些方面可以建立真实的情感联系，而不是仅仅停留在一般的正式交往模式上。在这一阶段，随着双方共同情感领域的发现，双方的沟通也会越来越广泛，自我暴露的深度与广度也逐渐加大。但在这一阶段，人们的话题仍然避免触及隐秘性领域，自我暴露也不涉及自己根本的方面。尽管在这一阶段，人们在双方关系上已开始有一定程度的情感卷入，但双方的交往都仍然注意自己表现的规范性。

3. 情感交流阶段　情感交流阶段是交往双方在建立信任感的基础上具有较深情感卷入的交往过程。在这一阶段，双方关系的性质开始出现实质性变化。由于彼此之间已建立信任感和安全感，因而在交往中自我暴露的深度和广度加大。在此阶段，双方的表现已经超过正式交往的范围，正式交往模式的压力已经趋于消失，当对方暴露自己隐秘性领域时，双方都能主动从对方利益着想，真诚而毫无保留地提出自己的看法，即相互提供真实的评价性反馈信息、提供建议、彼此进行真诚的赞赏和批评。如果关系在这一阶段破裂，将会给人带来相当大的心理压力。

4. 稳定交往阶段　稳定交往阶段是情感交流阶段进一步稳定的深化的过程。在这一阶段，人们的心理相容性进一步增加，彼此之间建立了稳固的信任关系，允许对方进入自己高度隐秘的个人领域，分享自己的生活空间和幸福，并愿意分担对方的痛苦。

人们在社会交往中的情感发展是个渐进的过程，在任何一个阶段都有可能出现停滞的现象。在实际生活中，很少有人达到稳定交往这一情感层次的友谊关系。许多人同别人的关系并没有在第三阶段的基础上进一步发展，而是仅仅在第三阶段的同一水平上简单重复。

(二)人际关系的破裂

每个人都希望有良好的人际关系，拥有美好的友情、纯真的爱情、密切的亲情。但事实上，在每一个所交往过的人群中，多数都或早或迟地分道扬镳了。许多开始被认为是“天生一对，地配一双”的美好婚姻，最终也以形同陌路为终结；许多敌意、仇恨也恰恰在亲人中间萌发产生。很显然，我们必须首先了解这些与愿望背道而驰的情感历程，才能有机会在人际关系走向终结的开始阶段防微杜渐，使自己同别人的真挚情谊之树常青。

人际关系从融洽走向终结，通常要经过五个阶段。

1. 分歧　人际关系的本质，是情感的相互联系、相互卷入，它的基础，是卷入双方必须拥有共同的情感。共同情感消失，彼此的关系就破裂。而分歧，正是情感消失的开始。

分歧，意味着人际关系双方不同点扩大，心理距离的加大和彼此的接纳性下降。随之而来的是双方在知觉和理解上都感到开始难以准确地判断对方。心理学家做过试验，发现人们在关系融洽时，可以很肯定地判断对方的状态、意图和目的，但当出现分歧，双方的情感融洽程度下降时，人们开始对对方的情感和动机状态没有把握。

2. 收敛　当关系出现裂痕时，双方的总沟通量会下降，此时说话会高度注意、高度选择，并都力图减少彼此的紧张和分歧。在这一阶段，还没有明确表示对彼此的关系不再有兴趣，情感上的拒绝水平也还较低，因此，双方有表面上仍试图维持良好的印象。但实际上，此时的交往已出现困难，双方自发的沟通减少，实际上就会降低双方自然的情感融洽程度。一般说来，如果第一阶段出现的分歧没有得到顺利解决，导致双方较长时期都以收敛的方式交往，则关系会进一步恶化。

3. 冷漠　在这一阶段，交往双方开始放弃增进沟通的努力，人际关系变得冷淡。通常情况下，人们已不太愿意进行直接对话，此时的语言是缺乏热情的，目光是淡漠的。许多人在人际关系破裂过程中，都将关系维持在这一阶段上很长时间。原因有两方面，一是期望关系仍然朝着好的方向发展，因而不愿意一下子就明确终止关系；另一方面是考虑到自身的利益，有时人们在情感上和实际生活的许多方面，很难一下子适应突然失去某种关系的支持，如经济支持或相互服务等方面。这就会促使人们即使是勉强的，也需要在一定程度上维持某种关系。

4. 逃避　随着关系的进一步恶化，人际交往的双方会尽可能地相互回避，特别是避免只有两个人在一起的无所适从的窘境。关系恶化到这一阶段，人们往往感到很难判断对方的情感状态和预言对方的行为反应。因此，人们通常避免直接的询问或提出要求等。当婚姻关系或亲人关系到了这一状况时，都经过第三者来实现间接的沟通。因为在这种状态下，人们都有强烈的自我保护倾向，对许多本来正常的人际行为都会有过敏反应。

5. 终止　关系的终止可能是立即完成的，也可能拖延很久。关系的终止方式也各式各样。在某些情况下，关系的终止有一个明显的标志，即在先前关系恶化的基础上发生一次直接的激烈的冲突，而在另一些情况下，关系的终止则是前几个阶段关系恶化的自然延续。随着彼此相互交往的隔断，或彼此关系利益的解脱，冷漠和逃避的关系会转变为关系的最后终结。还有一种特殊情况的关系终结，即人际关系的一方突然消失。

认清人际冲突或分歧的本质，并学会建设性地处理分歧或冲突，可以有效地减少人际关系的恶化和破裂的发生。

二、人际关系的交往原则

虽然人与人之间的关系纷繁复杂，不同的人对别人的期望各不相同，每个人的交往动机也有巨大差别，但是，人际关系学家仍然从最一般的方面总结出了帮助人们赢得朋友，保持真挚情谊，避免人际关系破裂的心理学原则。这些原则可以帮助人们更成功地建立并维持自己期望的人际关系。

(一)交互原则

人们有一个共同的倾向,就是都希望别人能够承认自己的价值、支持自己、接纳自己。人际关系的基础,是人与人之间的相互重视、相互支持。任何人都不会无缘无故地接纳我们、喜欢我们。别人喜欢我们是有前提的,那就是我们也要喜欢他们、接纳他们。在一般情况下,喜欢我们的人,我们才会去喜欢他们;愿意接近我们的人,我们才愿意接近他们。而对于疏远我们、厌恶我们的人,我们的反应也是相应的,对他们也会疏远或厌恶。

心理学家阿龙森(Aronson)与林得曾经做过试验。他们安排互不相识的被试者参加一系列试验,使这些被试者发生一系列交往。每次交往后,安排一名被试者(实际为研究者的助手)评价另一名被试者(真被试者),并故意安排被评价者碰巧听到对自己的评价。评价有两种情况,一种是夸奖,并说自己喜欢一起参加试验的那位合作者;另一种是抱怨,并表示自己不喜欢那位合作者。结果,当试验者让被评价者自己选择下一阶段试验的合作伙伴时,受到夸奖和喜欢的被试者,都倾向于选择原来的伙伴,而受到抱怨和拒绝的被试者,则倾向于拒绝原来的搭档。

北京的一位优秀公共汽车售票员请别人给带小孩的人让座有一绝招。她先将小孩引到坐着的年轻人面前,引导孩子说:“谢谢叔叔(或阿姨)”,然后紧接着说:“请您给这位抱孩子的让个座。”研究者跟踪观察,这种方法屡试屡验。而另一些售票员喊:“请哪位给抱孩子的让个座。”真正得到让座的机会并不多。

为何会出现这种情况呢?心理学家发现,任何人都有着保护自己心理平衡的稳定倾向,都要求自身同他人的关系保持某种适当性、合理性,并根据这种适当性、合理性使自己的行为及与别人的关系得到解释。这样,别人对我们作出一个友好的行动时,我们会感到应该对别人报以相应的友好应答。这种“应该”意识,会使我们产生一种心理压力,迫使我们对别人也采取相应的接纳行为。否则,我们的行为就是不合理、不适当的,就会妨碍自己以某种观念为基础的心理平衡。

基于以上原因,社会学家强调,我们在人际交往中,必须首先遵循交互原则。对于同我们发生交往的人,我们应首先接纳他们,保持在人际关系上的主动地位。不然,我们就会在人际关系上困难重重,甚至为别人所拒绝。在这个意义上说:“爱人者,人恒爱之;敬人者,人恒敬之”的名言是有其心理学依据的。

(二)互利原则

人际关系的交互原则所强调的,是人际交往行为倾向的相互对应。在日常生活中,人与人之间的交往更多的时候不只需要倾向的相互一致,而且还需要保持交换的对等与互利。互利有物质互利、精神互利、物质-精神互利三种模式。

人是理性动物,要求自己的一切行为都有符合心理逻辑的充足理由。人与人之间的交往,本质上是一个社会交换过程。虽然这种交换与市场买卖关系中发生的交换不完全一样,但与市场交换所遵循的原则是一样的。也就是说人们都希望交换对于自己来说是值得的,希望在交换过程中得大于失或至少等于失。不值得的交换是没有理由去实施的,不值得的交互关系也没有理由去维持,不然人们就无法保持自己内心的平衡。

人是社会的人。无论是谁,都有一定的需要,因而也有一定的价值观,以及由这些价值观派生出来的得失观念。人际关系的互利原则适合于每一个人。人们的一切交往行动及一切人际关系的建立与维持,都是人们根据一定的价值观进行选择的结果。对于那些对自己来说是值得的或得大于失的人际关系,人们就倾向于建立和保持;反之,则逃避、疏远或终止。社会学家告诉我们,人人都有被人关心、注意的需要,在和他人交往中,要想得到别人的关心、注意和爱护,应该首先对他人关心爱护。要想自己被别人所接纳,就必须了解人们在人际关系方面的价值倾向,使别人感到同我们交往是值得的。也只有这样,我们同别人的关系才能够建立、维持和发展。

按照人际交往的互利原则,我们同别人交往时,必须注意关系的维护。无论怎样亲密的关系,我们都不能一味地只利用不“投入”。否则,原来再亲密的关系也会转化为疏远的关系,使我们面临人际关系的困难。

(三)自我价值保护原则

所谓自我价值,指个人对自身价值的意识与评判。而自我价值保护,则是为了保持自我价值的确立,心理活动的各个方面都有一种防止自我价值遭到否定的自我支持倾向。

在知觉方面,我们可能都有体会,当中国球队与外国队对抗赛时,往往会感到裁判对中国队不公平。而事实上,每一个裁判都刁难中国人是不可能的。这里只有一种解释,那就是我们所看到的现象,已不是事物的本来面目,而是在其中加入了自己的愿望。由于高度希望与自身荣辱相联系的己方球队获胜,我们对己方的犯规动作高度宽容,而对对方队员的犯规却一丝不苟,甚至于希望对方犯规。这说明我们的知觉是自我支持的。

在注意力的取向上,当我们看到一张自己也在其中的团体照时,我们会最先注意哪一个人?毫无疑问,是自己。纽约电话公司曾就电话对话做过一项调查,看哪一个字是人们最常用的。结果正如大家所料,正是“我”。在500次电话对话中,这个字被使用了将近3900次。

在内容信息加工上,心理学家Lambert在1963年发现,我们总是对支持自己观点的信息记得多,忘得慢;而对反对自己的观点的信息则记得少,忘得也快,记忆也是自我保护的。

在对行为的解释上,自我价值保护的倾向更加明显。当自己获得成功时,会倾向于将成功的原因归于自身,以显示自己优越于别人。而当别人获得成功时,会将别人的成绩归因于外部条件,以说明别人的自身条件并不比自己优越。

在人际交往方面,前面已提到,人际交往中的接纳和拒绝是相互的。人们只接纳那些喜欢自己、支持自己的人,而对否定自己的人则倾向于排斥。这里同样可以看到自我价值保护倾向。

(四)情境控制原则

我们可能注意过猴子进入新情境时的行为,它们总是东张西望,这摸摸,那拍拍。巴甫洛夫称这种行为是“这是什么反射”。人进入新情境时,也有同样的行为表现。情境的不明确,或不能达到对情境的把握时,会引起机体的强烈焦虑。我们走夜路害怕、到陌生地方的不安,都是由于不能达到对情境的控制所引起的。不仅物理环境的不明确和不能把握会引起人的焦虑,社会环境的不明确和不能把握,也同样会引

小故事

“六尺巷”的由来

清朝雍正皇帝用了一位汉人当宰相,名叫张廷玉,他是安徽桐城人。有一天张廷玉在京城接到家乡仆人的来信,信上说:“邻居正在盖房子,建围墙时侵占了我们家二尺地,请主人做主。”于是张廷玉立即回了一封信,内容是:“千里修书只为墙,让他三尺又何妨?万里长城今犹在,不见当年秦始皇。”仆人接到回信,马上拿着信去见邻人并很客气地说道:“我们家老爷说若二尺地不够,愿让三尺。”邻人一听,即说:“你们家老爷能让三尺,难道我就不能退三尺吗?”于是,各退三尺,就成了安徽桐城有名的“六尺巷”。

起机体处于高度紧张和自我防卫状态。如新护士刚分到一个医院时，由于对周围环境、工作和人员都缺乏了解，因而机体会在相当长一段时间内处于高度紧张状态。

心理学家研究发现，任何一种关系，无论社会位置意义上的关系多么紧密，只要关联的双方对情境的控制是不均衡的，一方必然受到另一方的限制，那么这种关系必定不能深入，必定缺乏深刻的情感联系。即使是亲子关系、夫妻关系也不例外。当病人来到医院住院时，对情境的自我控制能力受限，甚至连自由都受到一定的限制，此时不得不保持一定水平的自我防卫。因此，当护士抱怨病人不容易合作、教师抱怨学生难以了解时，更有可能是因为没有摆脱“控制者”这一身份的束缚。在人际交往中，平等待人是建立良好人际关系的前提。只有这样，才能深交。在交往中，注意用对等、求同、交友和谈心等方式去寻求平等，建立良好的人际关系。

(五)信誉原则

在交往中，从古到今都把信誉看得非常重要。“一言既出，驷马难追”“一诺千金，一言九鼎”都是说明一个“信”字。

信誉的含义有：①言必信——在交往中说真话；②行必果——守诺言，践诺言。在生活中，相信某人，是说他靠得住，讲信誉。信誉是忠诚的外在表现。人与人交往中离不开信誉。做任何事都要讲信誉。讲信誉的人，言行一致，表里如一。信誉是一笔无形的财富。

在人际交往中，要注意：①要守信；②要信任友人，信任是友情的基础，也是取信于人的方法；③不轻易许诺，这是守信的重要保证，也是取信于人的方法；④要诚实，以诚待人是获取信誉、取信于人的积极方法。讲信誉，在交往中给人以稳重、可靠的感觉，就能建立良好的人际关系。

(六)相容原则

在组织中，在家庭中，在社会上，在交往中，贯彻相容原则，就能建立良好的人际关系。要心胸宽广，像海洋能纳百川之细流。相容是与民主、平等、独立相关联的。相容是民主社会的产物。能相容他人的人是有着宽阔胸怀的人，能宽容别人是有自信心和坚定意志的表现。自信心越高的人，相容度越强。

在交际中应培养自己的相容品格。其方法有：①将心比心。孔子说：“己所不欲，勿施于人。”要理解他人，体谅他人。②大事清楚，小事糊涂。林则徐说“海纳百川，有容乃大。”心中有大目标和原则，就不会因小失大，不计较小的得失，不为小事而发怒、失态。③严于律己，宽以待人。多看别人长处与优点，就能广交朋友，争取事业的成功。

三、人际交往的心理障碍

在交际活动中，交际双方都希望能在一种和谐融洽的心理气氛中进行，建立正常的、符合双方意愿的人际关系。然而事实往往不能随人所愿，不融洽的人际关系时有发生。交际心理障碍贯穿于人们交际过程的始终，是一种妨碍和终止交际活动的异动力。弄清楚心理障碍及其产生的原因和排除其动因，对于改善交际心理氛围，提高护士的交际效果是十分有意义的。

所谓交际心理障碍，是指非病态的人在交际过程中阻碍彼此交际的心理因素。此概念的界定基于两点：一是指正常人，不包括那些病态者，诸如精神不正常者、不能正常表达自己思想者；二是心理因素，不是其他方面的因素。由于形成的原因不同，交际心理障碍表现出许多不同的现象。

(一)孤僻心理

交际本身应是交际者之间的互动过程,其前提应是互相开放,交互作用。可是人群中有少数人,由于社会条件和自然环境的限制,或是个性的特殊,形成一种封闭心理。表现出的个人行为特征是不热心与人来往,乐于独处,即使进行交际,也是形式上的来往接触,沉默寡言,不愿倾谈;内心封闭自守,我行我素。很显然,这种封闭的心理,长此以往,会形成一种孤僻心理,不仅不会受到人们的欢迎,而且也极不适应于工作中的交际活动。

所谓交际就是人与人之间的交流、感应和知觉的双向运动,如果不愿意同其他人发生信息、情感和思想上的沟通,别人就很难对他进行认知和认同,也就不可能达到相互理解。孤僻心理堵塞了信息流通的渠道,隔离了彼此间的情感交流。由于信息、情感和思想的阻塞,使相互间难以理解,总是处于孤立无援的地位,这对交际是一种严重的心理障碍。

(二)羞怯心理

羞怯心理是护士中较为常见的交际心理障碍。同孤僻心理一样,羞怯心理也是属于封闭型的。由于这种封闭心理表现为害羞和胆怯,一般也称之为胆怯心理。

护士群体中年轻女性居多,在交际中羞怯的人较为普遍。有的人做事大胆麻利,可是一同别人谈话就面红耳赤,胆战心惊;有的人同熟人交谈滔滔不绝,但一到陌生人面前就畏手畏脚;有的人在小范围内说话有条有理,一到大庭广众之中就语无伦次,这些都是羞怯的表现,在新护士中表现较为突出。

羞怯心理的产生有两方面的因素:一是先天遗传的神经活动类型;二是后天的心理活动发展的结果。而主要的因素是后者。如果有过于自卑、神经敏感、害怕失败等心理存在,在长期反复的交际中就形成心理定式,加上自己不能有意识地锻炼自己改变这种状况,就会成为交际的心理障碍。

(三)猜疑心理

所谓猜疑心理就是猜测怀疑,无根据地否定别人的正常活动。如某护士工作表现尚佳,偶尔犯了一点错误,护士长指出了她的错误,并明确表示相信她能改正错误,继续前进。可她听了之后,胡乱猜疑:"这是谁打的'小报告'?护士长不会再信任自己了。"当其他护士在旁议论与她无关的事情时,她也认为是议论自己,似乎别人都在注视着她的错误。

猜疑总是以假想目标为前提的,他的一切思索都是建立在假想性目标的基础之上的,并无事实依据。这种人从假想开始,越想越像,自信无疑。《列子·说符》中描写的"疑人偷斧",是对猜疑心理入木三分的刻画。当斧子主人怀疑邻居之子偷斧时,那"嫌疑犯"走路也像偷斧,说话也像偷斧,面色也像偷斧,动作也像偷斧;斧子失而复得之后,第二天见到邻居之子,一切表现都不像偷斧子的了。对同样一个人,前后的判断如此不同,说明斧子的主人依据假想和既定的思路,构成了封闭式的思维方式。这是猜疑心理产生的主观原因。

猜疑心理产生的客观原因是对环境、对他人的行为变化缺乏了解。客观事物是纷纭复杂的,变化之快难以预料,这就带来了主观上认识判断的困难。但不论什么情况,起决定作用的是主观因素,怀疑和猜测都发自主体。交际的要义是相互信任,猜疑心理对交际活动的正常开展起着阻碍作用,不可能广泛而正常地置身于交际活动之中,是一种十分有害的心理现象。

(四)自卑心理

所谓自卑心理,是指那些对自己的能力和品格作出过低评价的心理。自卑心理同猜疑心理一样,是一种妨碍交际的消极心理现象,它直接影响护士的交际活动。

自卑,从心理学上讲属于性格上的缺陷,是一种慑于某种活动的心理反应。各方面都自卑的人并不多见,有的在这方面自卑,缺乏信心,而在那方面又很自信。社交自卑者,在工作上、学习上成绩优良者也不乏其例。

自卑心理的产生主要来自主观。工作上成败可能有各种原因,然而自卑心理强的人,则将失败都归为自己能力不强所致。有的护士评不上优秀护士,不从工作态度、服务质量、业务水平等方面查找原因,而仅仅归结为自己没有能力和天赋,过多地否定自己,对各种竞争性强的活动如护理操作竞赛、理论比武等望而却步,退避三舍。有的护士好拿别人作比较,但一遇到别人条件优越,与之差距较远,就产生一种高不可攀的感觉,面对他人自惭形秽,害怕交际,出现"社交恐怖症",形成心理障碍。究其自卑的根源,是缺乏科学的评估态度,自轻自贱,不能正确地认识自我。

(五)嫉妒心理

所谓嫉妒,是指对才能、名誉、地位或境遇比自己好的人心怀怨恨。这种怨恨,来自于对那些比自己优越的地位、才能、名誉的渴望情感,由于这种情感深藏于心中,经过内心的发酵或膨胀,最后以扭曲的形态表现出来,如不服输、不愉快、敌视、自惭自怨等,这些显然与护士的品质格格不入,为护士在人际交往中所排斥。

交际活动有其特定的目的和需要,一是需要信息,要从对方索取;二是需要支持,获得事业成功的良好的人际关系;三是需要友谊,丰富生活内容。这些需要都只能在坦诚理解的良好环境中才能实现。具有嫉妒心理的人,由于嫉妒别人的才干和能力,怕别人超过自己,不可能满腔热情地为别人提供信息。如果工作需要,迫不得已为寻求沟通而有所表示的话,那也不可能出于真诚,而一般人也不可能愉快地与之交际。

(六)报复心理

所谓报复心理,就是当人们受到强烈刺激后,表现出与对方行为相对抗的反应性心理。在交际过程中,彼此行为都是相适应的,即使在某种情况下,只要是不怀恶意,发生一些相悖的反应行为,也是正常的。但是,当交际对方不从正确的交际目标出发,故意设置障碍,损害他人的利益,或者欺负别人,有意让别人吃亏,这时,受损害或吃亏的一方,就会感到气愤,心理不平衡,决心寻找时机,作出相应的行为反应,给对方以报复。

医院中有时会见到这样的事,某病人向医院或科室领导反映了某医护人员的错误行为,使其受到批评,如果该医护人员怀恨在心,就会在另一个场合,找另一个机会故意为难该病人,或制造事端,采取强烈的反应。这种反应可能是直接对准病人,也可能是对准病人亲属。还有一种情况,当某医护人员蒙受了较大的冤屈后,把自己的不满、愤慨和委屈的情绪统统发泄到病人或其他人身上。这都是由报复心理而引发的报复行为。

报复心理有的直接反映出来,表现出针锋相对的行为,有的则较隐蔽,或迁怒于他人,或寻找机会惩治对方。所谓"君子报仇,十年不晚"就是这种报复心理的表现。

报复心理是自卑心理的极端表现。为了维持心理平衡,无法从行为上去实现某种欲望,于是从心理上自我发泄,咒骂别人对自己不公平,对曾经给自己带来不幸或不利的人都怀着一种惩治的心理,极端时,会愤世嫉俗,玩世不恭,甚至对社会和他人都怀有敌意。

报复心理虽然对某些不良现象具有积极意义,如武松痛打蒋门神、鲁智深大闹野猪林等,但它总的来说仍然是一种不健康的心理。它是心胸狭隘、道德修养差的表现。具备这种心理的人有时报复了别人，自己的良心也会不安，甚至自责自惩，因此不可能进行积极正常的交际活动。

(七)世故心理

所谓世故心理，是指对交际对象不真诚、不可靠、不可接近的圆滑势利现象。它给人的心理反应是消极的、离心的，也严重阻碍人们的交际。

世故心理常有以下几种表现。

1. *戴着面具同别人交际* 这种人的特点是严重的封闭心理，外热内冷，表里不一。他过多地看到社会和人生的阴暗面，错误地认为一切无真诚可言，始终坚守着“害人之心不可有，防人之心不可无”“见人只说三分话，不可全抛一片心”的人生哲学，只想听别人的情况，自己则不露真情。

2. *以明显的反差对待不同的人* 对周围的人，有用的则交际，无用的则疏远；有求于人时则交际，无求于人时则冷淡。护士中也偶可见此种人，有求于某病人时则对其态度格外热情，而对己无助的病人则冷淡对之，态度时冷时热，心情时好时坏，然而都以对自己是否有用作标尺，形成明显的反差。

3. *迁就随和，奉行中庸，八面玲珑，变化莫测* 见面“哈哈哈”，说话守中道，争论两边倒，一切都是折中调和，模棱两可，表面上乖巧可爱，内心则深藏着个人的打算。

以上无论哪种类型，都使人难以深交。世故心理是护士相互交际的严重障碍，它已为人们所不齿。有人曾对80名大学生和100名30岁以下青年的交际意向进行调查，结果发现，75％的人把世故、虚伪列为最讨厌的交际之首。可见，世故心理是阻碍护士人际交往的一种有害心理。

(八)褊狭心理

所谓褊狭，就是偏执狭隘的意思。我们平常说的小心眼、气量小、心胸狭窄，看问题偏执，都属于褊狭心理范畴。

四、建立良好人际关系的策略

建立良好人际关系的具体方法很多，在日常生活中，较为主要的，同时又可以有效地被每一个人所运用的策略有如下几个方面。

(一)建立交往关系的策略

1. *加强修养，扩展爱好* 社会交往是交往双方相互作用的过程，在你选择交往对象的同时，你自己也在别人的选择之中，因此，如何展现自身的魅力，提高交往中的吸引力，关键在于加强自身的修养，扩展自身的爱好。

一个具有良好修养的人，一定具有健康的心理素养，而健康的心理素养能使我们在纷繁的社会交往活动中很好地把握自己。人们常说，高尚的人品和远大的理想如同心理活动的灯塔和动力，引导着心理活动的方向；坚定的信念是判断是非的标准和积极活动的支柱，规范着人们的行为。具有崇高理想和坚定信念的人，行为自觉而有力，个性稳定而持久，在社会交往中具有较强的心理魅力。

兴趣爱好是人们从事实践活动的一种动力，当人们对某事感兴趣时，就会主动了解相关的知识。广泛的兴趣爱好有助于交往双方扩大共同的心理领域和话题；而兴趣爱好贫乏，往往使人孤陋寡闻，思维呆板、生活单调，不利于完善个性，更不利于在与人交往中取得主动。

2. 重视印象整饰 人际交往中首因效应和晕轮效应的存在，要求我们在与人初次交往时必须重视印象整饰的作用。印象整饰又称“印象管理”(impression management)，是指有意识地控制别人形成自己所需要的形象的过程。即通过有意识地修饰，主动而适度地展现自己的形象，使之在别人的心目中形成良好的第一印象。行为者选择适当的言辞、得体的表情和动作，可使知觉者对自己产生某种特定的看法。美国社会学家 Goffman 认为，“人在生活舞台上演出的种种行为与戏剧表演一样，分前台和后台。前台是展现于观众(即交往对象)面前的一种情境，个人前台专指印象整饰。一旦人们进入前台，就应使自己的种种外表和举止同他人的期望相一致，若要做到这一点，位于前台的人必须以理想化的形象、表达的控制及一定的社会距离等手段来取得观众的信任和尊重。”

资料库

西方政界头面人物的印象整饰

撒切尔夫人于 20 世纪 70 年代在英国政坛初露头角时，声音又细又尖，毫不动人。后经“形象专家”指点，她开始以雄浑有力的音色在国会“舌战群儒”，成为有“铁娘子”之称的女首相。美国总统竞选，有专人为总统候选人精心设计形象，搭配衣着、领带，设计发型，整饰面容、面色等，为的是给选民留下精神焕发、可以信赖的强烈印象。

印象整饰与印象形成的区别是：印象形成是信息输入，是形成对他人的印象；印象整饰是信息输出，是对他人印象形成施加影响，其意义在于控制他人的行为，特别是他人对自己的回应方式。

在与交往对象交往时，要根据社会常模来对自己进行印象整饰，同时根据对方的特征、交往的目的和交往的情境，选择合适的装束，有些情况甚至要事先对所交往的知识、言辞、表情和动作做一番必要的准备，以保证交往活动顺利进行，给对方留下一个美好的印象。当然，进行印象整饰要充分考虑到自身的条件，扬长避短，尽力显露自己优秀的一面。但切不可修饰成分过多，否则不仅在当时给人以做作的感觉，而且在以后的交往中容易“穿帮”。

3. 主动交往 交往双方总有一方居于主动地位，如首先与人打招呼，主动与人说话等。这些看似简单的小事却常常因个性原因不习惯或不好意思去做，或因没有注意、没有意识到应该去做，结果丢弃了许多可能是对我们有重要意义的交往机会。可见树立主动与人交往的意识，掌握主动交往的技巧，是建立良好人际关系的策略之一。

心理学家研究发现，在人际交往上，许多人不是主动发起交往活动，主动去接纳别人，而是被动地等待别人接纳，甚至处处试图去吸引别人的注意。他们只能做交往的响应者，而不能做始动者。然而我们知道，根据人际关系的交互原则，别人是不会无缘无故地对我们感兴趣的。因此，要想赢得别人，同别人建立良好的人际关系，要想自己摆脱孤独，就必须做交往的始动者，处于主动地位。

人们不能主动交往的原因，第一，在人际关系方面缺乏应有的自信，生怕别人不会像自己期望的那样理解应答自己，从而使自己处于窘迫的局面，伤害自己的自尊心；第二，人们在人际关系上有许多误解。如“先同别人打招呼，在别人看来是低人一等”“我这样去麻烦别人，别人会讨厌的”……所有这些想法，只是人们头脑中的一些念头，并没有任何可靠的依据，更不是事实。实际上，在现实生活中，由于社会规范的作用，也由于人们都需要交往，我们的主动交往得不到理睬的情况是极少的。专家们强调，在改善人际关系处境上，我们也应采取在解决其他方面的问题时的同样方式，即：少担心，多尝试。尝试是成功的先导。当你因为某种担心而不敢主动与人交往时，最好是先去实践一下，用事实证明你的担心是多余的。

4. 帮助别人　人际关系的互利原则告诉我们，任何一个人，只有当一种关系对他们来说是值得的，他才愿意并试图去建立、去维持。只有当一种人际关系对人们有帮助时，才是值得的。因此，我们要想同别人建立良好的人际关系，帮助别人是十分重要的。这里的“帮助”，并不单纯是指物质上的支持。人与人之间的相互帮助首先是情感的，然后才是物质的。帮助应是广泛的，既包括情感上的支持，对于痛苦的分担、观点的赞同及建设性的建议，也包括困难解决上的协助和物质上的支持。

以帮助为开端的人际关系，不仅容易确立良好的第一印象，而且人与人之间心理距离可以迅速缩短。当别人在健康上、情感上、生活上、工作上遇到困难或危机时，如果我们给予及时的帮助，则很快可以赢得别人的信任。平常所说的“患难之交”就很好地证明了这一点。当人们在遇到困难时，哪怕你给予一个很小的支援，也会起到帮助他人脱离绝望的作用，使其对你有很高的接纳性。可见，试图帮助别人并学会帮助别人，是我们建立良好人际关系不可缺少的条件。

知识库

容易制造共同话题的字眼

食物、天气、孩子、配偶、交通、兴趣爱好、旅游、休闲娱乐、运动、异性、电影、电视剧、音乐、体育比赛、时事新闻、流行信息等。

5. 关注对方兴趣　交往的双方往往处于两个不同的情感和理解基点，有不同的兴趣和不同的关注中心，只有在交谈过程中，双方的兴趣和关注焦点会聚在一起时，交谈才成为双方同等卷入的过程，才能真正起到有效沟通和加强相互关系的作用。

谈话兴趣与关注焦点的会聚是一个渐进的过程，而且需要谈话双方都将注意力投向对方，而不是只集中在自己身上。很容易理解，如果一个人只是在想自己的事情，以自己的理解和情感作为唯一的出发点，那么自然难以关注对方的兴趣和爱好，肯定会降低自己对他人的吸引力，继而淡化彼此交往的倾向性。

(二)加深情感联系的策略

1. 经常互致问候　人际关系是以情感联系为纽带的，双方之间的交往是维持和增进情感联系的手段。人们常说“远亲不如近邻”，这是由于远亲之间虽然有血缘等亲情关系，但因为相隔距离较远，给交往带来一定困难，造成双方之间的熟悉、密切程度甚至不如交往频率较高的邻居。可见彼此之间的经常交往对维持和密切人际关系是至关重要的。交往的方式有多种多样，其中节假日、生日的问候和拜访是一种最常用的方式，这会使对方感到格外的温暖和感动。

2. 肯定对方自我价值　荀子有这样一句名言：“与人善言，暖若锦帛；与人恶言，深于矛戟。”每个人都有强烈的自我价值保护倾向，当人们的自我价值面临威胁时，机体会处于强烈的自我防卫状态。这是一种焦虑状态，与人们的不愉快情绪直接关联。因此，人们对否定自我价值的人，有着强烈的排斥情绪。

称赞是对他人的肯定。每个人都有得到他人肯定和尊重的需要。因为它是对个人价值的发现与承认。选择恰当的时机和适当的方式表达对对方的赞许是增进彼此情感的催化剂。在称赞时，要注意以下策略。

(1)恰如其分的肯定：在称赞别人时，态度要真诚，心要诚，话要真。以讨好的心态称赞他人非但不能增进友谊，反而会引起他人反感。事实证明，人们往往对真诚的称赞报以感激，对平庸的捧场表示冷漠，对高超的献媚心存戒备。

(2)在逆境时给予肯定：与顺境中的赞扬相比，人们更希望在逆境中得到支持。在对方取得成绩而获得满堂喝彩时，你的赞许也许只是"沧海一粟"，最多是"锦上添花"，没有更大的价值。但在对方身处逆境而一蹶不振时，你的支持和肯定或许就是"雪中送炭"，点燃他希望的火花。

(3)在事后给予肯定：与当时的夸赞相比，人们更看重事后的回顾性赞许。亨利·泰勒爵士在他写的《政治家》中的一段话很值得我们回味："一个人讲演完毕刚一坐下你就喝彩，他认为你是出自一般的礼貌。一段时间以后，他认为你把他的讲演早已丢在脑后了，这时你再对他表示：你把他讲演中的教益还铭刻在心，这样，他对你的恭维将会经久不忘。"

3. *避免直接指责和争论*　在与他人友好相处的问题上，卡耐基总结出多种成功的技术，其中很重要的一条是避免直接指责他人，尽量减少争论。

卡耐基提醒我们，应避免指责对方。他认为：既然我们在融洽的时候使人改变主意、承认错误都不容易，那又为什么要用指责的方法使它更不容易呢？当发现别人明显错误时，应仍然用支持别人的方式证明自己的观点。用卡耐基的话说，就是"要比别人聪明，却不要告诉别人你比他聪明。"要学会提醒别人，使别人感到，我们并不认为他不聪明或无知。

同样一句话，站在不同的角度说，效果是不一样的。如护士在对几名患者进行术前指导后问患者："你们听懂了吗？"也许没有人回答。因为若回答："没有听懂"，会使人感到这实际上是在向别人承认自己的笨拙。相反，如果护士问："我讲清楚了吗？"病人可能会回答"没有"。实际上，两句话的意思是一样的。但前一句话把懂与不懂的责任推给了病人，而后一句话则把责任留给了自己。我们在与人相处时，要处处避免以直接的或隐含的方式否定别人。

争论在日常生活中是经常发生的。但是，争论往往是在双方面红耳赤、不愉快，甚至严重敌意中结束的。卡耐基发现，争论的结果，往往是双方比以前更相信自己的观点是正确的。从维持良好人际关系的角度说，我们赢不了争论。如果是输了，当然只好认输；即使赢了，从人际关系的角度讲，也是输了。因为你的胜利常常直接威胁到另一个人的尊严，威胁另一个人的自我价值感。而且，年轻人之间的争论到后来有时会演化成直接的人身攻击。这对于人际关系显然是有害的。

声乐家简·毕尔斯在结婚50年之后说："很多年前，我和太太有个约定，就是无论我们彼此怎么生对方的气，但只要有一个人吼叫的时候，另一个人就得注意听——因为，两个人同时吼叫的时候，那不是沟通，而只是颤动效果极差的噪声而已。"因此，专家们建议，解决不一致的最好途径是讨论、协商，而不是争论。

4. *表现真实自我*　每个人都有表现自己优点、掩饰自己缺点，以给别人留下美好印象的愿望。但是过于掩饰自己往往会使自己表现得过于拘谨，结果适得其反，给别人以保守、虚荣的印象。实际上，真实地表现自己，包括自己的缺点和不足，非但无损于你的形象，反而使人们对你产生一种真实感和亲切感。"犯错误效应"充分说明了这一点。

在日常生活中，存在这样一个有趣的现象，即人们对于自己的一个哪怕很小的错误都感到很不愉快，不愿承认；而对于别人的一个很大的错误却可以表现得很宽容。尤其是在别人承认了他的错误之后，人们会显出超乎寻常的容忍性。实际上，这同样是与人们的自我价值保持倾向相联系的。承认自己的错误，错误再小，也是一种自我否定；而宽容别人的错误，错误越大，越显示出自己的超越。可见,人们隐瞒自己的错误和过失是有心理学依据的。但从人际交往的角度看,如果有了错误不敢承认,甚至把过失归咎于客观,推诿于别人,其人格地位在人们的心目中会大大降低,不利于人际交往。

5. 有意求助他人　在自己有难处时向别人求援,请别人帮忙,这看起来似乎是把自己摆在被动位置的一种无可奈何的行为。但在人际交往中,有意求助他人不失为一种主动与人交往的策略和技巧。求助他人本身表达了你对他人的知识、能力和品性的肯定和承认,而他人对你的帮助本身又隐含了对你给予他的承认的回报,这就在双方心灵中建立起一座沟通的桥梁。

据说美国前总统富兰克林就曾通过向与他发生政治对抗和敌视态度的宾夕法尼亚州立法部门某议员借阅一本十分珍贵的书籍而缓和了双方紧张的关系,并且最后结交为好友。现实生活中也常发生女青年通过求助男青年修自行车、搬运重物,男青年求助女青年缝被子等方式表达爱慕之情的事例。

6. 常怀感恩之心　我国古人有"受人滴水之恩,定当涌泉相报"之说。得到别人的帮助是否需要回报,应当怎样回报且不说,但记住别人的好处,心存感激应当是最基本的人之常情。朋友之间相互帮助本是平常事,只要能尽力的都会鼎力相助,而且不会追求报答。但作为受益人却应当记住别人对你的好处,在适当的时候以适当的方式提及。这样一方面表达了你对朋友的尊敬和感激,另一方面也显示了你是个重情重义的可交之人。

7. 保守对方秘密　一般说来,对方向你吐露的秘密都是他认为对他的自我价值有一定威胁的东西。因价值观的不同,有些秘密对你来说可能根本算不上秘密,但对当事人而言,却直接威胁着其自我价值。因此,为对方保密不仅应当成为我们为人处世的一条原则,而且也应当是作为对方的朋友所应尽的责任和义务。

(三)弥补情感裂痕的策略

1. 谅解　谅解是指"了解实情后原谅或消除意见"。交往双方因认识能力和修养水平的不同会产生不同的意见,因地位差异和看问题的角度不同甚至会产生矛盾。在这种情况下,交往双方都有义务体谅对方,以维护双方的关系。当双方出现不同意见和看法时,切勿急躁和草率,通过坦诚的交谈,主动了解对方看法的理由,并提出自己的看法,会有助于矛盾的解决。

典型案例

卡耐基的批评艺术

人际关系学家卡耐基指出侄女约瑟芬的错误时总是说:"约瑟芬,你犯了一个错误,但上帝知道,我所犯的错误比你更糟糕,你比我年轻时强多了。我自己曾经做过那么多的蠢事,所以我根本不想批评你或任何人。但难道你不认为,如果你这样做的话,不是比较聪明一些吗?"

2. 批评的艺术　金无足赤,人无完人。在人际交往中,对成绩和优点要加以肯定,对错误和缺点也要善意地指出。尤其是出现关系裂痕时,要保持人与人之间的协调,为别人的错误提供必要的反馈是十分重要的。那么,怎样才能避免别人的自我防卫心理的作用,又有效地提醒人们注意自己的错误呢?

(1)批评从称赞和诚挚感谢入手:无论你怎样注意方式的温和,要别人承认自己的错误和不足,都仍然意味着别人要忍受某种程度上的自我否定。但是,这种自我否定的威胁,可以被诚挚的称赞或感谢带来的愉快情绪所冲淡,甚至抵消。称赞和感谢也是对人们自我价值的支持，在人们刚刚得到支持的愉快时，对批评的接受性会明显增强。

(2)批评前先提自己的错误：被批评者在批评者面前常会有一种错觉，似乎批评者是在用批评显示自己的优越。如果我们先提到自己的不足，可以明显弱化人们的这种意识，使人们更容易接受批评。

(3)间接提醒他人注意自己的错误：人们不能轻易承认自己不足的根本心理障碍，是对于自我遭到否定的恐惧。如果我们不直接批评，而是间接的暗示，则可以使人避免自我否定的恐惧，从而使人顺利地接受批评。

(4)让别人保住面子：每当人们遭受一次挫折时，其自我价值也会面临一次危机，如果我们为他的挫折找到更合理的理由，或在其他方面强调人们的失败并不说明他们无能，可以使人们的挫折感得到某种补偿。如果别人正好是我们面对的失败者，这种方法可使别人既承认失败，又保住面子。

3. 道歉的艺术　在人际交往中，人们有时难免会有这样或那样的过失，如不小心碰翻了什么东西或注射时没有一针见血，拨错了电话号码或耽误了治疗时间等。在这种情况下，我们应当向对方表示歉意。这不但能给对方以感情上的补偿，也是有教养的人应具有的文明意识。诚挚的道歉不仅能够和解被损害的关系，而且还可以使这种关系变得更为牢固。因此护理人员应该学会道歉的艺术。

道歉有三个要素：承认错误、遗憾及为这件事情负责，可以同时表达这三点，但是不一定要三个都表达，应该视情况而定。要做到真正有效的道歉，应该注意以下几点。

(1)及时道歉：应该道歉的时候，就马上道歉，越耽搁就越难启齿，有时甚至追悔莫及。假如你有对不起某人的地方，想向他道歉，就应立刻想办法。可以当面道歉或打个电话或写封信，或者用其他任何足以表达心意的东西来表示。

(2)思考道歉的角度：道歉可以用角色对角色，或个人对个人的方式进行，看哪种状况比较容易。例如，病区里一位护士与患者在语言上发生了冲突，如果患者仍然对护士心中有气，可以站在职位角色的立场向对方表达："我是护士，应该更理解病人的心情，我很抱歉先前讲话过于简单急躁。"这么一来，即使对方仍然余怒未消，但对立气氛已经比较缓和了。

小故事

幽默的道歉

用幽默的方法处理人际矛盾，不仅能弥补裂痕，还能使人际关系变得轻松、愉快。如两位好朋友由于小事产生了误解，引发出不愉快的争吵。事后其中一位同学就用幽默的方法成功地化解了彼此间的矛盾。他在一张纸上写下："品名：胡××；产地：××班；规格：19岁×62公斤×1.72米；特性：易燃易爆；注意事项：小心轻放。"然后悄悄将纸条塞在朋友的枕头下，不久俩人和好如初。

(3)真心为服务对象感到难过：试想，如果是自己带着感冒的小孩上医院求诊，最后孩子却因医院过失发生了交叉感染得了肝炎，自己会是什么心情。能够体会对方的心情时，才比较有能力与他们沟通。

(4)给服务对象足够的信息：要用清楚诚恳的语言向人道歉。通常接受道歉者会希望得到清楚诚实的解释，闪烁其词、逃避责任会造成反效果。例如输血时输错了血型，几乎酿成人命，但是护士长只给患者模糊的解释，患者会因为不受重视而愤愤不平，进而不愿意饶恕医院。

(5)承诺改进：当错误是源自结构性的问题时，一般人都想确定，相同的事情不会再发生在别人身上。医院给予患者将会改进的承诺，可让患者感觉到他们的负面经历有一些正面意义，也会让患者的火气稍微降温。

(6)采取弥补行为：除了改进，医院也要承诺尽力弥补错误，对于无法补救的部分，则给予合理赔偿。这类沟通的重点在于让情况恢复至问题发生前，而不是让患者觉得，医院只想用钱让问题赶快过去。

(7)把握道歉的分寸：律师提醒，道歉要能真正发挥效用，程度的把握非常重要。警惕说道歉的话可能引发的法律效力。道歉的内容需要谨慎考虑，可以坦露出诚心，但是如果责任不在护理人员时，不要把责任全部揽在身上。

常用的道歉语，如“请原谅”“对不起”“真不好意思让您受累了”“真抱歉给您添了这么多麻烦”等。

附 人际关系的测量

人际关系是人与人之间通过动态的相互作用建立起来的情感联系。通过人际关系测量，可了解人们之间的人际关系状况，分析人际关系不良的原因，学会把握和改善自己的人际关系，促进人际关系向有利于事业成功和社会进步的方向发展。在此介绍几种简便易操作的人际关系测量方法。

在使用测验题进行自我检测时要注意以下两点。

一是要真实地回答问题，否则测验的结果会毫无意义。人与人之间的差异是一种客观存在，勇敢承认个别差异，真实地反映自己是一种正确的理性态度。只有真实，才能客观地评价自己。

二是要慎重对待测验结果。任何测量工具都存在一定的误差。目前用于人际关系测量的量表多是由国外引入的，虽然为了适合国内情况，在某些局部作了修改，但基本上未经过标准化处理，缺乏常模。因此使用这些测量的意义只是帮助人们更好地认识自己，提高自己在人际交往方面的自觉性，但并不具有明确的一般性评价意义。有关测量的结果只能作为个人特征的参照，而不宜将其简单作为一般性人际关系状况的评价标准。

一、人际交往类型测验

(引自金盛华，张杰．当代社会心理学导论．北京：北京师范大学出版社，1995：287)

(一)自测方法

按照人际交往行为方式的主动性、支配性、规范性、开放性4个维度，可将人们的人际交往分成主动型与被动型、领袖型与依赖型、严谨型与随便型、开放型与闭锁型8种类型。在以下20道人际交往类型测验的题例中，就包括有分别测量人们交往中四个维度方面的特征。通过对一个人在4类题目上的得分处理，就可以知道这个人在人际交往方面倾向于什么类型。

请根据自己的实际情况，对每个问题作出回答。符合的把该问题后面的“是”圈起来，反之，则把“否”圈起来。

1. 我碰到熟人主动打招呼。　是　否
2. 我常主动写信给友人表示思念。　是　否

3. 我旅行时常与不相识的人闲谈。　是　否
4. 有朋友来访我从内心感到高兴。　是　否
5. 没有人引见，我很少主动与陌生人谈话。　是　否
6. 我喜欢在群体中发表自己的见解。　是　否
7. 我同情弱者。　是　否
8. 我喜欢给别人出主意。　是　否
9. 我做事喜欢有人陪伴。　是　否
10. 我容易被朋友说服。　是　否
11. 我很注意自己的外表。　是　否
12. 约会迟到，我会感到不安。　是　否
13. 我很少与异性交往。　是　否
14. 我到朋友家做客从不感到不自在。　是　否
15. 与朋友一起乘公共汽车，我不在乎谁买票。　是　否
16. 我给朋友写信时，常诉说自己最近的烦恼。　是　否
17. 我常能交上新的知心朋友。　是　否
18. 我喜欢与有独到之处的人交友。　是　否
19. 我觉得随便暴露自己内心世界是危险的事情。　是　否
20. 我发表意见很谨慎。　是　否

(二)计分方法

除第5、10、14、15、19、20题答“否”的计1分外，其余均为答“是”计1分。

(三)评价方法

在以上社会交往类型测验题中，1～5题测试的是交往的主动性水平。得分高则说明交往偏于主动型。得分低则交往偏于被动型。6～10题是测试交往的支配性水平。得分高表示交往倾向于领袖型，得分低则偏于依从型。11～15题是测试交往的规范性程度。得分高意味着交往讲究严谨，得分低则交往随便。16～20题属于交往开放性测试题目，得分高表明交往偏于开放型，而得分低则意味着交往倾向于封闭型。如得分不是偏向最高分或最低分两个极端，而是处于中等水平，则表明被测验者交往倾向不明显，属于中间综合型的交往者。

二、人际关系状况测验

(引自刘援朝．怎样认识自己和他人．北京：华文出版社，1991:171)

(一)自测方法

请你根据自己的实际情况，对其中每个问题作出回答。符合的把该问题后面的“是”圈起来，反之，则把“否”圈起来。

1. 你平时是否关心自己的人缘？　是　否
2. 在食堂里你一般都是独自吃饭吗？　是　否
3. 和一大群人在一起时，你是否会产生孤独感或失落感？　是　否
4. 你是否常不经同意就使用他人的东西？　是　否
5. 当一件事没做好时，你是否会埋怨合作者？　是　否
6. 当你的朋友有困难时，你是否时常发现他们不打算来求助你？　是　否

7. 假如朋友们跟你开玩笑过了头，你会不会板起面孔甚至反目？ 是 否
8. 在公共场合，你有把鞋子脱掉的习惯吗？ 是 否
9. 你认为在任何场合下都应该不隐瞒自己的观点吗？ 是 否
10. 当你的同事、同学或朋友取得进步或成功时，你是否真的为他们高兴？ 是 否
11. 你喜欢拿别人开玩笑吗？ 是 否
12. 和与自己兴趣爱好不相同的人相处在一起时，你也不会感到兴趣索然、无话可谈吗？ 是 否
13. 当你住在楼上时，你会往楼下倒水或丢纸屑吗？ 是 否
14. 你经常指出别人的不足，要求他们去改进吗？ 是 否
15. 当别人在融洽地交谈时，你会贸然地打断他们吗？ 是 否
16. 你是否关心和常谈论别人的私事？ 是 否
17. 你善于和老年人谈他们关心的问题吗？ 是 否
18. 你讲话时常出现一些不文明的口头语吗？ 是 否
19. 你是否时而会做出一些言而无信的事？ 是 否
20. 当有人与你交谈或对你讲解一些事情时，你是否时常觉得很难聚精会神地听下去？ 是 否
21. 当你处于一个新的集体中时，你会觉得交新朋友是一件容易的事吗？ 是 否
22. 你是一个愿意慷慨地招待同伴的人吗？ 是 否
23. 你向别人吐露自己的抱负、挫折以及个人的种种事情吗？ 是 否
24. 告诉别人一件事情时，你是否试图把事情的细节都交代清楚？ 是 否
25. 遇到不顺心的事，你会精神沮丧、意志消沉或把气出在家人、朋友、同事身上吗？ 是 否
26. 你是否经常不假思索就随便发表意见？ 是 否
27. 你是否注意到赴约前不吃大蒜、大葱，以及防止身带酒气吗？ 是 否
28. 你是否经常发牢骚？ 是 否
29. 在公共场合，你会很随便地喊别人的绰号吗？ 是 否
30. 你关心报纸、电视等信息渠道中的社会新闻吗？ 是 否
31. 当你发觉自己无意中做错了事或伤害了别人，你是否会很快地承认错误或作出道歉？ 是 否
32. 在闲暇时，你是否喜欢和别人聊天？ 是 否
33. 你跟别人有约会时，是否常让别人等你？ 是 否
34. 你是否有时会与别人谈论一些自己感兴趣而他们不感兴趣的话题？ 是 否
35. 你有逗乐儿童的小手法吗？ 是 否
36. 你平时告诫自己不要说虚情假意的话吗？ 是 否

（二）计分方法

下列各题答“是”的计 1 分：1、10、12、17、21、22、23、27、30、31、32、35、36。

下列各题答“否”的计 1 分：2、3、4、5、6、7、8、9、11、13、14、15、16、18、19、20、24、25、26、28、29、33、34。

(三)评价方法

总分30分以上:人际关系状况很好。

总分25～29分:人际关系状况较好。

总分19～24分:人际关系状况一般。

总分15～18分:人际关系状况较差。

总分15分以下:人际关系状况很差。

三、人际交往适应能力测验

(引自梁执群.社交心理学.北京:中国城市出版社,2000:200)

(一)自测方法

下面每一个问题设计了一种具体的社会生活情景,并且列出了四个备选方案。请你设身处地地考虑一下,如果你面临这种情景,你的表现与哪一个方案更符合,请将它前面的字母代号圈出来。

1. 在聚餐会上,如果你与多数同桌的人素不相识,你怎么办?

A. 显得心神不定,左顾右盼

B. 静听别人的谈话

C. 只与相识的人高谈阔论

D. 神态自如地参与大家的谈论

2. 觉得自己与协同工作的人性格和想法方面合不来时,你怎么办?

A. 委曲求全,尽量凑合下去

B. 故意找事由,与他吵架,迫使领导解决

C. 向领导汇报他的短处,要求领导调离他

D. 尽量谅解,实在不行则向领导如实说明,等候机会解决

3. 在公共汽车上你无意踩了别人一脚,别人对你骂个不停,你怎么办?

A. 只当没听见,任他去骂

B. 与他对骂,不惜大吵一架

C. 推说别人挤了自己才踩到他的,不应该怪罪自己

D. 请他原谅,同时提醒他骂人是不文明的

4. 在影剧院看电影时,你的邻座旁若无人地讲话,使你感到讨厌,你怎么办?

A. 希望别人能出面向他们提意见或他们自己停止

B. 严厉地指责他们

C. 叫服务员来制止他们

D. 有礼貌地请他们别讲话

5. 你辛苦地干完了工作,自认为干得很不错,不料领导很不满意,你怎么办?

A. 不作声地听领导埋怨,但心中十分委屈

B. 拂袖而去,认为自己不该受埋怨

C. 解释说因客观条件限制,自己无法做得更好

D. 注意自己做得不够的地方,以便今后改正

6. 你买了一架崭新的照相机,自己还未用过,但有朋友向你借,你怎么办?

A. 借给他，但满腹牢骚

B. 脸色很难看，使朋友不得不改口

C. 骗他说已经借给别人了

D. 告诉他自己要试拍一下，检查了照相机的性能后，再借给他

7. 当你正在埋头干一件急事，一位朋友上门来找你倾诉苦恼，你怎么办？

A. 放下手中的工作，耐心倾听

B. 很不耐烦，流露出不想听的神态

C. 似听非听，脑子里还在想自己的事情

D. 向他解释，同他另约时间

8. 在你知道别人的一些隐私之后，你怎么办？

A. 觉得好奇，但尽量不去传给其他人听

B. 忍不住，会很快告诉其他人

C. 当其他人谈起时，会附和着一起谈

D. 根本没想要让其他人都知道

9. 星期天，你忙了一整天，把房间全部打扫干净，你的爱人下班回家后，却指责你没及时做晚饭，你怎么办？

A. 心里很气，但勉强去做饭

B. 发脾气，骂爱人自私，要爱人自己去做饭

C. 气得当晚不吃饭

D. 向爱人解释，然后邀请爱人一起出去吃饭

10. 当你搬到一个新的住处，周围邻居都不认识，显得较冷淡，你怎么办？

A. 尽量避免与邻居交往

B. 故意显出自己是很强硬的，让人家有敬畏感

C. 视邻居以后对自己的态度行事

D. 主动与邻居打招呼，表现出友好的姿态

11. 如果有人经常要麻烦你做一些事，你却很忙，你怎么办？

A. 尽量避开

B. 告诉他很忙，不要再来麻烦了

C. 敷衍他

D. 尽自己力量帮助他，有困难时则向他说明情况

12. 一位朋友向你借了几元钱，但后来没有还，好像不记得这回事了，你怎么办？

A. 今后再也不借钱给他

B. 提醒他曾借过钱

C. 向他借同等数额的钱，作为抵消

D. 就当没这回事

13. 在餐馆里，你买了一份饭菜，但发现味道太咸，你怎么办？

A. 向同桌人发牢骚

B. 粗鲁地指责厨师无能

C. 默默地吃下去

D. 平静地问服务员，能不能变淡些，如不能，则吃下去

14. 一位热情的售货员为了使你买到满意的东西，向你介绍了所有的东西，但你都不满意，你怎么办？

A. 买一件并不想买的东西

B. 说这些商品质量不好，是卖不掉的商品

C. 向他道歉，说是朋友托买的东西，一定要朋友满意才能买

D. 说一声谢谢，然后离去

(二)计分方法与评价方法

统计你所圈各个字母的次数，找出自己选择次数最多的字母代号。

如果你选择答案A的次数最多，说明你的处事态度过于消极，凡事与世无争，实际上心中不一定服气。对任何有争论性的事，你都不愿意表态，希望他人作决定或承担责任。当人们了解你的时候，也许会同情你，但以后又会产生反感。

如果你选择答案B的次数最多，说明你的适应能力较差，不善于待人接物，往往属于好斗型，遇不顺心的事容易暴跳如雷，甚至粗鲁地骂人。表面看来，你颇能占上风，其实得不到他人对你的尊重，结果是使人们憎恶你或害怕你、疏远你。

如果你选择C的次数最多，说明你具有一定的处事所需要的克制能力，能把怨气或不满情绪隐藏起来，比前面两种人更善于处理人与人之间的关系，只是有时为人不够真诚坦率，结果是使人们感到你有时表现得比较虚伪或不能完全理解你。

如果你选择答案D的次数最多，说明你有积极而理智的处事态度，遇事表现出较强的克制能力，尊重他人，对人诚恳坦率，不喜欢虚假和装模作样，结果是人们尊重你，愿意和你交往，建立友好关系。

【思考与练习】

练习一

1. 举例说明首因效应、晕轮效应、移情效应。

2. 小丽是个性格外向的女孩，上中学时成绩优异，颇引人注目。上大学后成绩平平，为了吸引别人的注意，让别人喜欢她，她特别注意打扮。请问，她这样做有效吗？你认为应怎样才能被人接纳和喜爱？

3. 在人际交往中，怎样应用交互原则、互利原则、情境控制原则、自我价值保护原则？

练习二

你最近与陌生人接触过吗？请回忆细节。

(1)第一次见面是谁主动说话的？如何主动的？

(2)你有没有想过要给对方留下什么样的第一印象？

(3)你担心自己的表现吗？为什么？

(4)你与对方讲话时，有没有觉得无话可谈的时候？你是如何处理这种情况的？

【实践演练】

练习一　赞美训练

1. 你在过去的生活中，经常受到别人的赞美吗？请回忆并回答下列问题。

(1)谁经常赞美你？

(2)在什么事情上赞美你？

(3)你听到赞美后的感觉如何？你觉得别人直接赞美显得虚伪吗？

(4)你还希望别人赞美吗？

2. 在过去的生活中，你经常赞美别人吗？请回答下列问题。

(1)你经常赞美的人是谁？

(2)什么事情赞美他(她)？

(3)你觉得赞美别人显得虚伪吗？

3. 也许你是一个不轻易赞美别人的人，可能你在过去的1周里都没有赞美过别人，这主要是由于你的观念在作怪。你认为，赞美别人是一件困难的事，有虚伪奉承之嫌。但是，既然你了解了赞美与奉承之间的区别，你又知道了赞美在人际交往中的重要性，你就应当改变自己，制订一个赞美计划。例如：①我要在未来1周内观察别人的优点；②我要……；③我……

2周后，总结你的收获。

(1)你觉得周围的同学对你的态度有变化吗？

(2)当你赞美同学之后，她们有何反应？

(3)你赞美别人之后，你自己的感受如何？觉得不舒服吗？

练习二　人际敏感度训练

教师准备若干张观察表，上面印着姓名，“我看到……”，“我觉得……”。告诉学生要进行观察活动，并把观察所得写在观察表上。

第一层次的观察：外表与装扮。请每位学生各挑团体中的3个人，针对其外表，如身材、长相、衣着、发型、饰品、打扮……做观察与假设，填写在观察表上。鼓励学生仔细观察，尽量多写。

第一层次的讨论：老师依序针对每位学生，请观察者说明观察内容和对观察对象的假设，分析其个人特色及给别人的印象。并综合讨论观察与假设的真确度及影响因素。

第二层次的观察：与他人互动的状况。请每位学生各挑团体中的另2人，针对其在团体中与人互动的状况，做观察与假设。

第二层次的讨论：老师依序针对每位学生，请观察者说明观察内容及对观察对象的假设与分析，并综合讨论观察与假设的真确度及参考性如何？

讨论：通过“观察－假设”分析，对自己今后在团体中交往有何意义。

【网上练习】

中国人人际关系特征分析

运用网络资源，查找资料，分析中国人的“人际关系社会取向”有何特征，并思考这些特征的社会文化根源。

【课堂游戏】

“寻人启事”

1.学习目标

(1)尝试正确进行自我认知，能客观地描述自己的自然特征、兴趣爱好、性格倾向等。

(2)学习客观地认知他人，能根据他人的描述及自己的观察，较为全面地认知评价他人。

2.游戏过程

(1)下发统一的纸张，每人仔细填写自己的“寻人启事”。

(2)助教将所有“寻人启事”打乱秩序张贴于教室墙壁。

(3)请若干学生出场，每人选择一张他人的“寻人启事”揭下，根据上面的信息将张贴人找到。如果不能确定，可对备选人提问并澄清。

(4)推选最佳“寻人启事”，向众人展示，并请其将自己的制作思路与大家分享。

（史瑞芬　陈　瑜）

第二章 人际沟通

教学目标

1. 理解沟通、人际沟通的概念，并解释人际沟通的特征。
2. 叙述沟通的基本结构。
3. 举例说明人际沟通的形式和人际沟通的功能。
4. 解释人际沟通的影响因素。
5. 阐述关系沟通与内容沟通的含义。
6. 简述跨文化护理中的沟通策略。

【关键概念】

人际沟通、语言沟通、非语言沟通、正式沟通、非正式沟通、上行沟通、下行沟通。

【导读提示】

人类从诞生的第一天起就与沟通发生了不可分割的关系，沟通活动自古就有，源远流长，千姿百态。“结绳记事”“击鼓鸣金”的记载让我们心驰神往；“雁足留书”“驿马传令”的故事令后人心折叹服。人类用自己的聪明才智，通过多种多样的手段进行沟通。

如今，不计其数的信息向我们扑面而来，大有排山倒海之势，专家说，人在醒的时候，有70%的时间是用来沟通。沟通无时不有，无处不在。

了解沟通的基本理论，掌握人际沟通的影响因素，明确人际之间的关系沟通与内容沟通，将为护理人员铺平人际沟通之路。

本章的重点是沟通的基础结构、人际沟通的影响因素；难点是内容沟通和关系沟通的含义、文化及其对沟通的影响。

第一节 沟通与人际沟通

“每一种文化形式和每一个社会行为的表现都或明或暗地涉及沟通。”

——爱德华·萨丕尔

一、沟通与人际沟通的概念及特征

(一)沟通与人际沟通的概念

沟通(communication)是复杂的过程，给它下唯一定义是困难的。对沟通的定义基本上可分为两派，一派将沟通描述为一个人有意地将信息传递给另一个人的过程；另一派定义为某一个体发出刺激物以调整其他个体的行为的过程。这两种意义都假定发出信息者是有意的。另有人认为，即使发出信息者是无意识的，信息也可能影响对方，从而构成沟通。所谓"说者无心，听者有意"。所以，就将沟通定义为人们相互影响的所有过程。还有一种是从心理学角度定义沟通，认为沟通是与一切有意义的情境相关的过程。目前较为公认的定义是：沟通是信息发送者遵循一系列共同规则，凭借一定媒介将信息发送给信息接收者，并通过反馈以达到理解的过程。沟通的结果不但可使双方相互影响，还可使双方建立起一定的关系。

简而言之，沟通是指信息的交流。其意义较为广泛，它可以是通信工具之间的信息交流，如电报、传真等，也可以是人与机器之间的信息交流，还可以是人与人之间的信息交流。本书所指的沟通，是指最后一种，即人与人之间的信息交流，是信息、思想、情感在个人或群体间传播的过程。

狭义的沟通是指以信息符号（如声音、文字、图片、姿势等）为媒介实现的社会行为的交互作用，即人们在互动过程中通过某种途径或方式将一定的信息传递给另一个接收信息的人；广义的沟通则是人类的整个社会互动过程，人们不仅交换思想、观念、知识、兴趣、感情、情绪等信息，还交换相互作用的个体的全部社会行动。信息、思想、感情在传递和接收过程中，并不仅限于其中的某一方面，而可能同时涉及这三个方面。例如我们在接诊新病人时，要向病人作自我介绍及医院情况的介绍，这一简单的交流过程中除有信息的交换外，也同时掺入了个人的思想和职业情感。

资料库

人际沟通的可能性有多大

人与人之间建立沟通和进行交往的可能性，远比我们想象的要大得多。让我们做一个小实验。假设在北京这样的大城市中，你随便找一个人微言轻的目标人，间接交给他一封信。这封信必须通过相互熟悉的人转交，直到由那个目标人熟悉的人转交给他本人。请你想一想，从你开始，要经过多少次两两相互熟悉的人作中介，才能将你与这个纯粹随机选择的目标人联系在一起呢？1000次？500次？心理学家米尔格拉姆通过研究证实，在一个超过200万人的群体中，只需2～10次转手，信件就可以交到收信人手中，最少只需2次。其实，世界就是这样小！

沟通分为人际沟通和大众传播两个领域。

所谓人际沟通（interpersonal communication）是指人们运用语言或非语言符号系统进行信息（思想、观念、动作等）交流沟通的过程。在人们沟通的过程中，不仅是单纯的信息交流，也是思想和情感的渗透。人际沟通包括人与人面对面的（如交谈、讨论、演说等）和非面对面的（如打电话、写信等）两种信息交流活动。大众传播指大众传播机构及其个人利用报纸、期刊、书籍、广播、电视等电子或机械技术手段，通过语言、文字、图像等符号，广泛迅速地传递信息，以期在广大公众中引起积极反响，并在各个方面产生影响的过程。人际沟通相对于大众传播具有较直接、沟通深入程度高、反馈调节及时、双向性和情感性强等特点，在整个社会活动中发挥着重要作用。

（二）人际沟通的特征

把人的观念、思想、情感等看作是信息，把人与人的沟通看作信息交流的过程，这在人文科学的研究上迈出了很有意义的一步，使之可以用信息论的术语来解释人际间沟通的整个过程。人际间沟通有许多不同于机器间沟通的独特特征。

1. 人际沟通的发生不以人的意志为转移　通常我们认为,只要我们不说话,不将自己的心思告诉别人,那么就没有沟通的发生,别人就不了解自己。实际上,这是一个错误的观念。在人的感觉能力可及的范围内,人与人之间会自然地产生相互作用,发生沟通。无论你情愿不情愿,你都无法阻止沟通的发生。

比如,某护士得到一个坏消息,心情很不好,上班时情绪不高,无精打采,说话虽少但脸上挂着不快。在这种情况下,有没有与别人的沟通呢?事实上,每一个看到她的病人或工作人员都感觉到了她遇到了麻烦,心情不佳,只有那些与她关系特别好,感到必须对她表示关怀的人才会问她究竟怎么了。

2. 人际间沟通的每一个体都是积极的主体　这就意味着人际间沟通的每个参加者,都希望自己的沟通对象具有积极性,不能把沟通对象看作是某种客体,在向沟通对象发送信息时,必须判定他的情况,预料对方的回答。因此它不是简单的"信息传输",而至少是一种信息的积极交流。

3. 人际沟通使用的信息代码及其规则必须是沟通双方都认同的　只有在信息发出者和接收者掌握了统一的编码体系的情况下才能保证沟通能被理解,即大家都应当用一种语言说话。因为在信息交换过程中,信息发出者和接收者的位置经常变换,只有在共同性符号的条件下才能实现。

4. 人际沟通信息必须内容与关系相统一　任何一种沟通信息,在指示特定内容时,还指示了沟通者之间的关系。在沟通过程中,沟通者必须保持内容与关系的统一,才能实现有效的沟通,否则,不仅沟通难以顺利实现,还可能引起冲突。如护士向护士长汇报使用了"你听明白了吗?"这样的问话,就显然不合适。这种问话方式,指示的关系是上级对下级,当然就与护士对护士长的关系要求不符。在这种情境中,护士要用"不知我汇报清楚了没有?"来表明双方的关系是下级对上级,这样才能使沟通的内容与关系取得一致。

5. 人际沟通表现为人际信息的反馈和人际互动　人际沟通所产生的影响,是以改变对方行为为目的的,是一个沟通者对另一沟通者的心理作用,沟通效果的测量就是以这种作用达到的程度为标准的。这就意味着在一定意义上改变了沟通者之间形成的关系类型。这在机器间沟通中是不会发生的。

6. 人际沟通涉及语言及非语言能力　语言和非语言都是人际沟通的重要工具。两个关系很密切的人,经常用一些手势和暗示相互沟通交流。一个人向另一个人眨眼可以表示特定的含义;当病人出现某个部位疼痛或情绪出现某种异常变化时,护士用手握住病人的手也可以表示一定的意义。

7. 人际沟通受内部因素的制约　如沟通者的表达能力、理解能力、文化程度、人格特征、心理素质、宗教信仰等。这些内部因素直接关系到沟通的成功与失败。当这些内部因素出现"故障"时,人际沟通可能产生完全特殊的沟通障碍。这些沟通障碍同编码译码的差错无关,而是社会性或心理性障碍。

8. 人际沟通受情境因素制约　人际沟通不是发生在真空中的,现实中有许多因素制约着我们的沟通,如时间、空间、自然条件、环境等都可制约沟通的效果。

9. 人际沟通是整体信息交流　从表面上看,沟通不过是简单的信息交流过程,不过是对别人谈话或做动作,或是去理解别人说的话。然而,事实上,任何一个沟通行为,都是在整个个性背景下作出的。我们说一句话,做一个动作,投入的都是整个身心,是整个人格的反映。高明的心理学家会说,你仅仅走进来,坐在我面前,我对你已经知道了很多。他们就是通过对方的举手投足、表情姿态、对人的态度知道的。有一个学生，不相信老师所讲的“一句话、一个举动反映一个人的整个个性”的说法。但等到他自己当老师的时候，才发现事实确实如此。他在讲课时处处试图模仿那位优秀教师，但发现无论怎样模仿，也达不到老师那种效果。老师讲的幽默故事可以让学生哄堂大笑，兴味盎然，可他重复这一故事，学生却感到兴味索然。老师在课堂上常做一些有力的动作来加强效果和活跃气氛，可是当他也试图模仿这些动作时，他的学生说最讨厌的就是他的这些莫名其妙的动作。终于，他领悟到，人的每一句话，每一个动作，与其整个人是一个有机的整体。脱离了人的整体背景，语言和动作就不再是原来的意义。人只有在自己个性的背景下，自觉地产生出与这个背景相统一的语言和动作，才能产生最佳的沟通效果。也只有以此为背景去很好地体会别人的语言和动作的含义，才能最好地理解别人。

二、沟通的基本结构

根据1973年Hein提出的理论，沟通的基本结构包括信息背景、信息形成者、信息及其载体、信息传递途径、信息接收者、效果与反馈六个要素。

为了理解沟通的结构要素，先描述一个简单的沟通过程：

某护士看到一个熟悉的面孔和身影，发现对方正是自己很想见到的中学同学某男，于是她便产生了沟通的需要和愿望。她满面笑容地伸出手，同时发出热情的问候语言。某男见到老同学也很高兴，并且看到某女穿的衣服正是自己所熟悉并喜欢的，于是立即紧紧握住对方的手，并报以热情的笑容和问候。

分析这段很简单的沟通过程，便可知人际沟通包含以下要素。

(一)信息背景

信息背景是指互动发生的场所环境及事物，是引发沟通的“理由”，是每个互动过程的重要因素。这些环境、现象、事物等反映在沟通者的头脑中，便刺激他产生沟通的需要和愿望。这种需要和愿望，可能是清晰的，也可能是模糊的。前例中某护士看到熟悉的面孔和身影，便是引发沟通的客观存在，没有这些因素刺激，沟通就不会产生。可见客观存在的刺激是产生沟通的前提和依据。Hein认为，一个信息的产生，常受信息发出者过去的经验、对目前环境的领会及对未来的预期等影响，这些就称为信息的背景因素。因此，要了解一个信息所代表的意思，必须考虑到背景因素，不能只接受信息表面的意义，还必须注意到其中可能的含义。这一点在护理程序的收集资料阶段十分重要。对于资料所提供的内容，必须追溯过去的类似事件，考虑目前的现状、感受及对未来的期望等，才能弄清资料所表达的真正意思。

> **知识库**
>
> **人际沟通理论的研究进展**
>
> 早期的研究者将人际沟通过程与申农和维弗1949年提出的通信过程模型进行简单的类比。他们把信源比作发信者的大脑，转换器比作发信者的口齿，信道比作传播声波的空气，噪声源比作干扰人际沟通中信息传递的各种因素，接收器比作耳朵，信宿比作听者的大脑。通信模式的引入对研究人际沟通影响很大，但是人们后来逐渐发现了问题，人与机器不同，在信息交流中，发信者和收信者都是积极活动的主体，他们处于互动中。因此，人们引进了控制论中的反馈概念，补充了传统的信息沟通模型，但仍不能概括人际沟通的全部特点。后来一些社会心理学家，特别是偏重于研究沟通的社会性的学者利用相互作用论和关系论等新观点来研究人际沟通现象。

(二)信息形成者

信息形成者指发出信息的人,是沟通的主动方面,也称为信息的来源。当他产生沟通的需要和愿望时,他必须将自己所受到的客观事物的刺激及自己的反应转化为对方可以理解的形式,如语言、声音、文字、图像、表情、动作等。这种转化就像电报传讯时的编码一样,因此,在信息论中,信息的形成者又称为编码者。前例中的女护士便是信息的形成者。Hein 认为,表达意思的方法受个人教育程度、价值观念、生活背景、推论能力等因素的影响,同一个意思,不同的人表达的方式可能相距甚远。信息形成者的地位身份、表达能力,以及与信息接收者的关系、情感都会影响人际沟通的效果。

(三)信息及其载体

信息(message)是指沟通时所要传递和处理的内容,即信息发出者希望传达的思想、情感、意见、观点等。它必有一定的内容意义,可能还带有背景因素的色彩及信息形成者的风格,可以说是上述两者的具体化。信息是通过一定的信号(如语言、微笑等)来显示的,这些信号又是按一定规则(如语法规则)组织起来的,这种有组织并能表达一定内容意义的信号称为代码。信号和代码都是信息的载体。

前例中女护士发出的笑容、问候的语言、身上的衣服及伸手,都是一种信号(既有语言又有行为)。这些信号按照沟通双方认同的规则和方式组合起来,便成为负载了友好、问候、高兴等信息的载体。没有信息及其载体,沟通便不会发生。

(四)信息传递途径

信息传递途径指信息由一个人传递到另一个人的通道,也称信道。是指信息传递的手段。例如语言声音是通过听觉渠道传递的;表情、手势、穿着、文字影像等信息是通过视觉渠道传递的;握手、抚摸是通过触觉渠道传递的;此外,味觉、嗅觉也可以传递信息。在人际沟通中,信息往往是通过多渠道传递的。前例中某女护士与某男之间运用了听觉、视觉、触觉等多渠道进行交流。

不同的沟通渠道适用于传递不同的信息。比如大楼着火,使用书面方式传递这一信息显然不合适。沟通过程有时需要兼用两条甚至更多的沟通渠道。例如,对员工绩效的评价,管理者在做了口头评估之后可以再提供一份书面材料。再如,面对面交谈实际上同时使用口头表达与身体语言两种表达方式。在现代通信技术迅速发展的今天,一条沟通渠道常可同时传送多种形式的信息,如电视电话会议和其他多媒体技术可把语言、文字、图像、数字等融合在一起传送,大大方便了复杂信息的传递。但也应当看到,信息传递中的障碍也是经常会出现的。沟通渠道选择不当,或者沟通渠道超载,以及沟通手段本身出现问题,都可能导致信息传递中断、失真或无法传送给接收者。

有效的沟通离不开可靠的信息传递渠道。一般说来,在沟通交流中,信息发出者(如老师、护士)在传递信息时使用的途径越多,对方越能更好更多更快地理解这些信息。美国护理专家罗杰斯 1986 年的研究表明:单纯听过的内容能记住 5%;见到的能记住 30%;讨论过的内容能记住 50%;亲自做的事情能记住 75%;教给别人做的事情能记住 90%。这个研究结果可给我们以深刻的启示。

(五)信息接收者

信息接收者指信息的收受方面。信息的收受包括接收、解码、理解三个环节。信息接收者在接收信息时必须先将信息发出者通过各种渠道传递来的信息代码译为可理解的信息内容,方能接收信息,所以又被称为译码者。译码之后,信息才有意义。前例中某男士在沟通中所感受到的只是笑容、语音、触摸等信号,至于这一系列信号(代码)所表达的是什么内容,要靠自己去领会和理解,这便是译码。信息接收者因个人教育程度、价值观念、生活背景、推论能力等因素的不同,对于所接收的信息,也会有不同的解释。

事实上,在整个沟通过程中,信息形成者与信息接收者的角色是不断互换的。

(六)效果与反馈

效果是指沟通者传出的信息对接收者所产生的影响。反馈是指信息接收者返回到信息发出者的信息,即信息接收者对信息发出者的反应。这是确定沟通是否达成的因子。

信息发出后必然会引起接收者的某种变化(反应),包括生理的、心理的、思想或行为的改变等。不管这种改变多么微小,有时甚至从表面上看不出来(如某些心理反应等),但反应和改变是客观存在的,这些反应和改变又会成为新的信息反过来传递给信息的发出者。此时发出反馈信息者便从信息接收者的角色转变为信息发出者。在人际沟通中,信息发出者和接收者的角色互换随时随地出现,所以人际沟通才会是一个连续不断的过程。

前例中的某男士从某女护士发出的言语行为等信号编码中迅速解译出友好、问候、高兴等信息之后,立即以相同的行为表现回报某女护十,即发出了反馈信息。这证明某女护士的沟通信息已经对某男士产生了影响,引起了某男士的情感和行为变化,即沟通产生了效果。当某男士发出反馈信息给某女护士时,新的沟通又开始了。可见,沟通是一个连续的互动过程。

对于信息的发出者来说,反馈非常重要和有价值。只有通过反馈,才能确认所发出的信息是否被准确理解了。只有当发出的信息与接收的信息相同时,沟通才是有效的。

在信息形成者与信息接收者面对面的情况下,反馈较为直接迅速。当今科技的进步,辅助沟通手段的先进(如电话、传真、传呼、互联网)虽促进了人与人之间的沟通,但也形成了相对不利的局面——减少了人与人直接面对面的环境,沟通中的反馈部分也自然削弱了。因此,护士在工作中要注意,多到病房巡视,而不是只靠传呼器、监护仪观察和询问病情。

三、人际沟通的类型和形式

(一)人际沟通的类型

人际沟通主要分为两种类型,即语言沟通和非语言沟通。

1. 语言沟通　语言沟通是以语言文字为媒介的一种准确、有效广泛的沟通形式。语言沟通可以超越时空,既可以记载、研究和撰写人类的历史和现状,又可以将先进的思想和知识与更多人分享。如果一个人缺乏语言沟通能力,与人的交流就有困难,有些沟通则根本无法实现。根据语言的表达形式,语言沟通可分为口头语言沟通和书面语言沟通两种形式。

2. 非语言沟通　非语言沟通是通过非语言媒介,如表情、眼神、姿势、动作等类语言实现的沟通。“此时无声胜有声”绝不是简单的主观感受,而是科学事实。我们将在本书第五章专门讨论非语词沟通。

(二)语言沟通的形式

1. 口语沟通与书面沟通　按信息的传递方式,可将沟通分为口语沟通与书面沟通。这两种沟通是语词沟通的基本形式。

口语沟通指借助于口头语言即以说话的方式实现的沟通。通常提及的口语沟通,一般都是指面对面的口语沟通,而通过广播、电视等实现的口语沟通通常称为大众传播。护士与病人间的沟通主要采取口头语言的方式。护士对病人的询问要用语言;采集病史,了解病情要用语言；进行心理护理健康教育要用语言；病人的疑虑、想法、要求也要用语言表达。如果护患之间没有语言沟通，仅仅是“护士给病人做治疗”，就谈不上建立良好的护患关系，更无法进行心理评估、心理护理。在口语沟通过程中，除了语词外，其他许多非语词性的表情、动作等，都会对沟通的效果起作用；而且，进行口语沟通时，可以得到及时反馈，沟通者之间相互作用充分，因而沟通的影响力也大。不过，口语沟通的局限性较大，不仅受时空条件的限制，而且受沟通双方条件的限制，信息的保留全凭记忆；另外，沟通时沟通者对说出的话没有反复斟酌的机会，容易发生失误。由于这些不足，在正式的公开场合，人们常采用口语沟通与书面沟通相结合的形式，信息源常预先备稿，而信息的接收者往往做笔记或进行录音。

书面沟通是借助于文字材料实现的沟通。这种沟通自人类产生文字后就已被广泛应用。书面沟通不受时空的限制，便于修正、查对和保留，因而不易失误，准确性和持久性较高。信息接收者可以反复推敲信息内容，加深理解，按自己的需要将信息加以编码、储存和提取；同时由于阅读接收信息的速度远比听讲快，因而在单位时间内的沟通效率也较高。但是，由于缺乏信息提供者背景信息的支持，因而其信息对人的影响力也较低。

2. 正式沟通与非正式沟通　按沟通渠道有无组织系统，可将沟通分为正式沟通和非正式沟通。

正式沟通指信息的传递在一定的组织机构所明文规定的途径中进行，如科室护士之间的工作往来、护士向护士长汇报工作、科主任传达院办公会精神、教师授课等。正式沟通的特点在于沟通渠道较固定，信息传递准确，但沟通速度较慢。在正式沟通过程中，我们对于语词性的、非语词性的信息都会高度注意，语言用词上会更准确，并会注意语法的规范化，对于衣着、姿势、目光接触等也会十分注意。人们希望通过这些表现来为自己塑造一个好印象。在正式沟通过程中，常常存在典型的“面具”效应，即人们试图掩盖自己的不足，行为举止上也会变得更为符合社会规范。

非正式沟通指正式沟通渠道以外的信息交流和意见沟通，如护士私人聚会、小群体闲谈、议论某人某事、传播小道消息等。非正式沟通的特点是沟通形式灵活、信息传递速度快，但并不一定可靠。人们的一些思想、动机、态度、情感、需要和目的在正式沟通中往往不便表达，而在非正式沟通中易于陈述出来，行为举止也更接近本来面目，沟通者对于语词和非语言信息的使用都比正式沟通随便。

现实生活中，这两种沟通渠道是相辅相成的，而不是对立的。

3. 单向沟通与双向沟通　按沟通的信息传递有无反馈系统，可将沟通分为单向沟通与双向沟通。

单向沟通过程中，一方是信息传递者，另一方是接收者，信息只由一方向另一方传递，如作报告、讲课、演讲等。其特点是接收者面广，信息传递速度快，但不能及时获得反馈。在工作任务紧迫、领导部门下达命令或传达上级指示时，多用此种形式。

双向沟通是沟通双方同时互为传递者和接收者，如谈心、讨论、病史采集、健康指导等。由于双方间的信息可以相互反馈矫正，故而较为准确可靠，且有利于联络感情，增强信息接收者的信心。其缺点是信息传递速度较慢。

4. 上行沟通、下行沟通与平行沟通　按沟通双方的关系及信息流动的方向，可将沟通分为上行沟通、下行沟通与平行沟通。

上行沟通是自下而上的沟通。指下级向上级反映情况的沟通。如医院院长接待日听取职工意见、护士长向护理部汇报工作等。这种沟通有利于组织决策层了解组织内部运行情况及组织成员的意愿，以便作出正确决策。

下行沟通是一种自上而下的沟通，即指上级把政策、目标、制度、计划等向下传达的沟通，如护理部向各科室护士长下达任务、传达文件，负责护士向辅助护士提出要求等。

平行沟通又称桥式沟通，是指组织或群体中的同级机构和成员间的横向沟通。如白班护士与夜班护士的工作交流，临床科护士长与供应室护士长之间的沟通。这种沟通的功能在于可以调整组织成员之间的关系，增进相互间的合作和友谊。

5. *有意沟通与无意沟通* 按照沟通的意识性是否明确，可将沟通分为有意沟通与无意沟通。

在大多数情况下，沟通都具有一定的目的，这种沟通是有意沟通。但是，有时我们在与别人进行信息交流时，并没有意识到沟通的发生，在这种情况下，是无意沟通。

有意沟通容易理解。每一个沟通者，对自己沟通的目的都会有所意识。通常的谈话、心理护理、了解病情、打电话、写信、讲课，甚至闲聊，都是有意沟通。表面上看，闲聊好像没有目的，实际上，闲聊本身就是目的，通过闲聊排解孤独，消磨时光。

无意沟通不容易为人们所认识。事实上，出现在我们感觉范围中的任何一个人，都会与我们有某种信息交流。如护士白天去巡视病房，发现病人睡着了，护士会不自觉地放轻脚步，压低说话声音；护生在实验室里练习操作，如有别人与她一起练，不管认识不认识，她都会不自觉地比一个人练习时认真些。显然，这就是彼此间有了相互影响和信息沟通。由此可见，无意沟通不仅是经常发生的，其广泛程度也远远超过我们的想象。

6. *向心型交谈与背心型交谈* 根据交谈双方的目的是否一致，可将沟通分为向心型交谈和背心型交谈。

向心型交谈属于平行会话类型，多采用协商式的交谈方式。交谈双方的立场可能不同，但需要沟通的目标相同。如医生与就医者的交谈、护士之间商讨如何进行科研攻关等。向心型交谈的特点是：①话题方向的聚焦性，即交谈者为了同一个话题可以从各自不同的角度向这个话题靠拢；②语效利益的一致性，这种“一致”既表现在肯定性方面，也表现在否定性或互补性方面。

背心型交谈的目的是对立的，常见于某些特殊情境，如司法诉讼或医疗纠纷中原告与被告的辩护，学术讨论中两种对立观点的争执，以及批评与反批评、追问与掩饰、指责与辩解等。背心型交谈的特点是：①话题方向是背离的，可以是同一话题对立的两个方面，或是两个矛盾的话题；②语效利益的对立性，双方利益不一致，交谈结果为此胜彼负，或此负彼胜，双方的目的很难同时达到，也难以把不分胜负的问题搁置起来。

四、人际沟通的作用

(一)工具作用

人际沟通对于主体来说，在许多情况下是为了达到具体目标，因此具有工具性的功能。这种功能首先表现在人际沟通可以交换观念、知识、情感、思想等信息。

任何一个人，无论他的精力多么充沛，他的直接经验都是有限的。人们想适应无穷无尽不断变化的外部世界，就必须借助沟通，获得别人的经验和成果。有科学家统计，人醒着的时候，70%的时间都用来进行沟通，可见沟通在为人提供必需的信息方面居于何等重要的地位。英国作家萧伯纳曾经打过一个很好的比喻：假如你有一个苹果，我有一个苹果，彼此交换后，我们

> **资料库**
>
> **沟通在医疗诊断中的作用**
>
> 有人认为，在医学技术飞速发展的今天，诊断主要靠高科技医疗设备。《胡氏临床方法》认为，来自病人的回答对诊断的帮助多于实验室检查。绝大多数疾病，仅仅依靠采集病史就可以做出诊断。
>
> 英国学者汉普顿等曾做过一个试验：一般医院医生对82.5%的病人仅凭采集病史就可做出诊断，需要体格检查帮助的只占8.75%，还需要实验室检查帮助的也只占8.75%。

每个人都只有一个苹果。但是，如果你有一种思想，我有一种思想，那么，彼此交换后，我们每个人都有两种思想。甚至，两种思想发生碰撞，还可以产生出两种思想之外的新思想。在情感上，我们同样是通过沟通来丰富自己的。我们看电影电视，阅读小说诗歌，欣赏绘画摄影作品，实际上都是在体验作者创作的情感历程。不仅如此，我们受到作品的激发，还会产生出作品中没有的情感体验。沟通的过程常常使积极的情感体验加深，使消极的情感体验减弱。正如一位哲人所说，快乐与别人分享，快乐增加一倍；而痛苦与别人分担，痛苦减轻一半。沟通的过程，使人生真正变得丰富多彩，使人有限的生命走向无限。

沟通的这一功能有利于沟通双方在沟通中获得实际利益。良好的沟通是个人事业成功的重要因素；在团体组织内部或团体组织之间，良好的沟通有利于团体组织目标的实现。

（二）保健功能

作为信息加工和能量转化系统的人类有机体，必须与外界环境保持相互作用，必须接受外界的各种刺激，并对各种刺激作出反应，才能维持正常的生命活动。心理学家 W. Heron 1957年曾经做过“感觉剥夺”试验，他将自愿被试者关在一个隔绝光线、声音的实验室里，身体的各个部位也被包裹起来，以尽可能减少触觉体验。试验期间，除给被试者以必要的食物外，不允许其获得其他任何刺激。结果，仅仅3天，人的身心就出现严重障碍，甚至连大动作的准确性也受到严重损害。

更为重要的是，人与人之间的沟通，不仅具有自然属性，而且具有社会属性。人是社会的，每个人都有合群的需要，通过彼此的沟通，诉说各人的喜怒哀乐，从而增进成员间思想感情的交流，保证了个人的安全感，增强了亲密感，保持心理平衡，促进身心健康。例如，护士对病人有意见，找护士长倾诉委屈和牢骚，其目的是解除内心紧张烦恼，求得护士长的理解与同情。沟通的这种功能，比一般的物理刺激更为重要。动物心理学家曾以恒河猴做过一个著名的“社交剥夺”实验。实验将猴子的喂养工作全部自动化，隔绝猴子与别的猴子或人的沟通，结果，与有正常沟通机会的猴子相比，缺乏沟通经验的猴子明显缺乏安全感，不能与同类进行正常的交往，甚至本能的行为也受到严重影响。

目前，老年人退休后衰老加快的问题，已经受到社会的广泛重视。心理学家的研究发现，退休后之所以衰老加快，关键在于退休后失去了许多沟通机会，沟通的频度、广度都明显下降。这种变化的直接结果，是使人得不到足够的社会刺激。人的机体同样遵循“用进废退”的自然法则。研究显示，与普通的退休人员相比，退休后仍坚持工作，保持适当社会责任的老人，衰老明显减缓。医学的最新研究成果也揭示，独身者寿命偏短的主要原因，是比正常人缺乏配偶之间的沟通和由此建立起来的情感依恋。由于缺乏配偶，孤独、焦虑、烦躁、空虚、抑郁等消极情绪常得不到及时消除，对整体身心健康有着极大的不良影响。科学研究也表明，许多疾病，包括癌症等作为人类死亡的主要疾病,都与长期情绪不良有关。

在某种意义上,当前我国出现的心理咨询、知心电话、心理热线都是为求助者提供一个开放性的沟通机会。据报载,美国有一位老太太登广告说,随时接受来访者倾诉心曲,每小时收费15美元,竟然生意兴隆,预约者甚至排满了半年时间。从这些形式的社会服务所受到的欢迎程度,我们可以感受到,沟通对于人们的心理健康是十分重要的。

(三)连接作用

沟通是人与人之间情感连接的主要桥梁,在建立和维持人际关系中具有重要的作用。以个体为生活与生存单位的人,通过沟通的纽带连接成为社会群体,形成不同的社会关系。在护理工作中,沟通同样是护士与其他医务工作者、患者之间情感连接的主要纽带。

人生活在特定的社会环境中,不能离开社会而独立生存。然而,生活在社会中的个体和群体,局限于一定的活动范围,或多或少存在着闭合性,要打开闭合,唯有借助沟通。借着整合功能我们可以发展与维持与他人的关系。因此,人际沟通是整体社会运动的一种机制。社会绝大多数信息传播和反馈,都与人际沟通有关。通过人际沟通,使个体能接收社会信息,学习社会知识,并联合起来进行社会活动。这样可以营造良好、宽松的人际关系氛围。我们必须经由他人的沟通来了解他人。通过沟通的历程,使关系得以发展、改变,或者维系下去。因此在与某人做第一次的交谈后,可能会决定和此人保持距离或者接近他。

(四)调节作用

调节就是协调人与人之间的行为,使之在社会生活中保持平衡,避免产生相互干扰或矛盾冲突。通过提供信息,可以增进人们之间的理解,调控人们的行为。护理人员通过与服务对象有效沟通,可帮助护理对象掌握相关健康知识,正确对待健康问题和疾病,建立健康的生活方式和遵医行为。

人际关系建立后,如果缺乏必要的正常沟通,会使关系停滞、流于形式或产生隔阂误会、矛盾纠纷,甚至会使关系恶化或中断。相反,通过适当的沟通,人际关系往往得到协调和改善,并使之朝着健康的方向发展。例如,医院要保持良好的医疗环境,学校要保持井然的教学秩序,都必须制定一定的规范和行为准则,这些规范和准则依靠人际沟通发挥作用。沟通将信息传递给每个成员,促使人们的行为保持一致。同时,沟通还能够传播健康的社会思想,促使人们的社会行为规范化,形成良好的社会心理气氛。

典型案例

医患沟通制架起连心桥

重庆某儿童医院实行以人为本的"医患沟通制",在医护人员和患者之间架起一座"连心桥"。儿童医院将医患沟通制纳入质量管理范畴,使之制度化,并从组织、人员上予以保障。医院要求医护人员在病人住院3天内必须进行医患沟通,沟通的情况记录进入病程录,每个科室每天中午、晚上都至少有2名医师,为医患沟通提供人员保证。医患沟通制使医院的服务质量得到提高,门诊和住院病人明显增多。

(五)决策作用

人类是一种社会动物,也是一种决策者。我们无时无刻不在做决策,不论是明天要穿哪一套衣服,身体小有不适是否要去看病,或者是否该给对方回个电话,都是在做决策。有时是靠自己就能决定的,有时候却要和别人商量后一起做决定。而沟通满足了决策过程中两个功能,即促进信息交换和影响他人。而正确和适时的信息是做有效决策之前提。有时是经由自己的观察,或是从阅读获得,有时则是从传播媒体得来的信息,有时是经由与他人沟通而获得的许多信息。而今天我们也借助沟通来影响护理措施的抉择,如对患者的护理,患者的询问与你的意见之间的互动就可能会影响到护理结果。

(六)自我概念形成功能

沟通是自我概念形成的途径。自我概念,就是关于自己的概念,包括对自己的观察、评价,对自己的身份和角色的意识,对自己应该怎样行事及别人对自己如何评价等方面的观念。自我意识直接引导、控制着人的行为。如果一个人的自我概念是积极的,相信自己在某种挑战面前能够取得胜利,那么,他就会采取行动去迎接挑战;反之,则采取退缩的行动。例如,护士有着扶病救残的自我概念,那么她就会克服困难,去为伤病员服务;相反,如果护士觉得自己身体也不好,在其自我概念中将自己定位于"应该接受照顾的人",那么她在工作中是很难确立服务意识的。

人的自我概念是在与人的沟通过程中逐步发展起来的。在童年早期,人的心理世界中自己与别人及整个世界处于混沌一片的非分化状态,自己的手指和玩具没什么两样,咬手指和咬玩具是一样的,只是咬手指更方便一些。一直到从与人沟通中学会了语言,儿童才开始有自我概念。没有沟通,就没有语言的掌握,就没有自我概念可言。狼孩虽然在生物结构上是人,但他由于没有与人沟通的经验,因而没有语言,当然谈不上自我概念。

人们的自我概念是相对稳定的,今天的我与昨天的我及明天的我,有着内在的一致性,正因为如此,人的行为才可以被预测。

五、人际沟通的进展

(一)沟通理念的进展

有位美国学者根据沟通(communication)的13个英文字母提出了沟通的13个理念,对护理人员有一定的参考价值。兹列举如下:①cooperate(合作);②open(开放);③material(材料);④method(方法);⑤unique(独特);⑥needs(需求);⑦improve(改善);⑧care(关怀);⑨assertive(肯定);⑩training(训练);⑪issue(问题);⑫ours(共识);⑬never too late(永不嫌迟)。如果每个人都能有效地运用上述沟通理念来进行人际沟通,相信会是有效且具有建设性的积极沟通,也有助于个人的心理健康。

(二)人际沟通的发展趋势

当前社会因为信息发展走向全球化的倾向,人际沟通也因此而有下列的发展趋势。

1. 由注重单向沟通趋于更多地注重双向互动式沟通。
2. 由差序格局的伦理基础趋向于平权思想的自由、民主方式。
3. 由理想的价值追求朝向理想的价值追求与务实的功利追求并存的多元取向。
4. 由静态的伦理规范为基础的沟通发展为动态的艺术技巧性沟通。

第二节　人际沟通的影响因素

"不尽知用兵之害者,则不能尽知用兵之利也。"

——孙　子

人际沟通常会受到各种因素的影响和干扰,这些因素对沟通过程中的质量、清晰度、准确性有着重大的影响，直接关系到能否达到完善有效的沟通。

一、客观环境因素

人际沟通不可能在真空中进行，因而会受到客观环境中许多因素的干扰，直接的、面对面的沟通环境对沟通效果的影响可能更大。

（一）噪声因素

嘈杂的环境将影响沟通顺利进行。如电话铃声、门窗开关的碰击声、邻街的汽车声、邻室的音响声、各种机械噪声，以及与沟通无关的谈笑声等都会分散沟通者的注意力，干扰信息的传递。当沟通一方发出信息后，可能会受到外界的干扰而失真，造成另一方无法接收信息或误解信息含义，出现沟通困难。因此，护士在与病人进行沟通交流前，一定要排除噪声源，创造一个安静的环境以增强沟通的效果。

（二）隐秘因素

凡沟通内容涉及个人隐私时，若有其他无关人员在场（如同室病友、清洁工，甚至包括病人家属），缺乏隐私条件，便会影响沟通的深度和效果。因此，护士在与病人交谈时，要考虑环境的隐秘性是否良好。条件允许时，最好选择无人打扰的房间，如果在大病房，就要注意说话声音不可太大，避免让其他人听到。

（三）氛围因素

如房间光线昏暗，沟通者看不见对方的表情；室温过高或过低，以及难闻的气味等，会使沟通者精神涣散，注意力不集中；简单庄重的环境布置和氛围，有利于集中精神，进行正式而严肃的会谈，但也容易使沟通者感到紧张压抑；色彩亮丽活泼的环境布置，可使沟通者放松愉快，有利于随意交谈。

（四）背景因素

沟通总是在一定的背景中发生的，任何形式的沟通，都会受到各种环境背景的影响，如沟通参与者的角色、情绪、态度、关系等。有人专门研究过异性之间的沟通方式，发现自己配偶在场或不在场，人们与异性的沟通有明显的不同，丈夫在自己妻子在场时，与异性保持的距离较大，表情也较冷淡；而妻子在自己丈夫在场时，不只与异性保持更大的距离，笑容也明显缺乏魅力，整个沟通过程变得短暂而仓促。对于沟通者自己，他们也许并没有意识到这种明显的改变。由此可见，在某种意义上，与其说沟通是由沟通者自己把握的，不如说是由沟通背景控制的。

（五）距离因素

心理学家的研究发现，随着沟通过程中所保持的距离不同，沟通也会有不同的气氛背景。在较近距离内进行沟通，容易造成融洽合作的气氛。而当沟通的距离较大时，则容易造成防御、敌对或相互攻击的气氛。不久前某单位曾主办过一个讨论会，与会者都是风度高雅的知名知识分子。但很快讨论会不再是讨论，而变成了高声争辩。原来，讨论会场的布置使与会者不能近距离地探讨某一观点的合理性，而是使与会者之间相隔几米的距离遥遥相望，发言者必须把每一句话远远地抛给对方，并提高嗓门强调自己的观点。高嗓门的陈述听起来是争辩，是挑战。讨论的气氛很快变成了自我捍卫和竭力反驳。可以设想，如果讨论会场用另一种方式布置，使人们可以近距离恳切地、充分地沟通，那么讨论的气氛可能是另一种样子。

沟通的距离不同，还会影响沟通的参与程度。在日常生活中，我们常常发现一个有趣的现象，坐在前排的学生与教师的关系更密切、融洽，对学习的态度也较为积极，学习成绩也更好，而坐在后排的学生，则经常注意力分散，不太愿意与老师交往，有问题不愿意问老师，学习成绩也较差。有人将此归因于个子高矮，戏称“愚人长个，矮人长心”。但是心理学的研究证明，所谓“愚人长个，矮人长心”，是没有科学根据的，个子高矮主要决定于遗传，而之所以矮个子学生成绩好一些，是因为矮个子总坐在前排，他们居于老师注意范围的中心，听讲更清楚，注意力相对集中。索莫尔(Sommer)于 1967 年的一个研究证实，在一个课堂中，学生对于课堂讨论的参与，直接受到学生座位位置的影响，以教师讲台为中心，座位跃居于中心位置，距离越近，学生对于课堂讨论的参与比例也越大，见图 2-1。

教师

57%	61%	57%
37%	54%	37%
41%	51%	41%
31%	48%	31%

图 2-1　教室空间位置对学生课堂参与的影响

二、个人主观因素

个人因素范围很广，既有生理因素，也有心理、社会的因素，其中与沟通有较密切关系的因素包括以下几个方面。

(一)生理因素

1. 永久性的生理缺陷　它会长期影响沟通。

(1)感官功能不健全：如听力弱、视力障碍，甚至是聋哑、盲人等。

(2)智力发育不健全：如弱智、痴呆等。

对这些特殊对象进行沟通时要采取特殊的沟通方式，如加大声音强度和光线强度，借助哑语、盲文等。

2. 暂时性的生理不适　如疼痛、饥饿、疲劳、气急等，会使沟通者难以集中精力而影响沟通，但当这些生理不适消失后，沟通就能正常进行。

(二)情绪因素

情绪是指一种具有感染力的心理因素，可直接影响沟通的有效性。一般而言，轻松、愉快的情绪可增强沟通者沟通的兴趣和能力，但当沟通者处于某种特定的情绪状态时，常常会对信息的理解“失真”，导致误解。例如当沟通者处于愤怒、激动状态时，对某些信息的反应常会过度(超过应有限度)；当沟通者处于悲痛、伤感时，对某些信息会表现为淡漠、迟钝的反应；而焦虑、烦躁的情绪将干扰沟通者传递、接受信息的能力。因此护士应有敏锐的观察力，及时发现病人隐藏的感情和情绪，同时还要学会控制自己的情绪，以确保自己的情绪不妨碍有效的沟通。

(三)认知因素

即一个人对待发生在周围环境中的事件所持的观点。由于个人经历、教育程度和生活环境等不同，每个人的认知范围、深度、广度及认知涉及的领域、专业都有差异。一般说来，知识水平越接近，知识面重叠程度越大(例如专业相同或相近)，沟通时越容易相互理解。知识面广、认知水平高的人，比较能适应与不同认知范围和水平的人进行沟通。因为信息发出者把自己的观点编译成信息符号，这一过程是在自己的知识和经验基础上进行的。同样，信息接收者也只能在自己的知识和经验范围内进行解译，如果传递的信息符号落在对方的知识范围之外，就会影响沟通效果，甚至造成无法沟通的局面。

医护人员在与病人交流时，也常使用一些医学术语，如果遇到文化层次低的患者和家属，难免会出现沟通障碍。如一位医师对一位来自农村的妇女说，需要进行“剖腹探查”，这位农村妇女误以为是进行一般的检查，便欣然同意了，临到手术那天，她才知道是要“动刀开膛剖肚”，而坚决拒绝。由此可见，认知因素对人际沟通有着很大的影响。沟通时，护士要考虑对方的知识水平、职业，选用符合对方条件的语句。

知识库

成功沟通者的心态

状况	成功者	失败者
成功时	归功于幸运与全体努力	归功于自己
犯错时	我有不足，要改进	这不是我的错
失败时	努力不够，方法不好	运气不好，别人配合不好
有问题时	正视它，找办法	逃避它，找借口
有矛盾时	工作坚持，自己利益妥协	工作妥协，自己利益坚持
做事标准	尽量追求完美	做完就算
时间使用	充分利用时间	没有时间感
工作态度	勤奋工作，享受工作	苦于工作，应付工作
工作评价	不错，但还不够好	还有许多人比我差
对待他人	喜欢看优点	喜欢论短处
对优秀者	尊敬他，学习他	排斥他

（四）个性因素

个性是指由人对现实的态度和他的行为方式所表现出来的心理特征。个性是影响沟通的重要变量。一个人是否善于沟通，如何沟通，与人的个性密切相关。热情、直爽、健谈、开朗、大方、善解人意的人易于与他人沟通；相反，性格孤僻、内向、固执、冷漠、拘谨、狭隘、以自我为中心的人，很难与人正常沟通。两个性格都很独立、主观性又很强的人相互沟通，往往不易建立和谐的沟通关系，甚至会发生矛盾冲突。而独立型性格的人与顺从型性格的人相互沟通，则常常因为“性格互补”而建立良好的沟通关系。

护理工作的服务对象是人民群众，要与持有不同要求的人接触和沟通。护士要根据病人的个性特征因人而异地做好护理工作。同时护士还必须具有热情开朗的性格，即使是遇到不愉快的事情，也应该正确对待。因此，护理工作者在学习掌握医学知识、护理操作技能的同时，要进行个性的自我修正，使自己的情感、直觉和性格乃至品德更加符合职业的需要。

（五）态度

态度是指人对其接触客观事物所持有的相对稳定的心理倾向，并以各种不同的行为方式表现出来，它对人的行为具有指导作用。真心、诚恳的态度有助于沟通的顺利进行，而缺乏实事求是的态度可导致沟通障碍。

（六）社会文化因素

指交流双方的社会背景，如种族、民族、文化、习俗、职业、信仰等。它规定和调节人的行为。不同地域、不同民族的文化在长期的发展中会形成许多具有鲜明的地域性和民族性的特征，从而形成特定的文化传统，这种文化传统总是在左右每个人的行为，影响制约着人们沟通的形式和内容。一般说来,文化传统相同或相近的人在一起感到亲切、自然,容易建立相互信任的沟通关系。当沟通双方文化传统有差异时,理解并尊重对方的文化传统将有利于沟通。

美国的文化学家做过一些调查,认为东方人注重人际关系的和睦,谦恭,好客,尊敬老人,感恩戴德,群体观念强;而西方人注重金钱、时间效率、个人价值、男女平等。这点在人际交往中是有体现的。

民俗民规,是地域文化的重要内容,当然也是人们在沟通交往中必须依从和遵守的,如西方人一般喜欢送鲜花,但法国人的菊花只在送葬时用;法国人的红玫瑰只送给情人;瑞士人送红玫瑰则不受对象限制,但不能送3束,因为3束就意味着双方是情人关系。对沉默的运用也随国家的不同而不同,如果同英国人交谈超过4秒钟沉默不语,对方则会感到非常不舒服,而在许多国家,即使沉默时间更长一些也无所谓。我们中国地广人多,有道是“十里不同俗”,这些依从于民俗文化而形成的沟通影响因素是人们在沟通交流中必须注意的。

(七)价值观

价值观,是社会成员所共有的,用以评价现实生活中的各种事物的根本观点。人的价值观不同,对事物的态度和反应也不相同,并表现出这样或那样的行为方式。如同样从大学护理系毕业,有的毕业生认为培养护理人才最有价值,愿意从事护理教学;而有的毕业生认为直接为病人解除病痛最有意义,愿意从事临床护理。在人际沟通中要善于分辨对方的价值观,并分析其影响价值观形成的因素。

世界上每个人的价值观虽然各不相同,但大多数人能够相互沟通,相互交流,友好相处,原因在于尊重对方的价值观。人际沟通中,尊重他人的价值观是极其重要的。护理工作对象的地位、身份、贫富各不相同,甚至差别很大,如果护士存在偏见、成见或以貌取人,往往会引起病人的不信任和不满,这样,就会限制护士与病人之间的沟通范围和水平,护患关系就会受到影响。尊重是有效沟通的基本保证。

> **小故事**
>
> **善用语言技巧的管理者**
>
> 俄亥拉荷马州的乔治·强斯顿,是一家营建公司的安全检查员。每当发现有工人在工作时不戴安全帽,他便会用职位上的权威要求工人改正。其结果是,受指正的工人常显得不悦,而且等他一离开,就又把帽子拿掉。后来强斯顿决定改变方式。再看见工人不戴安全帽时,便问是否帽子戴起来不舒服,或是帽子尺寸不合适,并且用愉快的声调提醒工人戴安全帽的重要性,然后要求他们在工作时最好戴上。这样的效果果然比以前好得多,也没有工人显得不高兴了。

(八)语言技巧

信息沟通所使用的主要信息符号是语言和文字。由于语言文字是一种符号系统,它们与事物、意念只有间接关系。再者,客观事物和人的思想意念以及语言文字都非常复杂,这就使得语言文字的表达范围和人使用它们的能力都有很大的局限性。于是,同一种事物、同一种意思会有很多种表达方式,同一种表达方式又会有多重意义。如何把话说得明白、适当、恰到好处,这就需要语言技巧。沟通者的语音、语法、语义、语构、措辞及语言的表达方式均会影响沟通的效果。如有的人口齿不清、地方口音重、不会讲普通话,或信息含义不清、措辞不当等,信息沟通就会中断或受阻。如曲啸同志应邀给劳教人员作报告,面对年纪轻轻的罪犯,该怎样称呼?称“罪犯”会使他们产生逆反心理,对教育不利,称“同志们”显然不合适,最后他用了“触犯国家法律的年轻朋友"这一特别的称呼,结果收到了意想不到的效果,劳教人员一听这一称呼都激动得鼓起掌来,有的流下了眼泪,报告自然收到了很好的效果。医护人员的语言极为重要,它可以减轻或消除患者的病痛,也可以引起或加重疾病,因此,我们要努力提高自己的语言水平。

第三节　人际关系沟通和内容沟通

"我们的要求则是……内容和形式的统一,革命的政治内容和尽可能完美的艺术形式的统一。"

——毛泽东

一、人际沟通中的关系与内容

(一)内容沟通和关系沟通的含义

人际沟通一般在两个平面展开,一个是内容平面,另一个是关系平面。也就是说,每个沟通都包含着一定的内容和确定一定的关系。内容是指沟通中所传信息的实质含义;关系是指沟通各方在沟通中所处的地位和联系方式。

现在我们假设一个沟通情境:一个女子向一个男子说:"我们一起谈谈好吗?"这个沟通情境的内容方面是指这个女子希望这个男子做什么——即需要与他一起谈话;这个沟通情境的关系层面是指这句话后面意味着这两个人处于什么样的关系。

"我们一起谈谈。"和"我们一起谈谈好吗?"这两句话都包含着同样的内容信息,但是却显示出不同的相互关系状态。前者很可能是上下级关系,后者则可能是平行关系。"让我看看你昨天上课的笔记好吗?"和"咱们一起吃饭好吗?"具有基本相同的沟通关系水平,但两者的信息内容则不同。也就是说,同样的沟通内容可以有不同的关系水平;同样的关系水平可以有不同的沟通内容。

(二)准确把握沟通关系和沟通内容

在沟通时,不同的关系水平,即使沟通内容相同,也应选择不同的表达方式。护士在进行人际沟通时,要根据沟通关系,恰当地表达沟通内容。

例如,沟通内容是询问对方"饮食的注意事项",在三种不同的沟通关系中,表达方式相距甚远。第一种情况,护士在做完健康指导后询问患者,属于平行沟通,此时可用平和的语气说"请您把饮食的注意事项复述一遍,好吗?"或说"请问,您知道饮食的注意事项吗?"第二种情况,护士长询问护士,属于下行沟通(带有考查性质),护士长可用略带指令的口吻说"小李,你说说,这个病饮食的注意事项有哪些?"第三种情况,护士询问护士长,属于上行沟通(带有请教性质),护士应用谦和的语气说"护士长,请教一下,能不能麻烦您告诉我这个病饮食的注意事项有哪些?"

二、内容沟通的作用及信息

(一)内容沟通的作用

内容沟通是人际沟通互动过程的关键,是建立人际关系的桥梁与纽带,是维持和发展人际关系的核心。内容沟通主要包括政治、思想、工作、学习和生活等方面。由于每个人的人生观和价值观差异很大,各自沟通的需求和目的也不尽相同,所以人与人之间沟通的形式和内容有着不同的类型。在人际沟通交朋结友时,应恰当地把握沟通的内容,以政治思想上互相促进、工作上互相支持、学习上互相帮助、生活上互相关心作为我们沟通的主题。

(二)内容沟通的主要信息

内容沟通中所传递的信息对于正处于病痛折磨中的患者来说，其重要程度不亚于久渴之人对水的需求。患者就医之后，迫切需要了解与自己疾病有关的信息，这是不难理解的。现代医学认为，向患者提供一切可能的信息，不仅是提高医疗服务质量的需要，而且也是顺应医学模式的转变，满足患者心理需求及知情权的需要。护患之间的内容沟通，传递的主要信息有：

1. 关于病情的信息　患者入院后，十分想听取医护人员对自己所患疾病的性质、程度、治疗、预后的评价。需住院治疗的患者对自己疾病的治疗方案及预后较为关心；患了较为严重疾病的患者对疾病性质和程度尤为关注；患传染病的患者对疾病给家人造成的影响担心尤甚。

病情信息的严重缺乏常使患者出现“信息缺乏综合征”。如一位患十二指肠球部溃疡的患者，手术前需要灌肠，护士备好物品来到患者床边，伸手掀起棉被，说“现在要给你灌肠”并叫患者转过身去，患者听不懂何为“灌肠”，被弄得莫名其妙，虽然也翻了身，却不放心地转头抬身看护士究竟要做什么。护士反而责怪地说“看什么，有什么好看的！”患者只好忍气吞声，在疑虑和不满中一夜未合眼。第二天，患者精神极差，体温上升，未能如期手术。

2. 关于环境的信息　患者因病住院后，其生活环境发生了较大变化，需要了解如何适应环境的信息。这些信息主要有：①医院规章制度的信息，即医院在治疗、衣食住行等方面的具体规定。②个人生活环境的信息。患者入院前在家庭中各有其习惯的环境和生活方式，到医院后哪些生活习惯与医院环境能协调，哪些不能协调应予克服。③同病房病友的信息。在住院的一段时间内，病房将是患者生活的小环境。患者十分关心同室病友的病会不会传染，好不好相处，自己在病友心目中的地位和形象，甚至室友中有没有爱喧哗的，有没有会打鼾的，会不会影响睡眠等都会成为患者需要了解的信息。

3. 关于医院的信息　患者从切身的利益考虑，在选择就诊医院时，会十分注意医院的医疗水平，如医院的技术力量如何、硬件设备如何、服务质量如何等；确定就诊医院后，对自己将去的科室情况，如星期几专家门诊，谁是该领域的知名专家教授，谁的手术技术最好等。有的外科患者甚至在入住之前，就打听好有关信息，争取住到自己信任的医生主管的床位上去，再由该医生给自己治疗手术。为适应患者的需求，现在有的医院推出了“专家门诊”“点名手术”“病人选医生”“病人选护士”等服务措施，收到了一定效果。

4. 关于科技的信息　患者关心医学科技的发展，主要是关心与自己疾病相关的治疗手段的变化更新。由于医学科学和治疗手段的局限性，有些疾病至今仍未找到十分有效的治疗手段。因此，有些身患疑难杂症的患者十分关注医学科学的发展状况。他们希望今天不能有效治愈的疾病，明天能有奇迹发生。

三、关系沟通的作用及方式

(一)关系沟通的作用

关系沟通既是人际沟通的基础，也是人际沟通的结果。在护患沟通实践中，人们或是偏重于内容的沟通，忽视关系沟通中的情感交流；或是把关系沟通作用放大扭曲，培养与个别患者的交情和关系。这些都不是关系沟通的本来含义。正确的关系沟通，是护理人员为了治病救人的职业需要，保持与患者正当的情感交流和沟通关系，帮助患者尽快恢复身心健康。

在沟通中，如果各方所处的地位恰当，联系方式得体，则沟通各方的关系可以处于和谐有效的良好状态中，内容沟通可以顺利展开，反之，内容沟通将产生障碍，甚至无法进行。

例如：护士A问某患者陪护人B："昨晚我给××(患者)的药为什么没有吃?"

这句问话会因为A与B之间不同的关系状况而产生不同的结果：

(1)B与A已很熟悉，丝毫不觉得A的问题有什么不妥，甚至会从中感受到一些关心，因而很乐意地说明了情况。沟通获得成功。

(2)B与A关系一般，虽然觉得A的问话语气比较生硬，连称呼也没有，但承认护士A的支配性地位，认为自己有责任回答她的提问，而例行公事地将患者未服药的原因作了说明。沟通也没有发生障碍。

(3)B与A关系紧张，或者B不承认护士A的支配性地位。因此，他从A的问话中只感受到无礼(没有称呼)和指责，便不客气地说："没吃药到底是谁的责任？你怎么来问我?!"对于护士A来说，她的问题没有解决，沟通不成功。

以上情况(1)(2)都因为沟通双方的关系融洽或关系明确(对双方地位没有争议)而使沟通获得成功；而情况(3)则因为沟通关系问题而导致沟通障碍。此时，关于内容平面的沟通将退居其次，而关系平面的沟通将升到主要地位，即双方必须先通过沟通解决关系问题，然后才能继续内容沟通，否则沟通只能中断或失败。由此可见，关系沟通对于沟通的成败是可以起决定性作用的。

我们在与某人有一种既存的关系状态时(如护患关系、上下级关系)，不管我们在交流着什么样的内容信息，都倾向于在与对方的全部沟通中以某种水平交往。只有其中的一方感到与另一方在地位有变化时，这种关系水平才发生变化。

(二)关系沟通的方式

为保持护患之间良好的关系沟通，护理人员应注意的沟通方式主要有以下几种。

1. *尊重* 尊重患者是进行良好关系沟通的前提。从"社会需要"理论来说，受到医护人员的尊重是患者最起码的情感需求。有学者认为，人与人之间建立良好关系的秘诀就是尊重对方。在医疗护理实践中，有的医师护士面对患者的病痛无动于衷、麻木不仁，有的在自己繁忙时对患者的求助冷言相对，这些都是对患者不尊重的表现。尊重患者一是要维护护患双方的人格平等，不论患者的尊卑贵贱，地位家境如何，一视同仁，以诚待人；二是要尊重患者的感情，让患者感到自身的价值和尊严。

2. *理解* 患者因身患疾病，成为社会人群中的弱势群体。因其正在感受由疾病带来的躯体痛苦和心理折磨，常有依赖加重、情绪不稳的特征，希望得到医护人员的特效治疗、精神抚慰和情感呵护。这种心理需求是患有疾病的人群所共有的现象。护理人员应正确理解患者的心理和行为特征，对处于病痛折磨中的患者出现的种种病态表现给予包容和忍让。

3. *指导* 为患者服务是护士最基本的职责。对患者来说，医院是一个陌生的环境，病人需要了解。而护士应成为病人的这种知心人，从而使病人消除到医院后的焦虑和恐惧。一般医师接触病人的时间较之护士为短，很少有时间与病人交谈，其他医务人员接触病人的时间则更短。因此，护士便成了病人最愿交谈和最可信赖的人。护士往往既是医院与患者相互联系的桥梁，又可以沟通医师与患者的关系，同时又是患者健康保健的指导者。当一个人身患疾病，最需要鼓励和安慰之时，护士和蔼可亲和充满生活信心的态度，以及有效的护理措施，往往可使患者减轻病痛，同时也可使患者学到不少保健知识。护士要成为称职的指导者，必须做到：一要有比较广博的知识，时刻注意学习；二要解释清楚、明确，通俗易懂，不致使人误解；三要认真负责，对患者的康复问题要充满信心，对疾病的严重性要以积极的态度向患者婉言说明。

第四节 跨文化护理中的人际沟通

“文化指导人类的行为、行动和决策。虽然护理照顾是人类的一种普遍现象，但其表达方式、过程及方法却因文化而异。”

——雷林格

一、文化及其对沟通的影响

(一)文化的含义

随着经济全球化进程的加快，社会生活、教育、科技、文化等也有全球化的趋势。具有不同文化背景的人交往将是越来越频繁的事情。

> **知识库**
>
> **怎样理解“文化”**
>
> 在《跨文化沟通》一书中，萨姆瓦等提出了6项把握文化的参照点，即世界观、行为取向、时间取向、人性取向、自我感知、社会组织。这6项参照点对于把较空泛抽象的文化概念具体化很有意义。

文化是复杂的人类生活现象，关于文化的定义，更是庞杂多样，据说有数百种。著名跨文化传播学者 Hall 认为，文化是那些深层的、普遍的、未经道出的经验和行为准则。同一文化群体的成员有意识和无意识地用文化来约束自己的行为并衡量他人的行为。

对于文化，大致可以这样来把握：人类的非本能的生活和行为方式，都可以称为文化。例如房屋，为什么中国的房子讲究平面扩展，有龙的纹饰，中国人赋予它什么意义，等等。文化定义的广泛性，使人在思想上准确把握它有一定困难。大多数人都认为知识、经验、信仰、价值观、处世态度、赋予方法、社会阶层的结构、宗教、时空观念、社会角色的认定、宇宙观、财富观等，都属于文化范畴。

(二)文化对沟通的影响

1. 文化与沟通密不可分　文化对沟通有重大影响，两者是密不可分的。在沟通的六个要素中，渠道属沟通的物理工具，文化对渠道的作用不大。其他各因素都不可避免地受到文化因素的作用，特别是在编码、赋予信息以意义、解码，以及是否可以发出、接收、解释各种信息的条件和环境，都取决于文化。可以说，文化是沟通的基础。有不同的文化，就有不同的沟通实践。

实际上，在跨文化沟通中，人们对语言上的错误比较宽容，而对文化错误却不易接受。如按自己的文化去理解另一种文化，势必给交际造成这样那样的问题，导致的结果不外乎两种：第一，沟通失败。即听话者没有理解或误解了说话者的意图。例如，美国人常常不能理解中国人的“自谦”，尤其是对他们的称赞往往加以否定，弄得说话人陷入窘迫不安或疑惑不解的境地。第二，交际冲突。即不理解或误解导致谈话双方的不和与摩擦。例如，话题选择触犯了交际一方的文化禁忌，大大超出了其文化规约所允许的限度，冲突和摩擦就容易发生，交往也就难以继续下去。

2. 文化影响行为方式和思维方式　文化对人们的行为方式和思维方式的影响具体体现为价值观、世界观、信仰、生活习惯及习俗等。来自不同文化群体的人们在进行沟通和交往时，他们各自的文化背景所决定的行为方式和思维方式在此进行交锋，两者差异越大，沟通也越困难。如果意识不到这种差异，就会产生误解，处理不及时或不适当，可能会从初期的文化冲突转为人际冲突，乃至上升为国家之间的冲突。

(三)跨文化护理的含义

跨文化即集合东西方文化、各民族文化的智慧。因为每一种文化都有些积极的而且是精华的东西，但没有一种文化体系是完美无缺的，所以各个文化体系之间应该相互理解、相互借鉴。护士应该把每一种文化中的精华用来帮助病人解决健康问题。

护理服务的需要是全球的，不受国籍、种族、信仰、肤色、政治和社会状况的限制。随着社会的发展，域外交流的增多，多种民族的不同文化亦渗透于护理专业中。跨文化护理是护理人员按照不同服务对象的世界观、价值观，不同民族的宗教、信仰、生活习惯等，采取不同的护理方式，满足不同文化背景下的健康需要。跨文化护理的实质是对世界上不同的民族进行比较式分析，着重研究其传统照顾、健康与疾病、信念、价值观，其目的是应用这些知识为不同文化背景的人提供共性的和各异的护理。

二、妨碍跨文化沟通的原因

跨文化沟通的主要特点是它的差异性，来自不同文化背景的人把各自不同的感知、价值观、规范、信仰和心态带入沟通过程。文化的异同性是影响跨文化沟通的关键因素，人们接收外来信息，总是按照自己的文化背景及由这种文化背景所决定的方式加以理解。

(一)跨文化沟通的客观障碍

跨文化沟通的客观障碍指由于不同文化之间存在的客观差异所造成的沟通双方之间的沟通障碍。

1. *文化认知体系差异* 文化首先是人们的一种认识和感知，由世界观、人生观和价值观三个部分组成。尽管在跨文化沟通中，人们不会特别关注自己的世界观、人生观和价值观，但毋庸置疑，这些隐藏在文化背后的认识会不知不觉地影响和左右我们进行跨文化交流。无论是东西方民族还是汉族与少数民族，在沟通过程中都存在障碍和差异，因为来自于不同文化背景的人在沟通时其假定的前提是不同的，他们并据此对外界的信息刺激作出不同的反应。例如对于儒家文化来说，宗族就是一切；而在清教徒眼中，为上帝及其正义而奋斗才是一切。当一个清教徒和一个中国人在谈论人生目标时，沟通破裂的可能性就非常大。如外籍管理人员对下属国内人员的送礼十分反感，认为送礼者必有所图，其实这可能只是习俗惯例而已。国内医护人员则对外籍病人的一般礼貌说话认为

典型案例

他们的沟通缘何失败

中国人见面打招呼常问对方："到哪里去?"一次，一个中国护士在医院走廊上碰到一位外籍患者时也用同样的方式招呼他，不料这位美国患者答道："It's none of your business."(少管闲事。)结果弄得护士面红耳赤，十分尴尬。究其原因，原来那位美国患者认为，到哪里去是他个人的私事，他人无权过问，于是毫不客气地拒绝回答。而那位中国护士则认为自己的友好问候竟遭到如此粗暴无礼的回答，真不可思议！这里，"交际冲突"的原因在于谈话双方不了解文化差异，各自按自己的文化去理解对方的语义，因而造成对交际意图的错误理解，最后导致交际的破裂。

是过于虚伪和流于表面,他们觉得做自己分内之事不需如此客气,而外商只是习惯如此而已。

自从20世纪80年代初以来,越来越多的中外学者都对东西方文化在世界观、人生观、价值观及交际模式等方面的差异做过研究,取得了不少很有意义的成果。目前较为流行的看法是:东方文化的特点是社团价值至上(collectivism);而西方文化的特点是个人价值至上(individualism)。所谓“社团价值至上文化”是这样一种文化:推崇的是社团和集体的价值而不是个人价值的文化,社团的存在比个人的存在更重要。个人价值的实现是不提倡的,因为它会涣散集体。在这样的社会里,人们不是寻求个性化,而是要求每个人符合群体要求,成为社团的一员。因此,社团价值至上论者从不愿意引起他人对自己的注意,也不愿意发表与众不同的见解,呈现自我行为被认为是不高尚、不体面的,个人英雄主义、“出风头”是不提倡的,而且对集体的和谐是一种潜在的威胁。

2. *文化符号体系差异* 符号体系是人们辨别不同文化的标志之一,也是人们进行沟通的手段,由语言符号和非语言符号两部分构成。由于不同的历史、地域、种族传统等复杂因素,使地球上的语言繁杂多样,即使同一语言也因地区之别演变成不同的方言。不同文化背景的人们沟通必须借助于特定的符号来实现。然而,由于不同文化之间的符号体系是各不相同的,结果导致跨文化沟通中的分歧、误会。比如,在一种文化中人们表达情感的方式,在另一种文化中则有可能意味着别的含义。中国人睁大眼睛可能表示气愤或愤怒,而对于西班牙人来说,睁大眼睛表示不理解。在临床护理工作中,经常可以看到医护人员听不懂来院就诊的外宾提出的要求,而外宾也不明白医护人员的询问,这就是双方文化符号不同造成的障碍。

3. *文化规范体系差异* 规范体系是指构成一种文化的行为准则体系,规范体系规定了一种文化群体成员的活动方向、方法和式样,是一种文化价值观念的具体化和制度化。不同文化的规范体系是不同的,这在跨文化沟通中经常引起误会和冲突。

(1)礼节习俗不同:各国各民族都有其不同的礼节习俗。如中国人初次见面时,一般都相互握手;而日本人初次见面时,则是互相鞠躬,因此我们在接待日本客人时,应鞠躬还礼。欧美人以崇尚尊重个人、尊重妇女著称,我们在交往、护理过程中,须注意女士优先原则,进入病室不忘先敲门,获允许后方可进入。日本人把微笑视为一种礼节,他们不只是高兴时才微笑,即使在感到尴尬,甚至悲哀时,仍会向对方微笑。我们在对日本人实施护理时,不要看到对方的微笑,就以为对方很满意了。

(2)审美习俗不同:譬如东方人认为美的,西方人可能对它嗤之以鼻,甚至认为它不吉利;而西方人认为美的,东方人也不一定能接受它。比如我们过年时将鲜艳的菊花送给朋友以示吉祥,平时送给病人以示问候,如若把这样的花送给西方病人,那么我们必将被赶出病房。因为在西方人眼里,它是病房中将有人死亡的象征,是很不吉利的。

(3)时间习俗不同:在时间问题上,大部分外宾对时间要求严格,把迟到看作是靠不住的表现。例如美国人的时间语言通常非常强调准时,如几点几分开始,多长时间;而中国人的时间语言则相对模糊,如一支烟的工夫、一顿饭的时间、我明天上午去找你,究竟是多长时间、几点几分,是有一定弹性的。因此我们如果和外国病人约定了时间,就应当遵守时间。当然,也有的国家的人不习惯太严格的准时约会,如拉丁美洲人。如果我们久等了,也不应太多地责备对方。

(4)空间习俗不同:中国人对交谈时的空间距离没有明显要求,但是不同地域的外国人却有不同的要求。因此我们在和他们谈论病情时,不可相距太近也不可相距太远。太近会使有的人感觉不舒服;太远会使有的人觉得冷淡、不友好。

(5)禁忌不同:禁忌是一种特殊的民俗现象,与民族宗教和信仰有关,常被人们视为约束自己行为的准则。如西方人认为,入院的最佳日期是星期三,而星期六出院是不吉利的,因为这意味着不出几日又会重新住院。另外,西方人不到万不得已是不肯在满月或新月出现的那天做手术的。日本人和中国的部分地区讳忌"4"和由"4"组成的数字。这是因为"4"和"死"的发音十分相近甚至相同,所以在日本医院里见不到"4"和"14"及其他含有4的房间号码。

(二)跨文化沟通的主观障碍

跨文化沟通的主观障碍指由于沟通双方的主观原因而给沟通造成的障碍。

1. 文化晕轮效应　是指沟通者由于偏好某种文化的某个方面,而对该文化整体始终保持一种宽容的立场、肯定的态度和趋同的倾向,也就是所谓的"爱屋及乌"。毫无疑问,人们在跨文化沟通时往往都是带着自己对某种文化的预设进行的,当这种预设对该文化具有强烈的认同意识时,跨文化沟通就会倾向于出现文化晕轮效应。显然,文化晕轮效应不是在客观地评价该文化本身,而是沟通者心态的反映,这当然不利于有效地进行跨文化沟通。

2. 文化触角效应　是指沟通者由于对某种文化或其某个方面比较反感,而对该文化整体始终保持一种苛刻的立场、否定的态度和逆反的倾向,认为该文化没有任何优越之处,也就是所谓的"城门失火,殃及池鱼"。在文化触角效应影响下,人们在沟通时总会对自己不喜欢的文化百般挑剔,或者是不能正视该文化应有的价值。

从表面上看,文化触角效应和文化晕轮效应是根本不同的,但就其思维方式而言两者却是一脉相传的,两者都不是客观地评价文化本身,而是沟通者主观心态的真实反映。

3. 文化认知不足　主要是对跨文化沟通的理解过于狭窄,以为只是语言的问题,学了外语就不存在障碍,认为只要把英语说好了,传出的信息别人都能正确解码;他人发出的信息,只要语言听懂了,就能正确理解他人的心态。这种心态是自我中心主义心态,属于人类早期和孩童的心态,不能区分物我界限。

三、跨文化沟通策略

加入世界贸易组织(WTO)给中国带来许许多多的变化,对中国医疗服务界来说,竞争变得更剧烈,同时也意味着我们要与世界不同的文化更亲密地接触,医院各部门的工作人员,都有可能遇到跨文化沟通问题,跨文化沟通知识的应用会很广泛。护理人员应该认真学习跨文化沟通的知识,培养和训练自己的跨文化沟通能力。

(一)努力实现文化认同

文化认同是指通过跨文化沟通,实现沟通各方对他方的文化予以足够的理解、承认和尊重,从而保证事业在不同的文化背景中蓬勃发展。理论上说,有效的跨文化沟通的目标是实现文化认同。但为了达到这一目标,在实际沟通过程中,沟通各方对于对方文化要有一种宽容的立场、积极的态度。要实现有效的跨文化沟通,必须正确对待不同文化之间的差异,并保持积极的沟通心态,从而实现文化认同。

1. 正确对待文化差异　各种文化之间的差异是客观存在的,这是我们进行跨文化沟通的前提。为了有效地进行跨文化沟通,避免无谓的冲突、无效沟通或沟通误会,正确对待文化差异是一种基本要求。为此,应该做到:在沟通实施前,沟通双方至少应当了解沟通对方文化与自己所在文化的差异,并做好相关的心理准备。了解得越多、越详细越好。在沟通过程中,针对较浅层面的文化符号差异,应尽可能地采取灵活的沟通措施;针对较为深层面的规范体系差异和认识体系差异所导致的沟通障碍,要能够准确地找出,尽可能地将原则性和灵活性统一起来。在沟通结束后,应尽力总结沟通的经验和教训,从中探讨相关的沟通规律。

2. 保持积极的沟通心态　上述跨文化沟通的主观障碍,对文化的评价都不乏偏颇之处,原因在于沟通者都没有保持正确的沟通心态。沟通有三种心态,即"积极""退缩""侵略"。三种心态将会导致不同的沟通行为:积极心态在于保持自己文化的特色和优势,但又不侵犯对方文化;退缩心态是为了避免冲突或取悦于他人,甚至以牺牲自己文化为代价;侵略心态则在于求胜,特别是通过牺牲其他文化而获取胜利。就沟通者自身所处的文化而言,退缩心态反映文化触角效应;侵略心态反映文化晕轮效应,两种心态都不利于有效地进行跨文化沟通。因此,我们应该采取积极的沟通心态。

3. 在沟通中求同存异　暂时搁置不同文化之间存在的差别,积极寻求两种文化的共同点并相互适应。当然,要做到文化上求同存异,沟通双方文化的地位是平等的,不能采取盛气凌人的姿势;在思维上要打破跨文化沟通中的思维定式,尽可能做到客观公正。思维定式往往并不是沟通者主观上的故意,在沟通中很容易被我们忽视,因此值得关注。在进行跨文化交流时,自己原本非常熟悉的符号含义突然发生了改变,无法把握其确切含义,通常会产生不同程度的焦虑感。焦虑感的存在一定程度上影响不同文化群体间的交流,而焦虑感的消除又必须借助于不同文化群体间人们的积极沟通和交流。在跨文化沟通中要努力适应对方文化,应当将每一次跨文化沟通当作一次极好的学习机会,通过学习不断地提升自己的适应性。

(二)护理工作者怎样进行跨文化沟通

1. 进行跨文化培训,增强适应能力　当今世界,跨文化交际越来越普遍。"要想很好地理解和运用语言,必须了解使用语言和文化"。因为语言和文化有着不可分割的密切联系,一方面语言是文化的载体,另一方面文化对语言自身的发展和言语行为又有制约作用。要正确而恰当地运用语言去进行交流,人们不仅要知道什么是符合语言的形式规则的,更需要知道什么是符合文化规约的,是文化所能认可和接受的。沟通者对双方文化的差异了解得越多,认识得越深,跨文化交际就越有可能获得成功。护理人员在沟通活动中应建立"跨文化意识",了解不同文化的差异,不但要了解自己文化的特征,而且要了解接受对方的文化特征。这是跨文化沟通获得成功的前提。护理管理者要对护理人员进行跨文化理论知识的培训,可通过授课、电影、录像、阅读背景资料等方式培训。护理人员个人要加强自身素质的培养,尤其是心理素质,养成乐观、豁达、开朗的性格,才会勇敢地面对工作中的困难。

2. 正确运用跨文化沟通策略　在不同文

> **知识库**
>
> **两种文化背景的待客方式**
>
> 中国人的"自谦"和美国人的"自赞"是两种文化的鲜明对照。中华民族谦虚、谨慎、热情好客。在中国人家里做客,如果主人问客人需要喝点什么,客人往往出于客气说不需要。这时,主人为了显示其诚意和好客,会再三劝下去,直至客人接受才肯罢休,而客人也会因主人的"盛情难却",欣然接受主人提供的茶水或饮料。
>
> 可是,在西方国家,如英国和美国,如果客人说不需要,主人便不会再坚持;吃饭时,他们也不会给客人夹菜,让他们随意。所以,在中国人看来,西方人待客不如我们热情,而西方人的解释是,既然客人说不需要,我们为什么要强迫别人做他们自己不想干的事呢?

化的沟通中,必须学会灵活机动地选择言语和行为,必须掌握能适合当时当地条件、人和情况的技术。比如,美国人最棘手的事是亚洲人的间接交际方式,因为东方人“期待交际伙伴有能力听出弦外之音,全面地正确地解释语码”。同样,东方人也应该学会对付美国人的直接交际方式,对说话过于直率不认为是没有礼貌。回避沟通中那些相互差异较大的方面,有意识地对自己的言谈习惯做某些方面的调整,使谈话控制在双方均能接受的范围内,如果任何一方的所说所为基本上都在共同的期待之中,沟通进行起来就会比较顺畅,交际的成效也将大大提高。

3. *营造温馨的文化环境* 医院的环境是一个特殊的环境,来自方方面面的病人、家属、亲友,嘈杂不堪,浓浓的消毒液气味及夜间的灯光、手电筒等都使初来乍到的病人不能接受。因此在护理工作中首先要减轻患者对陌生环境和陌生人群的感觉。如有的医院开展“四个一”的温馨服务,一杯开水、一张笑脸、一声亲切的问候、一张护患联系卡。责任护士在患者一入院就以热情的态度,笑脸相迎,通过热情接待,给病人一种似在家一样的熟悉轻松的感觉,然后将病人带入病房,一一介绍病区环境、医院环境、医院的各种制度和设备、入院患者须知、主管医师和责任护士、同室病友,使患者不再茫然,能很快进入角色,在短时间内熟悉医院的环境及人群,适应住院生活,然后以最佳的身心状态接受治疗。同时要为病人创造适宜的温度、湿度、空气新鲜流通的病室环境,并保持安静,光线柔和,床单位整洁干爽,让病人有舒适感,通过良好的环境稳定病人的情绪。

4. *加强护患间的文化沟通* 以通俗易懂的语言及非语言沟通形式与患者进行交流,根据患者不同的文化背景和道德修养,向患者深入浅出地解释其所患疾病的病因、诱因、临床症状和特征,使患者对自己的疾病有一个大概的了解,消除其疑虑、恐惧等心理,对某些诊断名称、治疗名称、医院用语和医学术语进行耐心细致的解释,对拟进行各种仪器检查者也应进行检查前指导。

5. *尊重患者的风俗习惯* 因为每个患者所在民族和地区形成的文化特征,与医院的文化是截然不同的。应尊重患者,一视同仁,用患者习惯的尊称称呼,尊重患者的宗教信仰、饮食习惯、礼节习俗、禁忌避讳等。

【拓展阅读】

古人交友习语

古人交友,有许多言简意赅的习惯用语。简要介绍如下。

· *杵臼之交* 指交友不分贵贱。《聊斋志异·成仙》:“文登周生,与成生少共笔砚,遂订为杵臼交。”

· *布衣之交* 指普通百姓相交。《史记·廉颇蔺相如列传》:“臣以为布衣之交尚不得欺,况大国乎?”

· *莫逆之交* 指彼此情投意合的朋友。《北史·司马膺之传》:“所与游集,尽一时名流。与邢子才王景等并为莫逆之交。”

· *刎颈之交* 指即使掉脑袋也不变心的朋友。《史记·廉颇蔺相如列传》:“卒相与欢,为刎颈之交。”

· *再世之交* 指与人父子两代都结为朋友。《宋史·邵伯温传》:“伯温入闻父教,出则事司马光等,而光等亦屈名位辈行,与伯温为再世交。”

· *忘年之交* 指不计年岁长幼,以才能德行为主的交往。《南史·何逊传》:“南乡范云见逊对策,大相称赏,因结忘年交。”

• 竹马之交 指幼年之友。《世说新语·方正》:"帝曰:'聊故复忆竹马之好不?'"

• 君子之交 指看上去很平淡,而重在道义的朋友。《庄子·山木》:"君子之交淡若水。"

• 车笠之交 指不以贵贱而异的朋友。《太平御览》卷四〇六引周处《风土记》:"越俗性率朴,意亲好合,即脱头上手巾,解腰间五尺以与之为交,拜亲跪妻,定交有礼……祝曰:'卿虽乘车我戴笠,后日相逢下车揖;我虽步行卿乘马,后日相逢卿当下。'"

• 金石之交 指交谊深厚,如金石之坚固。《汉书·韩信传》:"今足下虽自以为与汉王为金石交,然终为汉王所擒矣。"

• 金兰之交 指友情契合,如兄弟般的朋友。《世说新语·贤媛》:"山公与嵇、阮一面,契若金兰。"

• 肺腑之交 指无话不谈、推心置腹的朋友。白居易《代书诗一百寄韵微之》"肺腑都无隔,形骸两不羁。"

• 贫贱之交 指在贫困时结交的朋友。《后汉书·宋弘传》:"(光武帝)谓弘曰:'谚言贵易交、富易妻,人情乎?'弘曰:'臣闻贫贱之交不可忘,糟糠之妻不下堂。'"

• 忘形之交 指彼此以心相许,不拘形迹的朋友。《新唐书·孟郊传》:"少隐嵩山,性介,少谐合,韩愈一见,为忘形交。"

• 平昔之交 指往日结交的朋友。杜荀鹤《访蔡融因题》:"每见苦心修事,未尝开口怨平交。"

• 石交 指交谊坚固的朋友。《史记·苏秦列传》:"此所谓弃仇雠而得石交者也。"

• 款交 指真诚相待的朋友。《南史·杜京产传》:"会稽孔氏,清刚有峻节,一见而为款交。"

【思考与练习】

练习一

小林被一所护士学校录取了。开学第一天,她见到许多新同学,心里很紧张。本来,她是一个很懂礼貌的学生,可是当同学互相介绍认识时,她走上讲台忘了鞠躬。看到别的同学对她微笑,她不知该笑还是不该笑,最后只是牵动了一下嘴角。在自我介绍时,由于紧张,她不敢抬头正视大家,只说了一句"我叫林平",就慌乱地走回座位,结果碰倒了椅子,引得同学们笑了起来。小林对自己失望极了,心想:"我只要学习好、成绩好就行了。与人打交道太累,一辈子与人不来往才好。"

请回答以下问题。

1. 小林的紧张和慌乱是什么原因造成的?你或你的同学有没有类似的经历?后来怎样了?

2. 人的一辈子真能做到与人老死不相往来吗?为什么?

3. 人际关系能力对一个人有何意义?只要聪明、智商高就一定会有成就吗?

练习二

请分析下例沟通过程中的各个要素。

护士A巡视病房时看见术后患者B皱着眉头很痛苦的样子,额头上冒着汗,便走到床边,一面用纸巾轻轻擦去患者B头上的汗,一面柔声问道:"您感觉怎么样?有什么需要我帮助的吗?"B说:"唉!我的伤口很痛,能给我再用点止痛药吗?"护士A回答说:"让我看一下记录,你上一次吃止痛药到现在有多长时间了,请你等一下。”护士A看完记录后拿来一片止痛药,对患者B说:“张阿姨,您现在可以再吃一片了,让我帮您服药吧!”说完帮助患者B倒开水服药。患者B说:“护士小姐,谢谢你!”护士A向患者点头微笑后离去。

【实践演练】

练习一

1. 请从自己的生活经历中举出一个因沟通关系不同而影响沟通内容的实例。

2. 请分别用不同的语言方式表述下列情景(注意:表述中既体现沟通内容,又体现沟通关系)。

沟通内容:希望对方到自己办公室来。

沟通关系:科主任→护士;护士→护士长;护士→患者

练习二

沟通方式对沟通效果的影响。

(1)实验原理:在团体生活中,离不开互相交流,但是交流的效果受交流方式的影响。

(2)实验材料:8开白纸,铅笔,计时器。

(3)实验对象:20名学生为被试者。

(4)实验步骤与方法:①将被试者分为两个组。每组10人。②要求被试者分别按指令逐个在纸上连续画串长方形,连接点必须在角内或中点,角度为90°或45°。③让被试者在如下两种不同情况下作业:第一组为单向沟通组,主试者背向被试者,要求被试者一个接一个作业,不准被试者提问或出声。第二组为双向沟通组,主试者面向被试者,不仅让被试者按要求作业,而且允许被试者提问,主试者随时进行说明,教其方法。④记录作业时间,观察作业秩序和质量。

(5)实验结果处理:①统计两组作业的速度;②检查两组连接长方形的秩序;③比较两组作业差异并讨论其原因。

(6)实验结果介绍:心理学家莱维茨1972年通过实验证明:双向沟通组在速度上,秩序上不如单向组,但在正确性上,增进了解与建立良好关系上大大优于单向组。研究者认为,在单向沟通组,传达者因无法了解对方接到指令后的状态,缺乏反馈而不能及时调整指示,接收者也由于无法从对方的态度上了解自己的领会与行为是否正确而产生不适感与挫折,出现埋怨或抗拒心理,而在双向沟通组,虽然要求传达者有当机立断的能力,但它避免了上述情况,所以有更好的活动效果。

【网上练习】

以“护理”“人际沟通”为主题词,在“中国期刊网全文数据库”中检索期刊论文,选择近期的论文进行阅读,归纳当前的研究热点和进展情况。

【课堂游戏】

“语言传递”

1. 学习目标

(1)体会信息传递的要素及过程。

(2)分析信息沟通失真的影响因素。

2. 游戏过程

(1)按教室座位,每一纵行的同学为一组。

(2)教师给每一纵行的第一位同学一句话,并请该同学准确记住这句话。

(3)教师下达传话口令。

(4)各组第一位同学听到口令后,立即用耳语将话传给后面的同学,后面的同学依次往后传。注意,传话时必须耳语轻声,不能让第三者听见。

(5)各组传话到最后一位同学时立即举手示意,老师记下先后顺序。

(6)各组均完成传话之后,以完成先后为序,由各组最后一位同学把自己听到的话大声说出来,并与第一位同学的原话核对,以迅速准确的小组为优胜组。

(7)凡传话有误的小组讨论分析一下传话失真的影响因素有哪些。

(史瑞芬　张小琴)

第三章　护理工作中的关系沟通

教学目标

1. 简述护患关系的基本内容。
2. 解释护患关系的基本模式、性质与特点。
3. 说出护患关系的发展趋向。
4. 运用人际沟通理论，解决护患关系冲突，明确护士在护患关系沟通中的作用。
5. 联系实际说明护士在各种关系沟通中的角色功能。
6. 解释医护关系模式及医护人员内部关系的影响因素。
7. 举例说明护理人员的交往心理及矛盾。
8. 阐述护际沟通要素。

【关键概念】

护患关系、护患关系模式、技术关系、非技术关系、护际关系。

【导读提示】

生老病死是人生不可避免的经历。这让人不免感悟，人生其实如此简单，从这个意义上说，我们每个人“要么在医院，要么在去医院的路上。”由此推论，医患关系就在每个人的身边。

然而，目前的医患关系却不容乐观。无论是百姓的抱怨，还是政府的评价，无论是媒体的报道，还是学者的研究，都提示人们，当前的医患关系正处在难以言说的复杂状态，而医护人员自身也有倒不完的“苦水”，数不清的“痛”。

痛定思痛，我们必须思考：当前这种不正常状态源自何方？我们必须探索：应怎样构建和谐的医患关系？我们护理人员可以做些什么、应该做些什么？

本章的重点是护患关系的基本内容与模式、当代护患关系的影响因素；难点是市场经济条件下新型护患关系的建立。

第一节 护患关系沟通

"护士的工作对象不是冷冰冰的石块、木头和纸片，而是有热血和生命的人类。"

——[英] 南丁格尔

一、护患关系的基本内容与模式

(一)护患关系的基本内容

广义的护患关系是指护士与患者及其家属、陪护人员、监护人的关系(监护人:我国《民法通则》规定，对未成年人、无民事行为能力或限制民事行为能力的精神病人实行监护制度。未成年人的监护人是父母、祖父母、兄姐，与未成年人关系密切的其他亲属、朋友，经有关单位同意也可)。

狭义护患关系单指护士与患者的关系。

护患关系是组成护士人际关系的主体，是护士职业生活中最大量最经常的人际关系，和谐的护患关系是良好的护士人际关系的核心，并影响其他人际关系。护患关系包括以下几个方面。

1. 技术性关系 指护患双方在进行一系列的护理技术活动中所建立起来的行为关系。

护患关系中，连接双方的纽带是医疗和护理，即患者患病需要医疗护理，护士掌握着帮助患者恢复健康的技能，能够满足患者这种需要，这就构成了护患关系的基础。

在这种技术关系中，护士是拥有技术并将所掌握的技术服务于患者的人，故处于主动地位;而患者处于被动地位。因此，当出现护患矛盾时，护士是矛盾的主要方面，对患者具有直接的甚至是较大的影响。

2. 非技术性关系 指护患双方由于社会的、心理的、教育的、经济的等多种因素的影响，在实施医护技术过程中所形成的道德、利益、法律、价值等多种内容的关系。

(1)道德关系:是非技术关系中最重要的内容。由于护患双方所处的地位、环境、利益不同，所受的教育及道德修养也不同，因此，在护理过程中很容易产生矛盾。护患双方都应按照一定的道德规范来约束自身的行为，尊重对方。护士更应遵从道德规范，维护患者利益。

(2)利益关系:指在护理过程中护患双方发生的物质和精神方面的利益关系。护理人员的利益表现为付出劳动后得到工资奖金报酬(物质利益)，以及由于患者康复而得到精神上的满足与欣慰(精神利益)。患者的利益表现在付出一定的费用后得到了正确的治疗与护理，解除了病痛，恢复了健康。在我国，护患双方的利益关系是在公正条件下的一种平等互助的人际关系。这种平等表现在对所有的患者都一视同仁，热情服务，不以衣貌取人，不以金钱取人，不搞等价交换，不以工作谋私利等。应强调的是，护理人员的物质利益是由国家或集体以工资形式提供的，决不能从患者身上另外索取。

(3)法律关系:是指护患双方在护理活动中各自的行动和权益都受到法律的约束和保护，在国家法律范围内行使各自的权利和义务，调整双方之间的关系。侵犯任何一方的正当权利都是法律所不容许的。护患双方都应认真学法、知法、守法，学会用法律武器保护自己的正当权益。

(4)价值关系:是指以护理活动为中介的体现护患双方各自社会价值的关系。护理人员在自己的职业服务中，运用所学的知识和技术为患者提供优良的服务，使患者重获健康，实现了崇高的人生社会价值。而患者在重返工作岗位为社会作贡献中也包含了护理人员的奉献，同样实现了个人的社会价值。“我为人人，人人为我”正是我国社会主义条件下人与人之间价值关系的高度体现。

在医疗护理活动中，技术与非技术两个方面的交往是相互依赖、相互影响、相互作用的。例如，非技术方面的交往成功有利于护士对病史的采集，增进患者对治疗护理的依从性，从而有利于技术方面的交往。

从另一方面来看，技术方面的交往失败，如护士打错针、发错药，也会损害非技术方面的交往。由此可见，对于建立良好的护患关系来说，两个方面的交往和相互作用都是十分重要的。

值得注意的是，在生物医学模式的影响下，许多护士忽视了非技术方面的交往，例如只关心患者的病情，而不愿倾听患者与疾病无直接关系的诉说，只见疾病，不见患者。这种医学的“非人性化”倾向必然影响良好护患关系的建立。

(二)护患关系的基本模式

护患关系模式是医学模式在护理人际关系中的具体体现。根据 Sxas 和 Hohade 的观点(1956)，我们可将护患关系区分出三种基本模式：

1. 主动-被动型　亦称支配服从型模式，这是一种传统的护患关系模式，它受传统的医学模式的影响，把病人看成单纯生物学的人，把疾病看成单纯的生物理化因素所致；把治疗护理全寄托于药物、手术，对病人的心理活动全然不顾。护士处于主导地位，常以“保护者”的形象出现，把自己的处置意见施加于病人，病人则处于被动地接受护理的从属地位，要求病人绝对服从任何处置和安排。

这种护患关系的特点是“护士给病人做什么”。模式的原型是“父母-婴儿”。它过分强调了护士权威，忽略了病人的主观能动作用，不能取得病人的默契配合，严重影响护理效果，甚至使许多可以避免的差错事故得不到及时纠正与补救，这是该模式的重大缺陷。它只适用于意识丧失不能与护士进行沟通的病人(如全麻、昏迷)、婴幼儿、危重、休克、智力严重低下、某些精神病人。因为他们没有表达独立意志的能力，不可能与护士进行正常的信息交流。

2. 指导-合作型　这是近年来在护理实践中发展起来的一种护患关系。它把病人看成是有意识、有思想、有心理活动的人。在护理活动中，患者有一定的主动性，这种主动性是以执行护士的意志为基础，以主动配合为前提的。病人可以向护士提供有关自己疾病的信息，也可以提出意见和要求，但护士的权威仍是决定性的。在此模式中，护士常以“指导者”的形象出现。患者的主动合作，包括诉说病情，反映治疗情况，提供检查方便，配合各种护理措施，都是以护士的要求为前提，病人的地位是“合作”。事实上，在护理实践中，这种关系广泛存在，也是不可缺少的。几乎所有的护理措施(如注射、换药、插胃管、测体温……)都需要病人的合作，否则无法进行。

这种护患关系的特点是“护士告诉病人应做什么和怎么做”，取得其配合，发挥双方的积极性。模式原型是“父母-儿童”。这种模式无疑比主动-被动型的护患关系模式前进了一大步，但病人一般仍处于相对消极配合状态，护患关系仍然是不能完全对等的。如果护士对这种“合作”过分强调，很容易忽视病人的意见。这一模式适用于一般病人，尤其是急性病人。目前临床上的护患关系多属于这种模式。

3. 共同参与型　这种模式比前两种又前进了一步。其出发点是，在治疗护理过程中，病人的意见和认识是有价值的，护患双方有同等的主动性和权利。在这种模式下，护士常以“同盟者”的形象出现，病人不仅是合作，而且积极主动地参与自己的治疗护理讨论，向护士提供自己的治疗护理体验，探讨某些护理措施的取舍，在患者体力允许的情况下，可以独立完成某些护理措施,如自己洗头、自己服药、自己测尿糖等。

这种护患关系模式的特点是"积极协助病人自护"。模式原型是"成人-成人"。但这不能理解为把那些本应由护理人员亲自执行的任务交给患者或患者家属。例如:护士指挥病人家属吸痰、挂吊瓶,命令患者扫地、倒大小便,叫患者自己取送化验单、取送药品等,这些都是不恰当的。共同参与旨在发挥患者主动精神,更好地使患者树立信心,逐步独立处理自己的生活,绝不是要求患者代替护士的工作。

这种模式多用于慢性疾病且具有一定文化知识水平的病人。处于昏迷、休克或精神异常及重危状态的病人,是难以建立也不宜建立这种共同参与型的护患关系的。

显然这种护患关系与前两种有着本质的不同。因为这种模式把病人的意见看成是完善护理工作的一个组成部分。这样一来,护患关系就不是单向的,而是双向的,患者在治疗护理中就获得了某种权利,人格也得到了尊重,不仅有护士的积极性,病人的积极性也得到了充分的发挥。这对于搞好护患关系,提高护理质量无疑是有利的,应大力提倡。

4. 护患关系模式的转化 在现实的医疗护理活动中,建立什么样的护患关系,不仅取决于病人所患疾病的性质,而且要考虑病人的人格特征。三种不同的护患关系模式,反映了护士对病人和对护理专业的不同认识,在护理实践中,应注意区分不同护理对象,采用恰当的护理模式,应提倡指导-合作型和共同参与型的护患关系,以提高护理工作质量。应当指出,在这两种护患关系模式中,护理人员的作用和责任并没有随之减少;恰恰相反,为了调动病人的积极性,护士不仅要发挥其技术特长,而且要引导病人配合或共同参与这一活动以促进康复。由此可见,护士的工作不是少了,而是增添了新的内容。

在临床实践中,护理人员与特定的病人间的护患关系类型不是固定不变的。随着病人病情的变化,可以由一种模式转向另一种模式。例如,对一个因昏迷而入院治疗的病人,光按"主动-被动"的模式加以处理;随着病情的好转和意识的恢复,可以逐渐转入"指导-合作"模式;最后,病人进入康复期,适宜的模式就变成"共同参与"了。

二、护患关系的性质与特点

护士与病人的关系,具有一般人与人之间关系的相同点,如这种关系是双向的、是以一定目的为基础的、是在特定的背景下形成的等。但是,护患关系显然有其独特的性质与特点。

(一)护患关系是帮助系统与被帮助系统的关系

护士与病人的关系,不仅仅是某一护士与病人的关系,而是帮助系统与接受帮助系统间的关系。帮助系统包括医师、护士、其他医务人员和医院行政人员,接受帮助系统包括病人、病人家属及其亲朋好友、同事等。护士与病人之间的关系往来体现了这两个系统的往来。某一护士为病人提供帮助,实际上是执行帮助系统的职责,而病人接受帮助,也体现了病人及其家属和同事的要求。

(二)护患关系是一种专业性的互动关系

护患关系不是两个人或两方面的简单相遇,而是双方之间的相互影响、相互作用构成了护士与病人的关系。建立这种相互作用的良好关系,在一定程度上受护患双方的个人阅历、感情、知识积累和对事物的看法等的直接影响。这是研究护患关系时必须考虑的问题。

(三)护患关系的实质是护士应该满足病人的健康需要

这一特点是护患关系与其他人际关系的不同之处。病人因疾病住院接受治疗护理,护士掌握着帮助病人恢复健康的知识和技能，就应当履行职责，对病人提供帮助。正是病人的这种需要和护士准备满足这种需要，使双方发生了治疗性的人际关系，这种需要构成了双方关系的基础。在目前护患关系中发生的一些问题，或者是护士对患者的种种不满，或者是患者对护士的意见，其中许多都源于对这种关系的基础缺乏认识。

（四）护患关系中相互影响作用是不对等的

由于护患关系是在病人患病这种情况下形成的，因而在这种关系中，病人是依赖护士的，而护士也常常以病人的保护者和关照者身份自居，这与其他人际关系相互依赖的特点不同。这就决定了在这一关系中，主要是护士影响病人，病人则主要接受护士的影响，病人一方主动或被动地接受护士的“指挥”。这也是护患关系沟通不同于其他关系沟通之处。当然，所有这一切是以病人的健康为前提的，超越了这一前提，就是一种不健康的护患关系。

（五）护士是护患关系后果的主要责任承担者

病人由于疾病的折磨，来到医院接受治疗，处于被动地接受帮助的地位。护士处于帮助者的主动地位，其行为在很大程度上决定了护患关系的后果。或是积极健康的后果，患者战胜疾病逐渐康复；或是消极后果，护患关系紧张，患者病情恶化。毫无疑问，护士是这一关系的主动方面，因而在这一关系中，要承担更多的责任。在多数情况下，护患关系出现扭曲，护士应负主要责任。因此，护士应努力争取积极健康的后果，避免消极的后果。

三、护患关系的发展过程

护士与患者的关系，从患者入院或护士接触患者开始，至患者出院或因健康恢复与护士结束关系为止，是一个发展动态的过程。一般说来，这一过程可分为3个阶段。

（一）初始期

亦称熟悉期，是护士与患者的初识阶段，也是护患之间开始建立信任关系的时期。此期的工作重点是护患双方彼此熟悉并建立信任关系，确认患者的需要。护士要了解患者的病情、家庭和社会环境等，病人也希望了解护士，如护士的业务水平、责任心、性格脾气，甚至包括个人经历。当然，彼此了解的方式是不同的，护士在此阶段可通过询问病史、体格检查、病历记载等方式了解情况，要全面收集资料，了解病人情况，做出护理诊断，制定护理计划；同时恰当地进行自我介绍，除介绍自己姓名、职务外，还应介绍自己对患者所负的责任和所担任的角色，患者可以从这种介绍中知道自己在和谁说话，可提出什么要求，获得什么帮助等，这对于患者适应新环境，消除陌生和紧张的心理是很有必要的。在沟通中，护士要体现出爱心、热心、耐心、细心、责任心、同情心，让病人了解自己，信任自己，为开展护理工作准备较好的条件。

（二）工作期

这是护士为患者实施治疗护理的阶段，也是护士完成各项护理任务、患者接受治疗和护理的主要时期。此期的工作重点是通过护士高尚的医德、熟练的护理技术和良好的服务态度，赢得患者的信任、取得患者的合作，最终满足患者的需要。此阶段时间跨度相对较长，与前阶段是否彼此建立信任关系很大。在这一阶段，护士应以自己高尚的医德、精湛的护理技术、热情耐心的服务态度，赢得病人的信任与依赖；护士又从对病人的服务过程中熟悉了解病人，取得病人的密切合作，以及主动配合，逐渐形成了良好的护患关系。但护患双方可能会发生一些不愉快或冲突。若遇上述不协调的护患关系时，护士应及时处理，并以积极的态度来解决出现的各种问题，如对病人提出的意见做出解释，及时改正工作中的不足之处，对病人的不合理要求及不遵守院规等行为做出劝导等。除此之外，在护理过程中要随时调整关系，始终保持关注、真诚和尊重的态度，尽力满足病人的合理要求，以行动继续赢得病人的信任。总之，此阶段的护患关系对病人恢复健康关系甚大，必须特别重视。

(三)结束期

经过治疗和护理，患者病情好转或基本康复，已达到预期目标，可以出院休养，护患关系即转入结束期。此期工作重点是与患者共同评价护理目标的完成情况，并根据尚存的问题或可能出现的问题制订相应的对策。护士要提前做好出院前的准备，包括巩固疗效，观察各种生理特征，做好出院前指导，评价整个护患关系发展过程，了解病人对自己目前健康状况的满意程度和接受程度，写好出院小结等。应引起注意的是，护患双方在这一阶段都不能因病情好转或治疗成功而放松警惕，一些病情出现反复也可能由此发生。护患关系沟通绝不能在该完成的事情还没有做完时结束，双方都应该及时发现和调整关系中出现的问题，防止出现不良后果和偏差。

四、当代护患关系的影响因素

护患双方彼此形成的关系的基础是一致的，没有彼此的利害冲突，而且双方都在对方的利益上得到体现和满足。但是，由于多方面的原因，目前护患关系尚不十分和谐。主要的影响因素有以下几种。

> **资料库**
>
> **钟南山院士谈医患关系**
>
> 2012年年初，广东某市政府出台规定，医院保卫室可配钢叉、催泪剂等攻击性装备对付“医闹”。对此，钟南山院士连续两次表态不赞同，他直言：我不同意这个做法，这是一个消极的做法，只会加重医患的隔阂。钟南山说，改善医患关系，首先是政府要加大投入，要让老百姓看病时腰包里掏钱少一点；另外，病人对医疗服务的期待也要修正。医疗服务不像购买商品和其他服务，买头等舱就得给头等舱，买奔驰就得给奔驰，医疗和其他服务不一样，它是一个很大的未知数。但一般的公众期待值太高，认为给了这么多钱，你就得治好。其次，要在全国掀起一个医德人文精神的教育高潮。医德人文精神的沦落，是现在医患关系紧张的一个重要原因，这个问题亟待加强教育。

(一)护理人员的因素

1. 传统医学模式的影响　目前，绝大部分医务工作者是在生物医学模式背景下教育培养出来的，由于受主客观因素的影响，他们没有及时更新观念，也没有学习新的知识，对生物-心理-社会医学模式知之甚少，还停留在生物医学模式的水平，把患者看成一个纯生物的人甚至生物机器，而看不到或不重视情感、思想、语言、心理等因素的致病作用。在传统的医学模式影响下，护理人员以疾病为中心，头痛医头，脚痛医脚，只是机械地执行医嘱和技术操作，而不注意病人作为社会中的一员与社会有着千丝万缕的联系，忽略病人内心的需求。正是在这样一种传统的护理模式的影响下，尽管“以病人为中心”的服务理念被书写成精美的文字做成牌匾并逐渐成为医院护士站的一道风景，但在人员相对缺编、工作超负荷等诸多因素的影响下，“以病人为中心”的整体护理模式没有得到真正的演绎。因此，只有从思想上克服和摆脱传统护理观的束缚，才能为建立良好的护患关系打下坚实的基础。

2. 职业道德不良　在社会主义市场经济条件下由于受资产阶级腐朽思想的侵蚀和社会

不正之风的影响，少数医护人员医德水平低下，利用独特的身份假公济私，把医术当作商品搞交易，收受财物，个别人甚至发展到公开向患者及其家属索贿。多项调查显示，影响病人满意度的护理缺陷主要表现为：护士的服务态度冷漠、生硬，服务意识淡化，甚至训斥病人；有些护士缺乏工作责任感，工作粗心大意，敷衍了事，甚至玩忽职守，导致打错针、发错药，造成医疗差错事故。这些行为不仅影响了护理人员的美好形象，更使病人的健康受到极大的损害。古人云："医无德者，不堪为医"，具有高尚的护理道德是每一位护理人员最基本的条件。

3. *护理技术不精*　护理工作面对的是人而不是机器。唐代大医学家孙思邈指出："人命至重，贵于千金，一方济之，德逾于此。"他强调，学者必须博极医源，精勤不倦。古代医家均认为，医是"至精至微之当"，必须有渊博的医学知识和严格的科学态度，来不得半点粗心马虎。现在有的医护工作者不是精益求精，而是不学无术，敷衍塞责，当一天和尚撞一天钟，不钻研业务，不求上进，不更新知识，满足于一知半解。有的护士的操作技术不熟练，例如静脉穿刺不能一次成功，各种插管动作不熟练，使用仪器设备生疏等，增加了病人的痛苦或耽误了治疗时间，这样的护士，必然差错百出，甚至给患者的健康和生命带来危害，引起病人及家属的不满，引起医疗纠纷，造成紧张的护患关系。

4. *服务环境不佳*　患者到医院看病不是仅吃药打针就能解决问题的，医院要从生物-心理-社会医学模式出发，创造一个有利于患者身心全面康复的舒适环境，才能提高服务水平和医疗质量。目前，环境不佳主要表现在软硬件两个方面。软件方面，主要是医院秩序混乱、噪声太大，医务人员脸难看、话难听；没有就诊指南，患者不是找不到挂号室，就是找不到诊断室，或者找不到化验室等，给患者带来许多困难。硬件方面主要是医疗设备和生活设施不能满足需要，或数量不够，或质量不好，病室不够卫生、饭菜不够可口等，由此引发护患矛盾。

5. *不良心理因素*　由于护理人员的身世和阅历不同，所受的教育程度不一，道德修养水平参差不齐，心理状态也不一样，在护患交往中，不良心理因素主要有：

(1)权威心理：护士掌握医疗护理专业知识和技术，处于主导地位，有人就认为治病救人是施恩于病人，患者有难来求医，医护人员是观音菩萨，病人应感恩戴德。因此，他们往往以恩人自居，如果患者提意见，就认为病人不识好歹，要求过分。有些护士便以此持怠慢态度对待病人，导致护患关系紧张。

(2)恩赐心理：不承认医者为患者的服务地位，习惯于说一不二，绝对权威。认为患者不懂医学知识，医师护士主宰着病人的命运，病人应当绝对服从，只需要按照医嘱按时吃药打针就可以完成治疗任务，不允许患者提出任何异议，也听不进患者的病情反馈，如果患者对医师的处置提出建议或意见，就认为患者对自己不尊重、不信任，就不高兴甚至训斥患者："听你的还是听我的！"

(3)谋财心理：极少数医护人员把医疗职业作为发财致富的途径，为了追求最大利益，给患者施用不必要的治疗护理措施，或以次充好，抬高药品价格和治疗收费标准，或弄虚作假，欺骗患者及家属，把患者当作摇钱树，甚至草菅人命。这种心理状态较多地存在于个体诊所和个体行医者之中。

(4)谋生心理：个别医护人员认为工作不过是谋生混饭的手段，奋斗目标不明确，因而工作责任心不强，缺乏主人翁精神，一旦不如意或找到更好的工作就辞职。这种心理的存在危害了医院的整体利益，也影响到医(护)患关系。

(二)患方因素

1. 旧观念残余影响　部分患者由于受旧意识观念和社会不正之风的影响，热衷于找熟人、走后门。一些有一定社会地位的患者，总是想方设法亮明自己的身份，期待医务人员的特殊照顾。少数医务工作人员，也想摸清患者的社会地位，以便拉关系，办私事。如果有权有势的患者要求得不到满足，或无权无势的患者得不到一视同仁的待遇时，都会给医患关系带来影响。

2. 维权意识增强　目前患者在就医的主观条件方面发生了很大的变化，自我保护意识和法律意识增强，不再满足于主动与被动型的医患关系。如果患者主观上认为自身权益受到了侵害，在计划经济时代，可能隐忍不发；但在现代消费意识的引导下，就会拿起“武器”，向医院“讨说法”。

3. 信任感降低　信任感是建立良好护患关系的前提和基础，而良好的服务态度、认真负责的工作精神、扎实的专业知识和娴熟的操作技术是赢得患者信任的重要保证。在工作中，如果护士态度冷漠或出现技术上差错、失误，均会失去患者的信任，严重影响护患关系的建立和发展。随着社会开放程度扩大，一些新闻媒体不时报道个别医院发生医疗事故的消息，使得社会上一些人对医院和医务人员有偏见，一些患者对医疗服务质量、收费等产生质疑或不信任。

4. 期望值增高　俗话说“病来如山倒，病去如抽丝”，但是大多数患者由于缺乏医学常识而对治疗效果期望值较高，对医疗结果追求绝对完美，有的患者恨不得吃一天药、打一次针就能康复出院。在此心理影响下，对治疗进度、效果常感不满意，一旦没有达到预期的目的，就怪罪于医方。

5. 病态心理　患者患病后，经受病痛折磨，加之在陌生的医院环境中与陌生的人员接触，其心理状态常产生一定的变态反应。这种反应极易导致患者对事物的认知、对事理的分析产生偏差，在护患之间出现认知和理解的分歧，影响护患关系。

6. 动机不纯　在医疗实践中，有一些医患冲突与个别患者的就医动机不纯有关。如有的患者故意拖欠医院医疗费，待病情基本好转后就悄悄出院，留下假地址让院方永远也找不到家人；个别患者住院期间因家庭矛盾等原因自杀或私自出走，家属则以此为理由，不但拒付医疗费，还趁机敲诈医院；有的人把生了重病或有残疾的孩子往医院一送就溜之大吉；等等。这些行为造成了院方对患方的不信任。

(三)交际因素

1. 护患角色意识差异　护理实践证实，不少护患冲突是因为护患双方具有的不同角色意识所引起的。由于护患双方专业知识背景差异及各自权益的不同，面对同一个有争议的诊疗结果，就存在认知性与动机性偏差。医方角色意识形成的主导思维是：是否符合专业的标准，是否是技术水平与设备性能的问题。而患方角色意识产生的主导思维则首先考虑的是：自己的权益是否受损，医方是否有责任，怎样才能获取最佳补偿。

2. 医患归因偏差　由于多种原因，对医疗护理行为所导致的相同问题，医患双方可能出现不同的归因：医方从专业标准角度归因为正常的诊疗结果，而患者可能归因为医方诊疗的失误或事故，要追究医方责任。比如，对国际上公认的医疗确诊率为70%，急症抢救成功率为75%的经验标准，患者可以接受医疗行为的总体成功概率，但对于发生在自身的不理想结果却不能理性接受，甚至反应强烈，以致引发医疗纠纷。

3. 信息不对称　导致纠纷不断的又一原因是信息不对称。由于信息不对称，医护人员在治疗护理方案的选择上，更倾向于选择较少发生纠纷、患者较易接受和理解的方案。一些可能对患者更有利，但是有较大风险的方案不被采纳。这样当然不利于医学发展，甚至可能阻碍医学的发展。

4. 医疗行为的“双刃剑”效应　医疗行为面对的是复杂的人体结构、千变万化的病理状态和各不相同的心理需求，这就决定了医疗行为的高风险职业特征，救命与侵害并存，成功与失败同在。成功与救命带给人们的是健康、是快乐的效果，而失败与侵害则会给其患者或亲人带来生理或心理上的痛苦及经济上的困境。医疗行为的负效应——失败或侵害是导致患方侵犯行为的唤起因素。

(四)社会因素

1. 相关法律法规建设滞后　新中国成立后，特别是近几年来，我国先后制定和颁布了许多卫生法规，对维护医疗卫生秩序和医患双方的合法权益起到了积极作用。但仍存在着卫生法规尚不健全等现象，目前对调整医患关系的适用法律，诸子百家未成一统，对医疗纠纷的处理，医法两家难成共识，以至于医疗主体在医疗行为与医疗纠纷的司法实践中时常遭遇困惑或尴尬，扰乱医院秩序、殴打医务人员、砸坏医疗设备等事件时有发生。

2. 医疗保健供需矛盾　当前，我国医疗卫生事业的发展还远不能满足人民群众的需要，主要表现在卫生资源不足、分配使用不合理、资金不足、设备差、病床少，医护人员不足、整体素质不高。因而存在“三长”(挂号时间长、候诊时间长、交费取药时间长)、“两短”(看病时间短、医患沟通时间短)。这些问题往往容易引起患者不满情绪。而医护人员由于长期超负荷劳动，工作生活条件差，心情也不舒畅。

3. 医疗服务补偿行为引发积怨　医疗卫生改革滞后，医疗服务收费标准未体现技术服务价值，医疗服务补偿过剩，是目前医院普遍遭遇的难题。高新仪器的过度配置和利用，药品的不合理使用，是目前医疗经营中普遍存在的问题。设备与药品的不合理使用，不仅造成了医生过分依赖仪器的负性职业心理，也造成了卫生资源的严重浪费，并伴生出医疗服务价格的增长，使单位和个人日感负担加重，从而引发对医疗服务的怨愤。

4. 卫生资源分配不公　随着医疗保险制度的改革，医疗费用负担主体改变，患方看病主要由本人出钱，加上医疗费用水涨船高，医疗消费日趋超出人们的心理承受能力，由此引发社会群体对社会公正信念的质疑。从一定意义上讲，转型社会无序的利益分化造成的卫生资源分配不公，社会中广泛弥漫的“仇富情结”及一种与社会不满联系在一起的分层意识是医患关系恶化的重要催化剂。

5. 舆论宣传不够　舆论宣传至少有以下几点不足：一是对整个卫生行业对全体人民健康所作出巨大的贡献这个主流宣传不够；二是对法规不配套、不完善的呼吁不够；三是对医院性质的某些转变宣传不够，计划经济体制下过多地强调医院的福利性，目前市场经济体制下的医院是体现政府一定福利政策的社会公益事业，但医院作为一个存在于市场经济体制下的独立经济实体，按经济规律运行是不以人的意志为转移的，必然还要强调其经营性。

五、护患关系冲突及护士在沟通中的作用

(一)护患关系冲突

护患关系冲突，即护患交往发生障碍，如同一切人际冲突是人际交往过程中经常会碰到的问题一样，护患关系冲突也常出现在护患交往的过程中，是影响护患关系健康发展的一种客观状态。因此，要建立和发展良好的护患关系，首先要分析造成护患冲突的主要症结，才能有的

放矢地调控护患关系。

1. 期望与现实的冲突　由于“白衣天使”的称誉在社会上广泛流传，许多患者往往以此来勾画较理想的护士职业形象，相应地产生对护士职业素质较高的期望值，并以此来衡量他们所面对的具体的护士个体，用较高的标准来要求那些客观上难以理想化的护士。当发现个别护士的某个职业行为与他们的过高期望值距离较大时，就会产生不满和抱怨，并出现程度不同的护患冲突，有的表现为冷漠，有的表现为不合作，有的还可能出现过激的言行。

在护士方面的确有个别护士不能准确了解患者的过高期望并给予适当的引导，或者完全不从自身查找可能引发护患冲突的原因，甚至表现出一种完全对立的态度，认为患者对自己过于苛刻，就有可能导致更激烈的护患冲突。

2. 需求与满足的冲突　病人尤其是急症、重症、老年患者住院后，由于生活不能自理，各方面需要人照料，当亲属不在时更渴望护理人员的精心护理。但在护士相对不足，护理工作十分繁忙的情况下，要对所有病人做到精心护理，确有实际困难。另外，病人的需求是多方面的，既有治疗护理上的需求，又有饮食生活上的需求，还有休息环境、娱乐等方面的具体要求。一般说来，病人的这些要求多数是合理的，对康复都是有益的，我们应尽力满足。但是鉴于目前医院的物质条件、设备和医疗技术水平，又很难满足病人的一切需求。在这种情况下，护理人员就不能埋怨病人挑剔，甚至与病人争吵。应耐心向病人解释，争取病人的谅解，妥善地解决这些冲突。

3. 外行与内行的冲突　这类冲突，一般是由于患者出于对自身疾病转归的过分关注引起的。患者强烈的康复愿望驱使他们想全面了解自己疾病检查、治疗、护理过程的每一细节，常常缠着医师护士“打破砂锅问到底”，一方面，患者由于对疾病知识了解不多，对护理专业理论多是外行，所提问题在护士看来常常是比较零碎的、重复的、无关紧要的；另一方面，作为内行的护士由于长此以往，已经司空见惯，习以为常，有时不能设身处地去体谅患者的急切心情，对患者的反复提问缺乏耐心，表现为懒于解释或简单敷衍等，这也是引起护患关系紧张的常见原因。

4. 偏见与价值的冲突　来自社会各个层次的患者，对护士职业价值的看法总是受到他们自身的社会、心理、文化等方面因素的影响，有的患者很少与护士交往，对护士职业缺乏了解，只能根据一些道听途说来片面地认识护士，把对护士职业的社会偏见带到护患交往中来。少数患者有时以对护士个人关切的形式直言相劝，话语中流露出对从事护士职业的不理解。部分护士对他人对自己职业的消极评价特别敏感、反感，很容易就此与他人发生争执，导致护患冲突。

5. 休闲与忙碌的冲突　在为患者实施护理的过程中，护士必须整天面对大量烦琐、庞杂的事务性工作，特别是随着整体化护理的推广，更突出了护士数量不足，常常是几个护士除了负责几十个患者的常规护理工作之外，还要随时去应付一些突发性的事情，其忙碌程度可想而知。相对而言，患者则处于一种专心养病，看似“休闲”的状态。然而实际上，疾病给患者造成的压力不可能使他们有真正的清闲，有些患者几乎把全部注意力都放在对自己疾病的考虑上，对外界的许多事物包括对护士的忙碌常“视而不见”。当个别患者的急需与护士的工作安排发生冲突时，患者可能对护士产生不满，指责护士不尽责；护士可能在疲惫忙碌的状态下埋怨患者不体谅。此时是否导致进一步的护患冲突，关键在护士。如果护士只是强调自己的理由而不能宽待身心失衡的患者，护患关系将进一步受到损害。

6. 依赖与独立的冲突　这种冲突较多地发生在患者的疾病恢复期。一方面，患者经过较长的病程，已逐步适应了部分社会、家庭责任被解除的处境，形成了患者角色强化，在心理上对医护人员的依赖显著增强。有的患者甚至在躯体上已达到了基本康复时，出现了回归社会角色的心理障碍。因此护士在患者的疾病恢复期,必须遵循现代医学模式,全面帮助患者重建自信,增强独立意识,促使患者获得心理健康与躯体康复同步的最佳身心状态。在依赖与独立的矛盾中,要求护士有较大耐心和正确引导,如果护士不能就此与患者达到充分的沟通,护士的好意不仅难以被患者接受,反而可能引起患者的误解,导致护患之间的冲突。

7. 伤残与健康的冲突　许多患者在与护士交往时,对自身健康丧失的沮丧、自卑和对他人健全身体、姣好容貌的羡慕嫉妒,常可引起他们内心激烈的冲突,特别是严重伤残或毁容的患者,更是在与他们形成鲜明对照的护士面前自惭形秽。有时把病残的恼怒迁移到护士身上。若护士不能理解患者的情绪反应,则可能出现互不相让的紧张气氛,甚至引发较强的护患冲突。

8. 质量与疗效的冲突　护理质量与实际疗效,一般来说是统一的。护理质量高,实际疗效就好,反之亦然。但是,在某些情况下,如病人病入膏肓、误诊误治或漏诊漏治等,护理质量与实际疗效就不一致。护士精心护理,实际疗效却不一定显著,甚至病情恶化。在这种情况下,就产生了护理质量与实际疗效的矛盾,此时有的病人会错怪护士,使护理人员感到委屈,发生冲突。此时护士要理解病人的心情,宽容病人的责备,帮助病人分析疗效不理想的原因。对护理过程中的不到之处,应予以改进和弥补。

(二)护士在护患关系沟通中的作用

1. 消除角色不明的影响　角色是指一个人在集体中依其地位所承担的责任和所表现的行为。护患双方角色不明是影响护患关系及其沟通的第一个因素。在护患关系的建立和发展过程中,如果双方对各自的角色理解不一致,便会觉得对方的言行表现不符合自己对于对方的角色期待,护患关系及其沟通便会发生障碍。特别是护理模式从功能制护理向整体护理转变的时期,更容易发生因护患角色不明而导致的护患关系问题。

在整体护理中,护士的角色功能是多方面的:是提供护理的帮助者、照顾者、安慰者;在对健康问题进行诊断处理时,是计划者、决策者;在实施护理干预时,是健康的促进者;在病区或一定范围内,是管理者、协调者,是患者权益的代言人和维护者;在卫生宣教和健康咨询方面,是教师和顾问。在以上范围内,患者对护士的角色期待都是正当而且合理的。

与护士相比,患者的角色要简单得多。被帮助者是所有患者最主要的角色特征。但在整体护理体制下,患者也不完全是消极被动的求助者,患者在护理过程的大多数环节中都可以积极参与。

但是在许多情况下,特别是整体护理没有实施或没有全面实施的情况下,护士与患者对于各自的和对方的角色功能认识并不很清楚,相互之间角色期待不一致的情况也会经常发生,因而影响了护患关系及沟通。如接诊一位刚入院的病人,护士将她带入病房,交代了一大堆关于医院的规章制度,然后就转身离去。病人呆坐在病床上,看着邻床刚手术过的老太太在痛苦中呻吟,1 小时过去了,没有人与她说一句话,病人看着护士们匆匆地走来走去,不知该找谁询问,只感到一种失望,有一种度日如年的感觉。这首先是护士对自己的角色功能不清导致的结果。护士没有作自我介绍,其角色含糊不清,因此患者不知道谁是自己的责任护士,连向谁求助都不清楚。其次是患者对自己的角色特征也不清楚,因而不敢发问,不敢求助。这种状况对护患关系的建立和发展是很不利的,更不利于患者的身心健康。

在护患关系及其沟通上,护士首先要对自己的角色功能有一个全面而充分的认识,才能使自己的言行表现符合患者对自己的角色期待。而护士对患者的角色期待不应过高。因为对于患者来说,他们过去所熟悉的"社会常态角色"——工人、厂长、老师、父亲、妻子、女儿等,被"患者"这一新的角色所替代,医院和病房对他们来说,是一个新的环境,他们虽然也想成为一个"好患者",但是不知道该怎么做。

患者大多不明确医务人员的分工。即使都是护理人员,责任护士与非责任护士的角色功能也有较大的区别。对于这些患者是不清楚的,有时就可能提出一些与医务人员分工不相符的要求,这便是角色不明产生的问题。因此在护患关系建立初期(即认识期),护士应主动把自己的分工和角色功能介绍给患者,这有利于护患双方保持基本一致的角色期待,有利于发展护患关系和进行有效沟通。

患者一般不知道护理模式正在转变,对于整体护理中护士的角色功能更不清楚,往往从功能制护理的角度来理解护士角色,以为护士的工作仍然只是被动地执行医嘱和进行一些护理操作,所以许多心理和保健方面的问题,不知道向护士求助;或者当护士向患者了解一些属于心理、社会的情况时,患者甚至会感到突然,以为护士是"多管闲事"。这些也属于角色不明而产生的问题。因此护士应通过沟通向患者进行必要的宣教,使其了解整体护理中护士的角色功能,这对于建立新型的护患关系是有利的。

另外,整体护理提倡患者的积极参与和配合,但如何参与和配合,更需要护理人员随时加以指导。总之,在护患关系沟通中,护士具有主导性角色功能。护士对于患者的角色期待要从实际出发,不能期待患者样样都懂,个个通情达理,更不能对患者某些不适当的言行妄加指责,因为患者许多不适当的言行,往往是由于护士角色功能发挥不够而造成的。

2. 减轻和消除责任冲突的影响 护患之间的责任冲突表现在两方面:一是对于造成健康问题该由谁承担责任,护患双方意见有分歧。如某患者血压高,按医嘱用药后仍未能控制,患者认为是医师用药有问题而有意见,但在护患沟通中,护士发现该患者喜食腌腊,摄盐太多很可能是导致血压控制不良的因素,也就是说,患者自己对血压控制不良负有一定责任。二是对于改变健康状况该由谁承担责任,护患双方意见不一致。如治疗一脑出血后遗症患者,右侧肢体偏瘫,正在接受理疗和针灸。护士告诉患者及其家属,要求患者多做下肢活动以配合治疗,但患者总是说自己下肢麻木无力,无法活动,难以配合。这就是护患双方在该由谁来负责改变患者的健康状况问题上发生争议。患者不愿进行积极的功能锻炼,只想单纯依靠治疗。也就是说,患者不愿意为改变自己的健康状况承担责任,而医护人员则持不同意见。这也需要通过护士发挥主导性角色功能,通过沟通,才能使双方取得一致。

许多疾病的发生,直接与人们的不健康行为有关,如吸烟、酗酒、不良的饮食习惯和生活习惯,甚至吸毒、嫖娼等。但在许多情况下,患者并不知道自己该对自己的健康承担责任。还有许多因心理、社会因素导致的健康问题,情况则更为复杂。在旧的医学模式和功能制护理体制下,对于患者因个人不健康行为和心理社会因素导致的疾病,医护人员一般是不负责任的。但事实上,患者的不健康行为可以通过医护人员的卫生宣教和健康指导而得到纠正;许多患者的心理问题,也可以通过有效的护患沟通得到解决。也就是说,医护人员在这方面是应该承担一定责任的,并可以起主导作用。

在护理服务中,护士不仅要注意技术操作的安全性,也要在文化安全性方面承担责任。所谓文化安全性,通俗地说,就是要求护士从文化传统的角度注意自己的言行举止对患者的健康产生的影响。现在认为用各种方法满足患者对于传统文化的需要以利康复,这本身就是一种护理,即"多元文化护理",它不属于医师的治疗。整体护理要求护士正确评估不同患者的文化背景,以便加强护理的文化安全性。

文化安全性这一问题在护患关系沟通中表现尤为突出。护士的谈吐本身就是一种文化的体现，能生动地反映护士的人文修养和基本素质。护士的语言不当会给病人造成伤害。如某医大附属医院神经科曾因护士的一句刺激性顺口溜而导致患者跳楼自杀。由此可见，不注意文化安全性而给患者造成的痛苦与伤害，与不注意技术安全性一样，是可以致命的，护士应当对此承担责任。在医学不断进步和整体护理不断深入实施的过程中，会有许多新的责任问题，需通过研究来加以认识和明确。

3. *减轻和消除权益差异的影响*　要求获得安全而优良的健康服务是患者的正当权益。但由于患者大多不是医护人员，缺乏医学专业知识，而且疾病缠身，失去或部分失去自身控制和自我料理的能力，因此，在大多数情况下，患者不具备维护自己权益的知识和能力。也就是说，患者的许多权益不得不靠医护人员来维护。这种情况往往助长了护理人员的优越感，在处理护患双方的权益之争时，往往会自觉或不自觉地倾向于照顾医院或医护人员的利益，较少考虑患者的权益，有时甚至还会以服务的优劣作为“奖”“罚”患者的手段，致使患者有意见也不敢提，被迫采取“敢怒不敢言”“逆来顺受”的态度。患者的这种“无权”状态虽然极不正常，也不合理，但却普遍存在。

随着人们的物质生活水平和精神文明水平的不断提高，人们的人文意识不断觉醒，对精神和文化的追求也越来越高，患者及其家属的权益意识也在不断增强，在医疗纠纷中，病家不仅对身体的损失提出赔偿，对精神损失提出高额赔偿的案例也屡见不鲜。如果医护人员继续忽视患者的权益，只把自己看成“专家”“施恩者”，不注重技术安全性与文化安全性，医患、护患纠纷将不可避免。医护人员对此应有清醒的认识，以认真和慎重的态度对待患者的权益，才能使护患关系保持良性发展。

4. *减轻和消除理解分歧的影响*　当护患双方对于信息的理解不一致时，要进行有效的沟通是困难的，而且这种理解上的分歧，最终将对护患关系造成损害。

(1)专业术语的影响：医护人员之间习惯于用专业术语进行交流，但这些专业术语对于患者来说是陌生的，很容易造成误解。如一位诊断为癌症的患者，听到医护人员说她“预后可能不很好”，便忧心忡忡，以为“预后”就是“后事”，自己快不行了，结果导致对治疗护理失去信心，采取消极甚至是拒不配合的态度，护患关系受到损害。其他如“禁忌证”“探查”“活检”“电解质紊乱”……护士在与患者沟通时如不加以解释，便会妨碍患者对自己健康信息的了解，也会妨碍医护人员从患者那里得到应有的信息反馈。

(2)语言过于简单：医护人员常因自己心里有数，以为患者也一定清楚，有时语言过于简单，表述不清，也会造成误解。曾经发生过这样的笑话：药剂人员将一瓶口服药水交给患者，说“吃的时候摇一摇”，结果患者服药时不是摇动药瓶而是摇动自己的身体。

(3)方言土语的影响：不同的方言土语也会造成理解的不一致。

为避免理解分歧，护理人员在进行护患沟通时，要注意反复释义，特别是对专业术语要进行通俗的解释，同时要创造一种平等交流的气氛，鼓励患者在不理解时能随时发问，以达到双方理解一致。

(三)护患冲突的处理策略

冲突本身是人际关系的一种现实状态，护士与患者的冲突，是临床客观存在的现象。面对冲突，护士作为护患关系的主导者，应冷静分析其原因，从责任与义务的角度去体谅、理解患者。处理护患冲突，主要可运用以下策略。

1. 深呼吸法　冲突的处理最忌讳情绪激动、不冷静，而深呼吸是一种最有效控制情绪激动的方法。当护士感觉被患者激怒时，马上运用深呼吸法，可达到快速控制情绪的效果。深呼吸一种是简单易行的自我放松方法，不仅能促进人体与外界的氧气交换，还能使人心跳减缓，血压降低。它能转移人在压抑环境中的注意力，有助于重新控制情感，缓解焦虑情绪，提高自我意识。

2. 冷处理法　一般说来，矛盾发生时，当事人往往情绪会比较激动，甚至不理智。冷处理法是指矛盾激化，矛盾双方失控时，先将矛盾控制住，暂时放置，待矛盾双方冷静后，再对矛盾进行解决。患者有时可因疾病导致情绪不稳定而迁怒于护士，此时护士应采取冷处理方式，待患者冷静后，耐心分析、解释，通常可有效避免、化解冲突。心急吃不了热豆腐，趁热打铁的工作方法并不适用所有情况，有时把矛盾放一放，冷静地观察和思考，或许矛盾化解起来容易得多。

3. 换位思考　换位思考即"共情"，是指面对冲突，主客体双方彼此能站在对方的立场上思考问题。护士若善于多从患者角度考虑问题，理解患者的感受，了解患者的感受，了解患者的需求，能真正维护患者的利益，化解护患冲突，促进护患关系。换位思考的方法详见本书第四章第二节。

六、护士与患者亲友的沟通

在护理工作涉及的众多关系之中，护士与患者家属的关系最容易被忽视，然而近年来医护人员越来越感受到患者家属在提高治疗效果和促进患者康复中的积极作用。护理工作对病人的要求，在许多情况下是通过家属进行的，把家属排斥于护患关系之外，是导致护患之间不能有效沟通的原因之一，因而医护人员与患者家属的沟通现在也相应受到重视。特别是遇到一些特殊的患者时，如婴幼儿、高龄患者、重危患者、昏迷患者、精神病患者等，与患者的家属保持积极的沟通就显得更重要。这实际上是对护患关系的一种补充。

(一)患者家属的角色特征

疾病的突然降临必然给患者家庭造成一定的影响，特别是家庭主要成员病倒后，影响更为重大。为了照顾和支持患者，家庭成员原来所承担的角色功能将不得不重新调整。作为患者家属来说，其角色特征主要包括以下几点。

1. 患者原有家庭角色的替代者　患者生病以前在家庭中的角色(父亲、母亲、丈夫、妻子、女儿、儿子、姐姐等)是相对固定的，其角色功能也相对固定。一旦病倒，其角色功能必须由其他家庭成员替代，否则患者将无心养病。因此，促使患者家庭成员角色功能的迅速调整，妥善分担患者原有的家庭角色功能，对于消除患者的心理压力和安心治病是十分重要的。

2. 患者病痛的共同承受者　疾病不仅给病人带来许多痛苦，同时也会引起家属痛苦的心理反应，尤其是那些危重症或绝症患者的家属。正如库布勒·罗斯所说："亲属往往比病人本身更难以接受死亡的事实。"一般情况下，对于心理承受能力较差的绝症患者的信息，医生护士常常采取"越过式沟通"，将病人的病情和预后先告诉家属。因此，亲属首先要承受精神上的打击，继而进入难以抑制的悲痛的心理过程。他们的心情极其痛苦，却又将痛苦抑制在心中不表露出来，在病人面前强装笑容；有的亲属无法克制自己的情绪，在病人面前不由自主地流泪或愁容满面，给病人带来更沉重的心理压力。

3. 患者心理的支持者　家属是病人情绪稳定的重要因素。生病后，病人容易产生焦虑、恐惧等心理问题，需要有人给予排解和安慰，患者家属是承担这种角色功能的合适人选。家属的关怀是对病人极大的安慰，不少病人的心理症结，只有家属才能解开，在某些方面，护士是无法代替家属的。

4. *患者家庭经济压力的承担者*　随着高端诊疗技术、新药的不断开发和应用，医疗费用也不断升高，患者家属的经济压力逐步加大。当患者家属花费了高额的医疗费用、却未见明显的治疗效果时，往往会产生不满情绪，从而引发患者家属与护士间的冲突。

5. *护理计划制定及实施的参与者*　整体护理需要患者的积极配合和参与，但如果患者病情严重或是儿童患者、精神病患者等而使患者的参与能力受限时，就需要患者家属的积极参与了。家属是病人病情的知情者，特别是那些失去知觉的病人，没有家属提供病情，护士很难收集资料进行护理诊断。另外，大多数患者生活自理能力受到影响，住院期间及出院后的一段时间内都需要有人照顾。因此护士应把家属看作帮助病人恢复健康的助手和支持者，应善于调动家属的积极力量，共同为病人提供高质量的护理。但这并不是说护士可以把自己的工作推给家属，更不是说家属可以取代护士。相反，在医院中应尽可能减少家属对病人的直接护理，减少陪护。

（二）护士与患者亲友的关系冲突

护士与患者亲友接触较为频繁，在频繁的交往中，产生这样那样的人际关系冲突是难免的，主要表现在以下几个方面。

1. *患者陪护与病房管理的矛盾*　患者的陪护，一般由患者的亲属承担。他们出于对亲人住院的不放心，常常要求陪伴病人。然而，病房的容量是有限的，陪人多了，势必造成病房的拥挤、嘈杂，既影响病人休息，又增加了医院内感染的机会。因此，对陪护应严格限制，这就产生了矛盾。如果护士缺乏耐心的解释，言语简单生硬，就可能发生冲突。

少数陪护人员，不适应医院规定，不注意病区卫生，随地吐痰，乱扔果皮，乱倒剩饭茶水，不遵守医院作息时间，加重了护士的工作负担，常常引起护士反感，出现人际交往矛盾与冲突。

2. *违规探视与医疗护理的矛盾*　适当的探视是必要的，它可给病人带来欢乐和温暖，但是过于频繁的探视，既影响病人休息，也影响医疗护理工作的正常进行。为了保障病人的治疗护理和充分休息，护士应适当控制亲友的探视。但是有些亲属探望心切，不顾病房和病人的承受负荷，来人过多，有时谈到深夜不归，有时高声喧哗，有时声泪俱下。当护士进行管理时，探视者常常感到护士无情或苛刻，护士则容易感到委屈厌烦，这就难免产生交际矛盾和冲突。

3. *频繁询问与忙碌工作的矛盾*　不论是陪护者还是探视者，都会向护士提出一系列与病人有关的问题，如病人有什么危险？有什么好药可用？现在用的药有什么不良反应？有哪些食物可以吃？哪些食物不能吃？病情会不会恶化？要不要开刀？会不会致残？有什么并发症和后遗症？……少数护士在工作繁忙时把回答患者家属的问题看成是额外负担，采取冷漠的态度，或者不理不睬，或者敷衍了事，或者干脆推给医师，给人以冷若冰霜的感觉，难免产生矛盾与人际冲突。

（三）护士在与患者亲友沟通中的作用

护士与患者家属建立关系并进行有效沟通，目的在于指导患者家属很好地承担起自己的角色义务，有效地支持患者早日康复或平静地面对死亡。

1. *探访接待者*　护士要热情地接待患者亲属，耐心听取他们的要求，根据需要决定是否留其陪伴病人，并予以相应的解释；对来院探望的亲属，要以礼相待，主动起身询问，给予引路，并嘱咐探视中的注意事项。

2. 情况介绍者　护士应理解患者亲属迫切了解病情的心情，主动向患者亲属介绍病情、治疗措施及预后，使他们对病人的情况心中有数，便于做好各种安排；同时表明医护人员的关切和信心，希望取得病人及其亲属的配合。亲属一旦了解了亲人的真实病情，知道医护人员的态度和治疗措施，就能消除或减轻紧张心理，增强信赖感和安全感，积极主动配合医护人员的治疗护理。

3. 心理支持者　少数病人亲属由于长期照顾陪伴病人，自身疲惫不堪，正常的生活秩序被打乱，加之出现一些经济、财产等难以处理的问题，则会产生厌烦、冷漠的心理，他们可能会在病人面前流露出来。护士应耐心细致地做好亲属的思想工作，力求减轻亲属的心理负担，以便共同稳定患者情绪，使其能配合医疗护理；对于家庭关系不和的亲属，则应提醒他们关心病人的重要性。

4. 健康咨询者　当患者亲属向护士询问各种健康问题时，护士应视为进行健康教育的好机会，根据自己的知识、经验和所了解的情况，向患者亲属宣传卫生知识和保健知识，有的亲属怕干扰医护人员工作而不敢多问，护士应创造条件和机会满足患者亲属更多的信息要求。应该把回答患者亲属的询问看成是护理工作的重要组成部分，是与患者亲属人际交往的极好机会。通过这种交往，不仅可以消除其疑虑，增强对医护人员的信赖感，还可以通过他们做好患者的心理护理工作，促进护患关系的融洽。

5. 护理指导者　护士应通过与患者亲属的沟通，了解患者生病后家庭成员角色功能的调整情况，评估其存在的问题，并给予指导。在整体护理过程中，指导患者亲属积极参与，使他们更好地起到照顾和支持患者的作用。对年幼、年老、残疾病人应指导亲属协助病人恢复自我照顾能力，提供恰当的照顾，而不应完全由亲属替代，防止影响病人的健康重建。

目前，许多医院都在努力缩短患者的住院时间，事实证明，患者离开医院时间越早，就越需要亲属们在患者的护理中发挥积极作用，因此，当患者出院时，护士更需要与患者亲属进行直接的沟通，以指导他们有效地帮助患者继续休息和康复。

七、市场经济条件下的新型护患关系

(一)护患关系的发展趋向

社会的进步和科学技术的发展，伴随医学模式的转变及一系列新技术新设备在医学上的广泛应用，护患关系也相应地发生了很大变化，近年来，出现了以下几方面的发展趋向。

1. 护患关系的人机化趋向　随着越来越多的先进医疗仪器设备的应用，使得护患之间更多地增加了物的因素，护患关系由“人(护士)-人(患者)”模式向“人(护士)-机器-人(患者)”模式转变。人际关系被人机关系所阻隔或替代，护理人员与患者之间的直接交流被逐渐淡化，这种发展趋势不适应医学模式的转变，在护理实践中应避免和克服这种“高技术、低感情”的趋向。

2. 护患关系的经济化趋向　随着社会主义市场经济的建立和发展，医疗市场和医院管理体制改革不断深化，医院在考虑社会效益的前提下，也重视经济效益，强调经济管理与优质服务统一起来，实行优质优价，把为患者服务与个人经济利益挂钩，使得护患关系中的经济关系因素明显增强。这种发展趋势，使少数护理人员忘掉了全心全意为人民服务的宗旨和应有的职业道德，见利忘义，一切向钱看，极大地损害了正常的护患关系。

3. *护患关系的多元化趋向*　护理学科的发展使护理人员的角色要求不再是医生的助手，而是独立地、主动地开展整体护理工作，以满足患者生理、心理多方面的需求；另外，随着人民生活水平的提高，人们对健康的要求已不仅限于对疾病的治疗和康复，而且对生命和生活的质量提出了更多更高的要求。护理人员为适应这种趋势，必须全面提高职业素质，以满足患者多元化的需要。

4. *护患关系的社会化趋向*　近年来，社区医疗保健、家庭护理保健、康复护理保健等快速发展，工作任务也越来越重，护理人员走出医院，走向社会、走向家庭的趋势已愈来愈明显。护患关系的这种社会化趋向，要求护士更好地学习医学知识，掌握更多的人文科学知识，以利于更好地服务于社会。

5. *护患关系的法制化趋向*　传统的医患关系中，医患双方的权利义务是约定俗成的，在很大程度上依赖于医患双方的道德自律。在此基础上，医患之间形成了以“负责-信任”为纽带的人际关系。但是随着这一纽带的不断解体，在当代医疗活动中，再期待仅仅通过道德自律来实现医患双方的权利和义务的可能性已经非常小。所以随着时间的流逝，医患双方的权利和义务可能越来越多地以法律规定的形式出现，这也是护患关系演化的必然趋势。

6.*护患关系的民主化*　传统的医患关系是医护人员凭借着对医疗护理技术掌握而具有权威性，而病人只能绝对服从。但是随着社会生活领域的诸多变迁，现在医患关系中医护人员的权威性不断下降，患者的权利在不断增长，在医疗护理活动中，已演变为医患共同参与医疗护理抉择的情形。医患双方地位越来越平等，患者不再是被动的接受体，而是在知情同意的前提下，主动参与治疗护理。医患关系变得越来越民主化。

> **资料库**
>
> **两种不同的医患关系**
>
> 三国时，关羽右臂中箭，毒已入骨，名医华佗前来医治，刮骨疗毒。关羽任其医治，谈笑弈棋。经华佗刮骨保住了关羽的手臂。而曹操恰恰相反，他生性多疑，讳疾忌医，拒绝华佗开颅取涎，不治身亡。华佗与关羽、曹操与华佗之间，就是两种截然不同的医患关系。一个是忍着剧痛，配合华佗全力医治；一个是不予配合，拒绝救治，反倒怒杀了一代名医。

(二)对患者角色的重新解读

长期以来，我们一直将服务对象局限于病人，而我们对“病人”的认识仅仅是“患病需求医的个体”。市场经济体制下的服务营销理论为医院引入了“顾客服务”的理念，即不再将病人单纯看作是“有病的人”(patient)，而看作“顾客”(client)，顾客可以理解为接受服务的对象，包括组织和个人。所谓“接受”可以理解为已经接受或将有可能接受两种对象。因此，我们可以把医院顾客分为现实顾客和潜在顾客，现实顾客是指正在就医的病人和接受保健服务的健康人，潜在顾客是指尚未接受医院服务的所有的人。潜在顾客又可分为两类：一类是来到医院但不是来就医的人群，如患者的亲友、医院的供应商。对于医院来说，这类顾客很重要，他们在与医院接触中的感受和评价不仅影响病人对医院的满意度，也会影响其今后就医的选择。另一类潜在顾客是目前未到医院现场的人群，这些人可能是亚健康或健康人，人总是要生病的，健康人也需要保健服务，如何使他们成为医院的现实顾客，这是医院服务不可忽视的大市场。

无论从医疗服务提供者的角度，还是从服务对象(现在医院的服务对象已不仅仅局限于有病的人)角度,我们都应把到医院就医的人看作顾客。

将服务对象由“病人”转视为“顾客”,可带来以下转变:一是角色心理的转变,医护人员可由心理上位改变为心理等位,消除心理上的优势感,多给病人一些平等和关爱。二是服务对象的转变,不仅为正在接受医院服务的病人提供服务,而且注意给予过去曾来接受医院服务的对象以持续的服务,更注意开发潜在的顾客。三是服务范围的转变,不仅限于医中服务,还包括医前和医后的许多服务,这些服务可能与医疗有关,也可能无关,但对于保持与顾客的关系,争取顾客的信任、满意、忠诚是有利的。四是服务内容的转变,医院服务主要是以核心服务为主(解除病人的生理疾病),这是最基本的要求;而顾客服务是在此基础上,尽可能多地提供附加服务,在附加服务上下功夫,为病人提供更多的附加利益,为核心服务提升价值。五是服务主动性的转变,由被动等待病人上门求医转变为出门寻找客源。六是服务联系的转变,由就医时的短暂联系转变为发动员工与顾客建立长期的紧密联系,以获得顾客的满意和忠诚。

毫无疑问,“就医顾客”概念的建立,将使医疗服务发生根本性的变革。

(三)建立新型的护患关系

随着人们道德、价值观念的变化,参与意识、法律意识、平等意识的日趋增强,医(护)患之间日益呈现出新的发展趋向。在医学现代化的同时,确立新型医(护)患关系是目前国际上先进医学思想强调的一个重要指导原则。在新型的护患关系中,护患之间不仅是服务与被服务的关系,而且是合作伙伴关系、教学相长关系、生存互赖关系、平等主体之间的合同关系。护士不仅担任照顾者的角色,而且担任帮助者、指导者或教育者的角色,病人的地位从消极、被动转向积极、主动。

这种新型的护患关系从“以疾病为中心”转向“以病人的健康为中心”,从“以疾病诊疗护理为中心”转向“以满足病人的健康需要为中心”,从“主动与被动的需求关系”转向“需要互补的积极互动关系”,从“缺乏感情色彩的商业关系”转向“朋友式的互助关系”。这种新型护患关系充分体现了“以人为本”的思想,尊重护患双方的意志,从而提高了医疗护理服务的效果。护理人员应从“病人求医院”向“医院靠病人(就医顾客)”的认识转变,真正树立起“顾客至上”“以病人(就医顾客)为中心”的理念。

1. *患者是亲人,以人为中心* 把就医顾客当亲人,所提供的服务就一定是认真负责、热情周到、体贴细致、关怀有加的。

2. *患者是老师,工作当虚心* 护士是病人的学生。除了病人在同疾病作斗争中表现出来的坚强意志值得医护人员学习外,更重要的是指病人亲身体验着某一疾病的不适和痛苦,他们对疾病的感受最具真实性,许多疾病的真实表现就是护士在病人身上慢慢积累而得到的。另外,在治疗上应认真听取病人的意见,注意病人对治疗的反应,在临床观察中积累经验。从这一意义上说,病人确实是医师护士的老师。医师护士的经验是病人给的,如果毕业后分配到一个几乎没有病人的卫生所或小诊所,一辈子也不可能成为优秀的医师或护士;另外“久病成医”的病人也会给护士许多帮助和指导。

3. *患者是老板,服务当尽心* 就医顾客是医院的服务对象,也是医院的“衣食父母”,是顾客支付的费用养活了医院,有了顾客,医院才有了生存的基础,医护人员的工作才有意义。顾客是付款购买医院服务的人,作为护士没有任何理由不尽职尽责,全心全意。

4. *患者是朋友,真诚换真心* 要像帮助朋友一样帮助就医顾客,不仅给予高质量的技术服务,而且给予足够的尊重和交流沟通。

5. *患者是自己，将心来比心*　顾客(患者)是有血有肉有感情的人，有喜好、有厌恶，难免有偏见和偏好，护士要体谅顾客，理解顾客，用顾客的观点而不是只按自己的观点和医院的利益来分析考虑消费者的需求，要学会换位思考，多思考"假如我是病人"，只有这样，才能真正理解和及时提供就医顾客所需的服务。

6. *患者没有错，有理也耐心*　我们都听说过一则商海古训：第一条，顾客永远是对的；第二条，如果顾客有错，请参看第一条。现在的观念是：每一个顾客未必永远是对的，但顾客永远是第一位的，顾客的需要永远是第一位的。我们应该在医疗服务中倡导"把对的留给病人"的服务理念。要学会巧妙处理纠纷，学会查找原因，把抱怨转变为信息资源。绝大多数患者是通情达理的，蓄意胡搅蛮缠的毕竟是少数。

7. *患者无小事，处处要细心*　这一理念反映了医疗服务的特殊性，医院服务无小事。小事如果处理不好会变成人命关天的大事。护士的任何一点疏忽麻痹，都有可能造成不良后果。患者的要求总是很多的，我们的责任是在互利的原则上，给每一位就医顾客提供迅捷有效的服务，满足他们的要求。

8. *来者都是客，相待不偏心*　医院不仅要对所有的就医顾客一视同仁，使来院就医的病人满意，也要给所有来访者留下良好印象，包括病人的亲友、员工的亲朋好友、来访的兄弟单位、医院的供应商等。这些人都是医院的潜在顾客，这次留下的美好印象，可能就成为下次就医时的选择理由。

第二节　护士与其他医务人员的沟通

"和羹之美，在于合异；上下之益，在能相济。"

——陈寿《三国志·魏书》

现代医院是一个以患者为中心的健康服务群体，在这个群体中，护士是唯一能为患者提供每天24小时监护的人员，护士几乎每时每刻都要对住院患者的安全和健康承担责任，除了配合和参与治疗之外，还要协作患者进行各种检查，帮助患者解决困难，维护患者权益等。当护士按照护理程序科学地为患者提供整体护理时，也需要与其他医务人员协作和配合。因此，护士必须与健康服务群体中的所有人员进行沟通和协调，建立良好的沟通网络，方能最佳地发挥自己的角色功能。

一、医护关系模式

在健康服务群体中，护士与医师的关系最为密切。医护关系在医务人员的相互关系中占有重要地位，它不仅因为医护人员在医院工作人员中所占的比例最大，而且因为医护协调的好坏对治疗全过程的影响甚大。医护关系的模式正从"主导-从属型"向"并列-互补型"转变。

(一)主导-从属型

关于医师和护士的关系，有一个发展变化过程，但是长期以来，"万变不离其宗"，医护关系一直是主导-从属型模式。早期，护理寓于医疗工作之中，未形成独立的职业；随后，由于病人集中收治，护理从医疗中分离出来，但只是为病人提供各种生活护理，护士无须专门训练，他们也未纳入医务人员的行列;随着近代医学的进展,护士开始担任一部分治疗处置任务,他们已不是看护人员,而是医务人员队伍中的一员,但护士工作是医师工作的附属,护士从属于医师,护士的工作只是机械地执行医嘱,护士并不直接对病人负责,而仅对医师负责。医护关系只是一种支配与被支配的关系。由此可见,这一模式是与传统的医学模式分不开的。

(二)并列-互补型

随着现代医学的发展,医学模式的转变,人们对疾病和健康的概念在认识上发生了根本性的改变,而护理作为一个独立的学科和完整的体系,也就由以单纯执行医嘱的疾病护理,发展到以人的健康为中心的整体护理,因而传统的主导-从属型医护关系已不能适应医护工作现实的需要,逐步被并列-互补型关系所取代。

1. *医疗护理两者紧密联系缺一不可* 医疗护理是两个并列的要素,各有主次,各有侧重,两者的总和组成了治疗疾病的全过程,犹如一台机器上的两个相互咬合的齿轮,有机地结合在一起,互相协调,使机器正常运转。上海市第六人民医院的医师说得好:“接活一只断臂或游离脚趾,医师的功劳只是一半,还有一半应归功于护士,因为手术的成功,包括大量的护理工作。”如术后护理、病室温度的调节、空气的消毒、血供的观察、防止血管痉挛和血栓形成、再植肢体的功能锻炼等都离不开护士。这充分说明医疗和护理是互相依存、互相促进的,没有医师的诊断治疗,护理工作无从谈起;没有护士的治疗护理,医师的诊断治疗也无法落实。

2. *医疗护理两者相对独立不可替代* 在医疗工作中,虽有护士的参与,但医师是起主要作用的;在护理上,护士根据病情和诊治方案,从病人的整体需要出发,制定完整的护理方案,其中既包括了医护协作性工作,也包括了护士独立性工作,如心理护理、生活护理、环境护理、饮食护理、健康指导等,这一切,都是医疗工作不能替代的。护理工作与医疗工作相比,更接近于把病人作为一个整体的人,而不是把病人当作一种病来对待。护士执行医嘱只是医护结合的一种形式,更多更广泛的专业职能和社会功能是不能互相替代的。

3. *医疗护理两者相互监督互补不足* 由于两者的关系既紧密联系,又相对独立,就为相互弥补提供了可能。在临床上,医师的差错苗头被护士堵住,护士的工作漏洞被医师提醒的事情屡见不鲜。这在主导-从属型的医护关系中是不太容易做到的。

二、医护人员关系的特点及影响因素

除与医师进行关系沟通外,在护理过程中,护士还要经常与非临床科室及后勤保障部门人员进行交往和沟通,如与医技检验等科室人员商定患者的有关检查安排,与物理治疗医师讨论患者的肢体功能锻炼和康复锻炼等。护士在与医师及其他医务人员进行关系沟通时会受到一些特殊因素的影响。

(一)角色心理差位

心理方位是指人际交往中双方在互动时,心理上的主导性和权威性的程度,它是衡量人际心理关系最基本的指标。心理方位包括两种情况,一是心理差位关系,即发生互动关系时,双方在心理上分别处于上、下位,如师生关系、主雇关系、父子关系;二是心理等位关系,即发生互动关系时,彼此间没有心理上、下位之分,如朋友关系、同事关系等。

由于长期以来医护关系是主导-从属关系,因此容易形成护士对医师的依赖、服从心理,在医师面前感到自卑,觉得自己比医师低一等,只不过是医师的助手,表现为机械被动地执行医嘱,认为不折不扣地执行医嘱就是好护士。与此相反的是,近年来随着护理教育的进展,一批高学历的护理人员走上临床工作岗位，少数人过分强调了护理专业的独立性和专业性，不能很好地尊重医师。这两种情况都不能形成医护之间的正常互动关系。医护之间应是心理等位关系。

(二)角色压力过重

护士及其他医务人员在健康服务群体中均有各自独立的角色功能，并在各自的工作范围内承担责任。如果分工合理科学，各自的角色负担比较适当均衡，则医务人员内部关系就能比较协调，矛盾冲突可以较少发生。但实际情况并非如此理想。例如许多医院医护比例失调甚至倒置，医师满员或超编，护士却缺额严重；或者是其他岗位人员为“固定工”，护理岗位人员多为招聘的“临时工”；或者是岗位设置不合理，忙闲不均等。这些都会造成某些人员角色压力过重，影响相互关系。由于医务人员常常因为过重的或不适当的角色压力而变得脆弱、易怒和紧张不安，所以角色压力过重而形成的不满情绪常常是医务人员关系紧张的来源。

(三)角色理解欠缺

健康服务群体中不同专业的医学教育一般都在独立的、与其他专业分离的情况下进行，不同专业互不了解，这也会影响医务人员之间的合作关系。特别是在专业发展和变革迅速的情况下，更会造成专业间的理解欠缺。例如目前我国的护理模式正处于从功能制护理向整体护理转变的过程中，医师与其他医务人员对此并不清楚，提出一些疑问甚至非议，这便会使护士与医师之间的关系产生一些新的问题。

在医院日常工作中，不时可以听到医护之间或各科室之间相互埋怨或指责，如医师医嘱缺乏计划性，或物品用后不清理，引起护士抱怨；护士未在规定时间给病人输上液体或做完处置，造成医师不满；放射科由于病人摄片效果不佳而埋怨护士检查前准备不认真；检验科又埋怨临床科护士抽血或采取标本不准确而影响检验结果；护士指责供应室物品准备不够或药械科送药不及时等。这其中固然有一些客观因素，但仔细分析，缺乏沟通交流而形成误会也是重要原因。

(四)角色权利争议

医务人员按分工，在自己职责范围内应该是有自主权的。但是在某些情况下，医务人员常常会觉得自主权受到侵犯，因而产生矛盾冲突，影响关系。比如当护士与医师对于医嘱有不同看法时，便可能产生自主权争议：医师认为立医嘱是医师的事，医师会对此负责，不需护士干预；护士则认为自己有权对不妥当的医嘱提出意见，医师不该拒绝。另外，当医师和护士对同一患者病情观察结果不一致时，或者责任护士与非责任护士对病情观察结果不一致时，或者当有经验的护士对缺乏经验的年轻医师的处理有异议时，都可能产生自主权争议。此时特别需要双方心平气和地通过沟通来取得谅解和一致。

三、护士在医护人员内部关系沟通中的积极作用

通过有效的沟通以改善医务人员内部的关系，这固然不是护士单方面的责任，但护士可以在许多方面发挥主动而积极的作用。

(一)介绍宣传

护士应主动介绍和宣传护理的专业特点，以求得其他医务人员的了解和协助。例如整体护理在许多医院刚刚起步，这就需要宣传介绍，除了医院有组织的宣传之外，护士在日常工作交往中，也应随时与其他医务人员进行沟通，具体解释其特征和必要性，以免因其他医务人员

不理解整体护理而出现关系问题。

(二)互尊互学

医护之间在沟通交往中,要相互尊重,以诚相待,使用礼貌客气的语言,配以大方端庄的举止。护士在工作中既要遵从医嘱完成治疗和护理工作,又不要盲目依赖医师,应该共同为病人服务,共同对病人负责。现代医学的飞速发展,对医疗护理工作提出了更高的要求,由于受专业的限制,医疗护理知识的范围、重点、深度是不同的。作为医师,应了解护理的进展情况;作为护士,不仅要掌握本专业的理论知识和技能,还要虚心向医师求教,从更深的理论角度把握疾病的诊疗过程,使医疗与护理互相渗透,互相启迪,推动医学科学的不断发展。

(三)理解合作

护士与其他医务工作者是良好的合作伙伴,彼此要理解和尊重其他医务人员的专业特点,主动配合别人的工作,改善关系。如对医师的用药处置等应有一定的了解,以便对患者进行卫生宣教,或者解答患者提出的问题;在帮助患者进行有关化验检查时,就应理解这些检查的意义及其必要性,以便配合并向患者解释。在发生争议时,要冷静对待,分析原因,妥善处理。要善于进行自我心理调适,避免盲目冲动。切忌在患者面前与其他医务人员争论不休,更不应在患者面前议论医师或其他医务人员的是非长短,这些对于沟通关系都是十分有害的。

总之,护士与其他医务人员的沟通,有赖于双方共同的知识水平、道德意识和相互的理解支持,护士应从病人利益出发,积极主动地与其他医务人员配合,共同出色地完成各项医疗护理工作。

第三节 护际关系沟通

“天时不如地利,地利不如人和。”

——孟 子

良好、和谐的人际氛围,使人心情舒畅,利于个体能力的最大发挥,是个体成功的增效剂;就组织而言,互相团结,互相协作的人际氛围,能增强群体凝聚力和向心力,利于组织目标的实现。无论个体或组织的管理者都应努力营造“人和”的生活或工作环境。

护际沟通是指护理人员之间的交往与沟通。护理人员是指从事护理工作的人员的总称。它包括护士、实习护士、护工(或助理护士)、护理员。其中护士按其职称,又可分为护士、护师、主管护师、副主任护师、主任护师五个等级。护际关系,就是指上述几个层次护理人员之间的人际交往关系。各类护理人员在临床护理实践中,职责分工不同,但他们的服务对象和目的是一致的。他们在具体的工作中,也会产生许多矛盾,出现互不协调的现象。为了不影响护理工作,就要研究护理人员之间的人际心理、人际矛盾及其处理方法。

一、护理人员的交往心理及矛盾

各类护理人员由于职责分工、知识水平、工作体验等不同,在人际交往中,往往产生不同的心理,发生人际交往的各种矛盾。

(一)护士与实习护士的交往心理及矛盾

护士与实习护士之间既是师徒关系,又是同志关系。带教护士希望护生工作主动、多问、多学、多做,尽快掌握护理操作技术;护生则希望带教护士医德高尚,业务熟练,待人热情,带教耐心。

护士与实习护士间的人际交往一般较好。但有时也会有一些矛盾。带教护士往往喜欢勤快、聪明的学生,而对一些接受能力较差,眼里又没有活的护生往往表现得不耐心,批评指责较多,甚至操作也不放手,不仅使他们失去学习兴趣和信心,而且产生师生之间的矛盾和冲突。有的护生傲慢、不虚心,自认为有本事,似懂非懂,不尊重带教护士,造成一些差错事故,给带教护士增加心理压力,出现不愿意带学生的心理状况。

(二)护士与护理员的交往心理及矛盾

就目前医院情况来看,护理员或(护工)大多数是一些未经过卫校正规培训的人员,有的是待业青年,有的是下岗女工,有的是家政临时工。他们不仅缺乏护理知识,而且对护理工作的重要性认识不足,体验不深,雇佣观念较重,拿多少钱干多少事,缺乏主人翁精神,在与护士的交往中,往往处于被动地位。根据角色期望心理,他们希望护士能教他们一些基本的医学知识,希望护士能协助他们搞好病区的清洁卫生和管理,希望尊重他们的劳动,提高他们在病人面前的威望,不愿意被人随意打发、指使。护士则希望护理员能掌握一些临床护理基础知识,在搞好病区卫生、供应好饮食之外,能协助护士做一些护理工作,特别是护士工作繁忙或抢救病人时,更希望得到配合,减轻护士一些工作负担。

多数护士与护理员能做到互相关照,密切配合,但也有少数护士与护理员出现分工不协作的现象,有时出现互相挑剔、互相指责的情况。护理员只管搞完卫生就提前下班,不管护士如何繁忙;护士以命令、教训的口气,指使护理员干这干那,有时用责备的口气说这说那,导致争吵或互相推诿等人际纠纷。

(三)新老护士之间的交往心理及矛盾

中老年护士大多热爱护理工作,专业思想稳定,一心扑在工作上,希望青年护士尽快掌握护理技术和知识,对他们要求严格,看不惯少数年轻护士害怕吃苦,工作马虎,敬业精神差,要求他们勤业精业,多吃点苦,手脚勤快。青年护士则嫌中老年护士观念落后,唠叨啰唆,爱管闲事,爱发号施令指挥别人,于是便产生人际交往矛盾。

青年护士之间的人际矛盾较多地表现在工作上的互不协作或互不服气、互相嫉妒。个别护士因关系不和,上班时彼此不帮忙,交接班时不认真,险情隐患不介绍,治疗护理不交代,有的甚至互不讲话而用纸条交接班。青年护士都是同龄人,有的还是同学,有的工作能力强,瞧不起工作能力较差的;工作能力较差的,嫉妒工作能力较强的,加上年轻人一般个性较强,往往为一些小事发生争执,影响彼此间的人际交往。

(四)护士与护士长的交往心理及矛盾

护士长与护士交往,希望护士能很好地贯彻自己的工作意图,妥善安排好自己的家庭、生活和学习,顺利完成各项护理工作任务;护士则希望护士长能在业务上过硬,关心下属,一视同仁,多给下属以指导和帮助。

在工作中,有时会出现护士长与护士之间的矛盾。如有的护士不体谅护士长工作的难处,服从意识差,强调个人困难多,考虑科室工作少;少数护士长对老年护士不够尊重,对长期请病假的护士冷淡反感,对麻利能干的护士偏爱亲近,对后进护士一味指责,或只顾抓工作,不关心护士需求等,这些均可造成护士与护士长之间的人际冲突。

二、护际关系沟通要素

(一)建立民主和谐的人际关系

护理集体内部的沟通是以相互理解、尊重、友爱、帮助、协作为前提的。在护理人员之间的沟通,应注意相互交流与信息传递。作为护士长,首先要严于律己,以身作则,一视同仁,平易近人,耐心热情。对待下级护士要多用情,少用权,多用非权力因素的影响力去感染下属。作为普通护士,也要体谅护士长工作的艰辛,尊重领导,服从管理,要明确自己的工作目的是帮助病人恢复健康,而不是为某一个人工作。

护士之间,护士与实习护士之间要互帮互学,教学相长,年轻护士要多向老护士请教,年长护士要帮助新护士掌握正确的护理方法和技巧,在护理实践中耐心传、帮、带,以形成民主和谐的人际关系。此外,还可以通过不同形式的集体活动,如外出游玩、联谊会、家庭聚会等非正式沟通交往形式,加强沟通的深度和理解的程度,使整个护理群体更具有凝聚力和向心力。

另外,由于护理集体内部多为女性,故应注意在思考问题和言语沟通中以大局为重,勿为一些小是小非产生不必要的冲突和隔阂。工作之余应加强学习,充实自己,而不要因闲聊生出事端,应做到不利于团结的话不说,不利于团结的事不做。

> **资料库**
>
> **相崇相助的古代名医**
>
> 元代名医朱丹溪、葛可久,他们一个以用药扬名,一个以针法见长,两者各有千秋。有一次朱丹溪为一女子治瘩背,病愈后颊部留有两块红色斑点不能去除,朱亲致书请葛可久针灸,红斑消除。另一次,朱丹溪治愈了葛可久诊为绝症的病人,葛氏深为佩服,大为感叹。他们这种同行相崇、虚怀若谷、不耻下问、虚心求教的高尚情操,值得学习。

(二)建立团结协作的工作关系

护理工作面临着广泛而繁重的任务,这一系列任务的完成,不仅有赖于护士个人良好的综合素质,而且需要护士之间团结和协调运转。各类护理人员之间应有主动协作精神,有些护理事项虽非自己分内的事,但其他岗位的护理人员出现困难也应主动协助,不应强调已分工。各班护士间应多替别人着想,把方便留给别人,为其他同志的工作创造条件。

要正确对待和处理护理工作中的差错。在处理差错的问题上,反映了护士之间的关系,通常也是护士人际关系的一个缩影。一个识大局、顾大体、有修养的护士,绝不会把过错推给别人,更不会嫁祸于人或在病人面前议论其他医护人员的差错缺点。

正确协调不同级别、不同年龄护理人员之间的关系,是搞好护际关系的又一重要方面。不同级别的护士在自己的职权范围内工作,各就其位,各司其职,就可使护理工作形成一个协调的整体,保证护理工作井然有序地进行。不同层次的护士间应互相学习、互相尊重、互相爱护,级别高、年龄大的护士要关心帮助支持级别低、年龄小的护士和实习护士,年轻护士应尊重年龄大、级别高的护士,接受她们的指导与分配的工作,虚心向她们学习。应该在护士之间提倡互相交流思想、沟通信息的氛围。人之交往,贵在知心。只要心相通,没有搞不好人际关系的。

要充分发挥护士长在协调关系中的枢纽作用。护士长不仅是病区护理管理工作的组织者和指挥者,也是护士间相互关系的协调者,是护士群体人际关系的核心。为此护士长必须了解自己的所有成员，了解每位护士的长处和短处，以及她们的个人情况。护士长应头脑清楚，有秩序地组织各项工作，处事公平，充分发挥每个护士的积极性。当然，护士不论年长年轻，都应该尊重护士长，支持护士长的工作。

【思考与练习】

练习一

请分析下列护患关系冲突产生的原因，并讨论：假如你是当班护士，你应该怎样对待患者？

例一

护士A：（为患者王老伯输液时未能一针见血）

王老伯：哎呀！怎么这么痛呀！

护士A：你的血管太滑太脆，真难打！没办法，只好重新再打一针了。

王老伯：什么"血管太滑太脆"，别的护士打针怎么不滑不脆呢？（很不高兴）

护士A：那就算我倒霉呗！

王老伯：是你倒霉还是我倒霉？！

例二

患者江先生因上呼吸道感染于昨晚入院。今天早上实习护士B去给江先生和其他病人测体温。

江先生：护士小姐，我昨晚没睡好，现在头很痛，还很想吐，你说是怎么回事？

护士B：我怎么知道是怎么回事。

江先生：我很难受，你能不能想办法帮我解决一下？

护士B：我是刚来的实习护士，不知道怎样解决你的问题，等一下我去帮你问一下我的老师吧！（继续测体温、脉搏、呼吸）

江先生：喂，护士小姐！你什么时候去问呀！我现在很不舒服你知道吗？昨天送我到病房的护士哪里去了？

护士B：我不知道送你来的护士是谁，我把这几个病人的体温测完才有空去替你问。

江先生：（无可奈何地自言自语）唉！怎么碰上这么个护士，一问三不知。

练习二

钱女士是某机关干部，46岁，因患骨髓炎而入院，每日给予抗生素静脉滴注。现已住院1周。钱女士敏感、细心，对护理要求较高。某日，新护士C推着治疗车来到钱女士床边。

护士C：您好，请准备输液吧。

钱女士：你来给我输液吗？你行吗？我是很怕痛的，我的静脉不好打，这几天都是老护士给我打的，她们都是一针打进去的，你有把握吗？

护士C：我不敢保证一定能一针见血。

钱女士：那是不是请你另外找一个护士，我很害怕的，你知道，我就怕打针。（边说边将胳膊放进被子里，并把被子掖紧。）

1. 请分析钱女士当时的情感和愿望。
2. 提出你期望达到的结果和沟通方案。

练习三

李大爷因车祸致颅脑外伤，入院后病情危重，一直昏迷不醒。这天，护士D值班，正在办公室写交班报告，李大爷的儿子来到办公室，说输液快完了。护士D停下记录，走进治疗室，看到李大爷下一瓶液体中要加氨苄西林4克，赶紧开始加药。其间李大爷的儿子又到办公室来了一次。护士D加完药，走进病房，李大爷的儿子提高了嗓门说："怎么搞的，那么长时间才来换瓶，病人病情这么重，我们都急死了，你们倒是慢腾腾的一点不着急，真是的！"

1. 请分析患者亲属当时的情感和要求。

2. 提出你期望达到的结果和沟通方案。

练习四

护士E是普外科的负责护士，工作十分繁忙。这天上午她正准备处理医嘱，发现重病人3床的病历不见了。她知道，如不及时处理医嘱，会延误患者的治疗，只好焦急地到处查找。来到医师值班室，她看到年轻的许医师正在一本病历上写着什么。护士E说："许医师，这是3床的病历吗？我得用一下。""噢，不，患者情况有变化，我得记录。"许医师说着，头也不抬地继续写。

1. 请分析医护关系问题产生的原因(影响因素)是什么？

2. 遇到这种情况，你会怎样处理与许医师的关系？

【实践演练】

练习一　梳理思绪，撰写短文

了解了护患关系的现状后，你有何感想？请联系自己耳闻目睹的感受，谈谈自己将来成为一名护理人员后，如何面对自己的服务对象，写一篇《护患关系之我见》，字数不限。

练习二　不同医护人员角色扮演——"和谐才会赢"

学生4～6人为一小组，到医院调研或查找资料，搜集护际关系的典型事例(正、反面均可)；

每个小组将搜集到的典型事例编成小品，由学生担任不同角色；

表演小品，每组4～5分钟，要求表演结束时总结本组角色体验的收获。

【网上练习】

护患关系分析会

每名学生上网搜索2～3起护(医)患纠纷实例，然后8～10人一组，交流各人搜索到的实例，分析纠纷原因。归纳小组讨论结果，每组派一人向全班汇报本组讨论情况。

【课堂游戏】

"赢得客户"

1. 学习目标

(1)让学生感受完成任务所需要的团队合作精神。

(2)让学生体会团队合作应建立在良好的人际关系和有效的沟通基础之上。

2. 游戏过程

(1)将学员分成小组，每组不少于8人，以10～12人为最佳。

(2)教师让学员站成1个大圆圈，选其中的1个学员作为起点。

(3)教师说明：每个小组是一个公司，现在我们公司来一位"客户"(即绒毛玩具或乒乓球等)。他要在我们公司的各个部门都看一看，我们大家一定要接待好这个客户，不能让客户掉到地下，一旦掉到地下，客户就会很不满意，同时游戏结束。

(4)"客户"巡回规则：①"客户"必须经过每个团队成员的手游戏才算完成；②每个团队成员不能将"客户"传到相邻的学员手中；③教师将"客户"交给每个组的第一位学生，同时开始计时；④最后拿到“客户”的学员将“客户”拿给教师，游戏计时结束；⑤3 个或 3 个以上学生不能同时接触“客户”；⑥学生的目标是求速度最快化。

(5)讨论：刚才的活动中，哪些方面你们对自己感到满意？团队是如何选择计划方案及如何发挥所有人的长处的？让速度最快的组派代表向全体汇报。

（史瑞芬　闭晓君）

第四章　护士的交谈沟通

教学目标

1. 说出护士交谈沟通的基本类型和形式。
2. 简述交谈沟通的层次。
3. 阐述护士应具备的语言修养。
4. 举例说明交谈中常用的沟通技巧：倾听、提问、移情、阐释，并在护患交谈中结合运用这些技巧，表现出良好的态度。
5. 解释治疗性沟通的概念和特征。
6. 经过训练，具有初步的人际关系沟通能力。

【关键概念】

评估性交谈、治疗性交谈、治疗性沟通、副语言、共情、开放式提问、封闭式提问、倾听。

【导读提示】

中国的传统文化，推崇“敏于思而讷于言”。“讷”：语言迟钝，不善言辞也，因为它隐含着忠厚务实而被视为优点。随着现代社会人际交往的日益增加，语言能力——这一虽古老但永不过时的“战略武器”，其沟通、协调功能愈益显著。时至今日，不善言谈，拙于表达还能算优点吗？

护理的服务对象是人不是物，他们有着较高的治疗期望和心理需求。面对千差万别的护理对象，能干会说，已成为现代护理人才必须具备的两大基本能力。

技能口才兼备，正如鸟之双翼，车之两轮。学习并提高语言沟通能力，将在护患之间架起情感与信息的桥梁，它将让天使插上飞翔的翅膀。

本章是全书的重点章，学习者须重点掌握护理人员应具备的语言修养和技巧；学习难点是处理纠纷的沟通技巧。

第一节　护理人员交谈沟通的类型和方式

“一个人必须知道该说什么，一个人必须知道什么时候说，一个人必须知道对谁说，一个人必须知道怎么说。”

——德鲁克

交谈是靠语言、非语言和倾听艺术构成的一种现代文明社会的沟通方式。是谈话双方加入的、双向的语言互动过程。交谈是人际沟通的主要形式之一。一个人只要生活在社会系统中，就离不开人际交往的主要方式——交谈。人们通过交谈了解未知的信息，交流已知的信息；通过交谈增进相互间的关系；通过交谈协商解决各种问题，进行合作；通过交谈缓冲人际间的各种矛盾，改善人际关系。

护理人员在为服务对象提供各种护理服务时，必须随时与服务对象进行交谈，如通过交谈收集资料，从而发现问题所在，了解问题实质，进行护理诊断；通过交谈提出解决问题的办法和建议，征求患者对护理措施的意见，以帮助服务对象做出合适的决定；通过交谈取得患者对护理干预的理解和合作；通过交谈解决患者的健康问题并与患者共同评价护理效果；通过交谈对患者进行卫生健康宣教等。这其中语言交谈技巧是很重要的。因此交谈是医护工作中最常用的沟通方式，是护士为服务对象解决健康问题的重要手段。

一、护理人员交谈沟通的基本类型

护士的交谈沟通具有一般性交谈的共同特征，但更主要的是具有明确的专业目的性，即为服务对象解决健康问题，促进康复，减轻痛苦或预防疾病。护士的交谈内容可以是非常广泛的，涉及生理、心理、社会、经济、文化等方面，但这些内容都与健康、疾病有关。在交谈中，大量地运用提问和回答。护理人员通过提问和回答，引导交谈围绕主题展开，从而达到交谈目的。根据交谈的目的，可将护理专业性交谈分为两类。

（一）评估性交谈

评估性交谈的主要目的是获取或提供信息。交谈双方所关注的是信息的内容，较少强调关系和情感。因此，这种交谈要在双方关系融洽的条件下方能顺利进行。

护患之间的评估性交谈是护理人员收集患者健康信息的过程，包括患者的既往健康问题和目前的健康状况、遗传史、家族史，患者的精神、心理状况，住院的主要原因，护理要求及日常生活方式，自理能力等。这些信息可以为确定护理诊断、制订护理计划提供依据。护士在这种交谈中也可以向患者提供信息，例如自我介绍、医院环境和规章制度介绍等。

（二）治疗性交谈

治疗性交谈的主要目的是为患者解决健康问题，是护士向患者提供健康服务的重要手段。治疗性交谈侧重于帮助患者明确自己的问题，克服个人的身心障碍，从而达到减轻痛苦，促进康复的治疗性目的。因此，在交谈中特别强调支持性的关系。在有效的治疗性交谈中，患者受到鼓励，能自如地表达个人的思想和情感，从而在护理人员的帮助下，对以往的经历产生新的认识，找出新的解决健康问题的办法，并以积极的态度和方式对待困难。与医师治病相比，护士更多地依靠治疗性交谈为患者服务。

治疗性交谈有两种基本形式，即指导性交谈和非指导性交谈。

1. 指导性交谈　指导性交谈是指由护士（指导者）向患者（被指导者）指出问题发生的原因、实质，针对患者存在的问题，提出解决问题的方法等，让患者执行。指导性交谈的特点是可以充分发挥护理人员的专业知识水平。由于交谈时用于磋商和协调的时间较少，因此，其优点是交谈进程较快，比较节省时间。其缺点是患者主动参与较少，只能处于被支配的地位，如果护士提出的建议和方法不符合患者的实际情况，或与患者的观点、习惯、文化传统等不一致，便会增加患者的心理压力，甚至造成伤害。所以，运用指导性交谈的前提是对患者的基本情况（包括心理状况、文化背景、习惯爱好等）十分清楚。在确认对患者有利的情况下方可使用；或者在目标简单明确、涉及范围狭小的情况下，也可使用。

2. 非指导性交谈　非指导性交谈是一种商讨性的交谈。其基本观点是承认患者有认识和解决自己健康问题的潜能,鼓励患者积极参与治疗和护理过程,主动改变过去对自身健康不利的行为方式。在非指导性交谈中,患者与护理人员处于较平等的地位。患者有较多的自主权。感到自己受到尊重,参与了决策,因而能积极并自觉地按照决策去实施,主动改变行为方式以利健康。另外,通过护患双方商讨或沟通,错误决策的机会也较少。非指导性交谈的唯一缺点是比较费时,在工作繁忙的情况下较难实行。

在临床实际工作中,评估性交谈与治疗性交谈不是互不相关、截然分开的,而是互相渗透、密不可分的。例如护士在与入院患者进行评估性交谈时,同时对患者进行入院指导;在与患者进行有目标的治疗性交谈(如心理护理)时,同时也可获得新的信息。

二、护理人员交谈沟通的方式

(一)个别交谈与小组交谈

1. 个别交谈　个别交谈是仅限于两个人之间,在特定环境下(即没有其他人在场)所进行的信息交流。一般是两个人就某些问题相互讨论,商量研究。由于交谈人数少,所以交谈内容是第一重要的。谈话常常有一个主题,需要交谈双方就某个问题做出适当的反馈,如目光接触、耐心倾听、适当发问并阐明自己的看法和观点,彼此互为信息的形成者和接收者。

2. 小组交谈　一般是指较多的人,至少 3 人或 3 人以上的交谈。如学校里教师组织学生成立的教学讨论小组,医院里为某病人成立的医护小组,护理人员为病人成立的某病种联谊小组,病房中手术前后病人自发组织的对手术评论的临时交谈小组等。

由于参与交谈的人较多,所以主题不易把握,谈话的内容易受干扰。如谈话的目的性较强,交谈时需选择时间、地点或做一些准备,才会使交谈获得成功。小组交谈,由于受一些条件的限制,故较难使参与者之间的关系向纵深发展。

参加小组交谈的目的是了解自己和别人的情感及其他信息,因此要学会怎样细心地倾听,怎样有效地交流。许多人自发地参与小组交谈中,是因为他们有些特殊的困扰想通过小组交谈得以解决,如“我的病为什么总不见好?”“他们的病为什么好得比我快?”“还有什么其他的好办法?”……简言之,很多人通过小组交谈来更多地了解自己和周围。

有组织的小组交谈一般在开始时就安排一个组织者。由于交谈的人数相对较多,处于小组中每一个成员并不能都积极参与,即有些人甘做“倾听者”,这时需要小组中的组织者善于采取各种有利于交谈的方式来激发大家参与。

(二)对面交谈与电话交谈

1. 对面交谈　护理人员所进行的交谈多为对面交谈。由于交谈者双方都在彼此的视觉范围内,同处于一个空间,交谈就可以借助身体、表情和手势的帮助,使交谈双方尽可能准确、完整地表达和明了各自的意思,使交谈达到或基本达到预期的目的。

> **知识库**
>
> **电话留言五要素**
>
> 致给:也就是给谁留的言。
>
> 来自:谁要求留的言。
>
> 内容:对方需转告什么样的信息。
>
> 记录者签名:这样以便能对留言不清楚的部分进行解释。
>
> 日期和具体时间:不仅要有日期,同时也应写明留言的具体时刻。

2. 电话交谈　电话交谈可以被认为是在更大的空间范围内进行的面对面的交谈。护士对患者的健康指导，患者向护士进行疾病或心理咨询，在许多情况下是用电话进行的。由于交谈的空间扩大了许多倍，使交谈双方都远离彼此的视觉范围。电话交谈完全倚仗各自的谈吐，电话的声音代表了你的全部。要想让电话传达一个积极的、美好的形象，就应该在电话交谈时，声音力求清晰平和，不论你当时的心境如何，是否正忙得不可开交，接电话时都应该始终采取热情、温和、真挚的态度。

三、交谈沟通的层次

每个人都在与周围的人进行交谈，是否与所有人的沟通密切程度都一样，都是“无话不谈”“酒逢知己千杯少”或都是“话不投机半句多”？显然不是。根据相互间关系及信任程度，交谈有不同的层次。

(一)一般性交谈

一般性交谈是最低层次的沟通，有的书将其称为“陈词滥调”式交谈。一般都是使用社交应酬式、寒暄式交谈，话题表浅。如“你好，忙啊?”“下班了?”(明知故问)“今天天气真冷!”中国人习惯说“你吃饭了吗?”“有空来家坐坐。”

一般性交谈在彼此关系较生疏、不熟识或不密切时使用，可作为开头语，有助于打开局面和建立人际关系。它让我们觉得有“安全感”，因为它不需要思考，不必担心说错话，可以避免发生一些不期望出现的场面。但是护患之间的沟通不能长期停留在这个层次上，不能天天如此，次次见面如此，它会不利于病人说出有意义的话题。要通过这种一般性交谈打开话匣子，进行深一层次的交谈。

(二)陈述事实

陈述事实是一种只罗列客观事实的说话方式，不加入个人观点和感情，不涉及人与人的关系。如“昨天李医生给我做了手术”“今天我仍然肚子痛”“上午张医生给3床王某胸穿时，病人面色苍白，血压下降，进行抢救”。在陈述事实的过程中没作任何评价。在交谈双方无信任感时，一般只陈述事实，不发表意见，否则有时易引起麻烦。这种沟通方式对护士了解病人是非常重要的。当发现对方(如病人)以这种沟通方式沟通时，应注意倾听，以促使他能够多表达一些信息。

(三)交流看法

比陈述事实高一层次的交谈是交换分享个人的想法和判断。这是一种交换式、试探式的交谈。当一个人开始以这种方式沟通时，说明他已经在建立相互关系的过程中有了一定的信任感。因为这种交流方式必须将自己的想法和判断说出来，并希望与对方分享，能引起共鸣或得到对方的认可、同情。如病人可能会向护士提出某种要求和意见，“我的肚子痛了这么久还没好转，会不会是医师误诊了?”“是不是因为张大夫技术不高才导致那个病人在胸穿过程中发生意外?”在此阶段，要充分让对方说出自己的看法，不能流露出不赞同、反对，甚至指责、嘲笑，否则，对方将会隐瞒自己的真实看法，不利于互相了解。尤其是对病人，她说“害怕手术”，你说她“胆小”；他说“吃药后不舒服”，你说他“娇气”；他怀疑“是不是药有问题”，你说他“多事”，病人再也不会把他的看法告诉你。

(四)分享感觉

这个层次的交流是一种分享式、畅谈式的沟通，只有在相互信任，彼此无戒心，有了安全感的基础上才能做到。这时双方认为与对方交流对自己有好处，告诉对方自己内心深处的想法不会有害处，起码不会到处乱说。因此很愿意告诉对方有关自己的信念以及对过去或现在一些事情的反应，彼此分享感觉。这种分享是有利于身心健康的。要达到这个层次的交流，关键是建立信任感。因此护士应热情接待病人，善于理解病人，使病人产生信任感和亲切感，愿意把心里话告诉护士。

(五)沟通高峰

这是互动双方达到一种完全一致的状态，产生高度和谐的感觉，“心有灵犀一点通”，甚至不用对方说话就知道他的体验和感受。这是沟通双方分享感觉程度最高的层次，也是沟通交流所达到的最理想的境界。这种感觉往往是短暂的，常常在第四个层次沟通时偶尔自然而然地产生。

以上这五种沟通层次的主要差别在于一个人希望把他真实感觉与别人分享的程度，而这又取决于彼此的信任程度。

在护际交往中，沟通的各种层次都可出现，在不同情况下，达到不同层次的沟通。在与病人沟通的过程中，应让对方自如地选择他所希望采取的交流方式，不要强求进入更高层次的沟通。但护士自己要经常评估自己与病人或周围人的沟通层次，是否与所有人都只能进行一般性交谈，有无因为自己的语言行为不妥而使病人不愿意与自己进行高层次的交流。

第二节　护理人员应具备的语言修养和技巧

“言之无文，行而不远。”

——孔　子

一、护士应具备的语言修养

语言可以反映出一个人的文化素养和精神风貌，无疑也是护士综合素质的外在表现，它不仅会影响护士的人际关系，也关系到护士在人们心目中的形象。护士在工作中，经常与众多不同年龄、性别、职业、社会地位、文化修养的人打交道，人们可以从护士的语言修养中评价护士并决定对其信赖的程度，因此，护士的语言修养甚为重要。

(一)语言的情感性

情感是有声语言表达的核心支柱。所谓“情感”，是人对客观事物是否符合自己的需要所作出的一种心理反应。有声语言始终伴随着情感。在有声语言表达中，声音靠气息的支撑，情感是气息的动力，气随情动。不具有情感性的语言不具备感染力和鼓动力。护理人员在与病人交谈时，要使病人感到温暖。如为病人解除忧虑时，可从同情关心病人的问题谈起，用轻松愉快的语言缓解愁闷的气氛。情感性的口头语言应该真诚、质朴，切忌渲染和夸张。

(二)语言的治疗性

语言具有暗示和治疗功能，语言是神经系统的特殊刺激物，在人的心理调适方面发挥着不可忽视的作用。护士的语言不仅可以给病人带来喜怒哀乐，而且与病人的健康关系密切。如果护士的语言能使病人得到心理上的慰藉，能使病人保持轻松愉快的心境，对病人的健康恢复必定会起到积极作用。反之，如果护士的语言对病人形成了不良的刺激，以致引起病人的不愉快、不满甚至愤怒、恐惧、忧郁，这些负性情绪对健康的恢复会产生消极的影响，甚至会导致病情加重。由此可见，护士的语言既可治病，又可致病。因此，护士在与病人交谈时，应时刻想到如何增强语言的治疗作用。要通过交谈，给病人消除顾虑、恐惧等不良刺激，从而建立起接受治疗的最佳身心状态。

(三)语言的规范性

1. 词汇要通俗易懂　只有当接收的信息与发出的信息相同时,沟通才是有效的。因此,护士在与病人交谈时,应选用病人易懂的语言和文字与病人进行交流,用词要朴实、准确、明晰,讲话要口语化,忌用医学术语或医院常用的省略语。

护士:"你有无尿路刺激症状?"

病人:"什么叫尿路刺激症状?"

护士:"就是尿频尿急尿痛嘛!"

病人:"什么叫尿频?"

护士:"就是次数多。"

病人"什么样是次数多?"(仍然不解)

2. 语义要准确　语义的基本功能在于表达人们的思维活动,词能达意。人们用语言表达某一事物时,含义要准确,才能正确传递信息。

3. 语音要清晰　语言本身是声音的组合,说话是让他人听的,因此,要让人听得清,听得懂,才能交流信息,沟通思想感情。护理人员应讲普通话,吐字清晰,要注意训练自己的语音,同时也要尽可能地掌握当地方言,以减少交流中的困难。

4. 语法要规范　语言要符合语法要求,不能任意省略颠倒。如病人液体快输完了,巡视病房的护士对治疗护士喊叫"小张快来,3床快完了!"让他人虚惊一场。作为护士,还要特别注意语法的系统性和逻辑性,不论是向病人或家属交代事情,还是报告工作,反映病情,都应该把一件事的开始、经过、变化、结局说明白,不能颠三倒四,东扯葫芦西扯瓢。

5. 语调要适宜　我们说话内容的表达在一定程度上借助于说话的感情色彩,即语调的强弱、轻重、高低。这些语言中的声和调统称为"副语言"。说话者的副语言可以神奇般地影响信息的含义。同一句话,采用不同的副语言,可以有不同的含义。如"你好"采用不同的副语言,可以是一种真诚的问候,也可以是挖苦、挑衅或讽刺。由此可见,即使是一个简单问题的陈述,凭借语调可以表达热情、关心和愤怒等复杂情感。如轻声细语"该吃药了。"高声重喝"该吃药了!"效果截然不同。在书面语言中,有一部分特征可以通过标点符号的形式加以表达。

> **知识库**
>
> **语言对情绪心态的调节**
>
> 语言对情绪心态的调节作用是相当明显的,并早已被心理医生所应用。当一个人情绪特别激动时,只要别人对他说几声"冷静"或是自己默念几句"别激动",激动程度就会明显降低。当一个人处于恐惧之中时,几句壮胆的话往往就能减轻人的恐惧程度。格言警句常给人以力量,给人以奋发向上的鼓舞,坚定人们不懈进取的意志。在人们处于愤怒、苦恼、悲痛、忧郁等不良心态中时,高喊哭诉一通,会使情感得到宣泄,缓解这些不良心绪。这其中都有语言的作用。

6. 语速要适当　谈话的速度可以影响护患间沟通交流的满意程度。护士在与病人交谈时,说话不能太快,太快会影响语言的清晰度和有效性,如同老师上课讲述速度过快学生反应跟不上是一样的道理。但也不宜过慢或使用过长的停顿。如病人怀疑自己的病情被隐瞒,问"护士小姐,你知道检查结果出来了吗?"护士停顿半晌才沉吟地说"可能没出来吧。"病人会怎样想?因此护士如能以适当的语速与病人谈话会使护患间的沟通交流更容易成功。

(四)语言的审慎性

大医家孙思邈曾说过“人命至重,贵于千金,一方济之,德逾于此。”审慎向来是医护道德的重要体现,在护理实践中不仅表现为慎行,也表现为慎言。护理人员与病人的交谈应坦诚、守诺言,这对于有效的相互合作是必要的,但并不是什么都可以原原本本地讲给病人听,特别是涉及诊断治疗预后的问题,说话尤其要谨慎。

(五)语言的尊重性

尊重是确保沟通顺利进行的首要原则。在与患者的沟通过程中,护士应将对患者的尊重、恭敬、友好置于第一位,切记不可伤害患者的尊严,更不能侮辱患者的人格。为体现对交往对象的尊重,在交谈中要多使用礼貌用语,这是博得他人好感与体谅的最为简单易行的做法。

> **知识库**
>
> **语言沟通的基本原则**
>
> 言之有礼。交谈中用语要讲究礼节。
>
> 言之有的。交谈中要根据谈话的宗旨,紧扣主题,交谈要针对谈话对象的特点,因人施语。
>
> 言之有益。从一定原则去选择有益健康的话题。
>
> 言之有物。谈话内容要有理、有据、有情,并且要以说真话为前提。
>
> 言之有理。说话要有道理,合乎逻辑。
>
> 言之有度。交谈时对语言、表情、动作要掌握分寸,力求谦恭得体,自然大方。
>
> 言之有序。做到“众理虽繁,而无倒置之乖;群言虽多,而无棼丝之乱。”

在交谈中多使用礼貌用语,是博得他人好感与体谅的最为简单易行的做法。随着人们物质生活水平的提高,社会也越来越提倡文化和精神修养。礼貌语言是文化修养和精神文明的反映,护理人员礼貌用语反映护士素质修养。为显示护士对病人人格的尊重,在护理服务中要做到“七声”:病人初到有迎声,进行治疗有称呼声,操作失误有歉声,与病人合作有谢声,遇到病人有询问声,接电话时有问候声,病人出院有送声。这些文明礼貌语言加上温馨的语音一出口,听起来使人感觉亲切自然,富有感染力。患者听后感到轻松愉快,有利于患者接受治疗和护理,同时使护患关系更亲近。

(六)语言的知识性

韩愈在《师说》中提到:“师者,传道授业解惑也。”护患关系虽不是普通意义上的师生关系,但患者相当部分医学知识的获取来源于护士,而护士也有向病人进行健康教育,传递与疾病相关信息的义务。因此,护士语言的一个重要功能就是知识的传递。如护士通过交谈使糖尿病病人了解饮食的注意事项及并发症的预防措施等。

(七)语言的委婉性

当需要传递一个坏消息时,使用委婉的语言能够提高信息接收者的承受度。在临床工作中,要将疾病实情告知像癌症这类重症患者,医护人员常常处于一个两难的境地:一方面要尊重患者的知情权;另一方面又不能过于直接地表达以免刺激患者。使用一些委婉性语言不失为一个较好的解决办法,与此同时,应重视心理暗示的作用,培养与患者“共情”的能力,设身处地为患者着想,语气上尽量委婉、含蓄。

(八)语言的严肃性

护士在与病人交谈时,既要使病人感到温暖,又要保持一定的严肃性。其目的是保持护理工作的严肃性和护士自身的尊严。对一般病人来说，既不能漫无目的的闲聊，也不能允许病人的无理要求或与病人打闹嬉笑。如对方有不严肃的言行或不合理的要求，应加以劝阻或批评。

二、护士交谈沟通的技巧

交谈作为护士为患者服务以及与同行沟通的一种重要手段和基本功，其成功的条件，除取决于护士与患者或同行之间良好的关系之外，还取决于恰当地运用各种交谈技巧，而交谈技巧与沟通关系向来是密不可分的。许多技巧本身便是通过促进沟通关系的良性发展而使沟通得以顺利展开并获得成功的。因此，在学习和运用不同的交谈技巧时应注意避免单纯技术观点。只有将技巧的运用与关爱友好情感的注入、信任关系的建立结合起来，才会有效地发挥交谈技巧的作用。

(一)准备

无论是评估性交谈还是治疗性交谈，都是一种有目的的交谈，为了使交流成功，护士在交谈前应作细致周到的准备。具体内容如下。

1. *选择合适的交谈时间*　根据交谈的性质和目的，计划时间长短，再根据病情、入院时间、拟谈时间、护士工作安排等，选择护患双方均感方便的时间进行。

2. *明确访谈的目的任务*　即为什么要进行交谈，要完成的任务是什么，必要时列出访谈提纲，使护患双方的交谈都能集中在主要问题上。

3. *复习已有的病历资料*　阅读病历以了解病人现在的和过去的病史、治疗经过以及有关本次疾病的诊治情况，必要时向其他医务人员(如经治医生)了解患者的有关情况。

4. *病人的准备*　考虑病人的身体状况，如有无不适，是否口渴，是否需要上厕所等。此外，应为病人提供“心理稳定性”。

5. *环境的准备*　当进行较为正式的评估性交谈或治疗性交谈时，首先要保证环境安静，减少环境中可能造成病人分散注意力的因素，如关掉收音机或电视机；其次要为病人提供环境上的“隐秘性”，如关上门或挡好床旁屏风，可能的话，最好要求其他的人离开交谈的地方；再者，交谈期间应避免进行治疗和护理活动，同时也要谢绝会客。

6. *护士的准备*　护士在会谈前要做好身体上和心理上的准备。护士应衣着得体，举止稳重、端庄，态度和蔼，让病人产生信任感。

(二)开场技巧

一个人绝不会有第二次机会使别人对他(她)获得一个好的第一印象，病人对护士的第一印象将深深地影响护患关系及护患交谈的结果。如果护士在交谈之初即建立起一个温馨的气氛及表示接受的态度，会使病人开放自己并坦率地表达自己的思想情感，使交谈顺利地进行。因此，护士在与患者交谈开始时应注意提供支持性语言，建立起信任和理解的气氛以减轻患者的焦虑。真诚的照顾、关心及温暖可以使会谈比较容易开始。首先，护士应有礼貌地称呼对方，介绍自己；此外，应向患者说明本次会谈的目的和大致需要的时间；告诉患者交谈中收集资料的目的是为了制订护理计划；告诉患者在交谈过程中，希望他随时提问和澄清疑问。

年轻护士，特别是护生，常因难于找到合适的话题缺乏开场白的艺术而不愿意与病人交谈。如何很自然地开始交谈，可根据不同情况采取下列方式：

1. *问候式*　如：“您今天感觉怎样？”“昨晚睡得好吗？”“昨天是周日，你家里人来看你了吗？”“你觉得饭菜合口味吗？”

2. 关心式　如:"这两天来冷空气了,添点衣服,别着凉了。""您这样坐着,感觉舒服吗?""您想起床活动吗?等会儿我扶您走走。"

3. 夸赞式　如:"您今天气色真不错。""您看上去比前两天强多了。""您真不简单,能读懂这么难的书。""您的手真巧。"对儿童可多用夸赞式。

4. 言他式　如:"这束花真漂亮,是您爱人刚送来的吧。""您的化验结果要明天才能出来。""您在看什么书?"

这些开场白的技巧既可以使病人感受到护士的关心爱护,又可使病人自然放松,消除紧张戒备的心理,此时便可自然地转入主题。相反,如护士一见面就说"你看上去没什么病似的,怎么来医院的?说说,你哪儿不好?"这样的开场白可能给病人以不良刺激。

另外,开场白的使用一定要注意符合情境习惯,不可随心所欲。如中国人见面常用"您正忙什么呢"打招呼,这其实只是一种形式上的问候,回答与否并不重要,但是在西方则被看作:不是闲得无聊,就是有意窥探别人隐私。

(三)共情技巧

1. 共情的含义　共情(Empathy)即感情进入的过程,又叫同理心、移情、共感、换位思考,是从他人的角度感受、理解他人的感情,且把这种理解传达给当事人的一种沟通交流方式。共情是分享他人的感情,而不是表达自我感情,也不是同情、怜悯他人。是站在当事人的角度和位置上,客观地理解当事人的内心感受,也就是将心比心,设身处地去感受、体谅他人。在护患交谈过程中,为深入了解患者、准确掌握患者的信息,护士应从患者的角度理解、体验其真情实感。

共情这个词是由西多普·利普斯于1909年首次提出的,他将共情定义为感情进入的过程。即设身处地地站在对方的位置,并通过认真的倾听和提问,确切理解对方的感受。如果一个人不能很好地理解别人,体验别人内心的真实情感,他就无法使自己的交往行为具有合理性和对应性。英国人际关系学家A. F. Acland于1996年在*People Skills*一书中说:"如果一个人被放逐在荒凉的孤岛上,而且只允许使用一种人类的技巧,那肯定就是共情作用——即使周围没有能够实践这种技巧的对象。"

共情与同情不同,尽管这两个词常被互用,但它们的含义有着根本的区别。同情是对他人的关心、担忧和怜悯,是个人对他人困境的自我感情的表现。而共情是从他人的角度去感受和理解他人的感情,是分享他人的感情而不是表达自我情感。共情的焦点是发生问题的病人,而同情的焦点则是从病人转移到听者。简而言之,共情是从对方的角度来观察世界。

2. 共情在护患沟通中的作用

(1)共情有助于患者自我价值的保护:在医疗护理机构中,病人有许多生理和社会心理方面的需要,其中最强烈的社会心理需要就是被人理解。但是,医疗护理机构的非人格性质使病人的这种需要很难实现。现列举一位接受了子宫次全切除手术的患者谈的感受:"一天早上,一位护士带着一群实习护士来到病房,我对护士说,'我感觉肚子仍然很胀痛,是不是有什么问题?'护士二话不说,一把掀开我的被子,将我的全身暴露在光天化日之下,然后,这位护士对实习护士振振有词地讲了一大堆术后护理及观察的要点。当时,我感到自己好像什么也不是,不,就像是放在台面上的一个标本。为了证实我确确实实是个人,我抓起被子盖上,叫她们到外面去讲。这些实习护士一边远去,一边议论我是个不合作的病人。这至少说明我还是个人,总比把我看成毫无个性的标本要好些。"这个例子说明医护人员容易在一些被忽视的方面缺乏与患者的共情。医护人员的共情可使患者摆脱生病时常有的被否认、被孤立的感觉。

(2)共情有助于提高病人的自我控制能力:如果医护人员共情地倾听患者的诉说,病人可通过表达自我情感而获得控制力。这样有助于他们在困境中自我调整,会减少病人对他人的依赖,更加感到他们自己战胜疾病应负的责任。

(3)共情有助于护患沟通的准确性:只有通过共情,体验到别人情感的前提下,一个人才能准确地理解别人传递的信息。共情越充分,准确解释别人非语词信号的可能性越大。作为家长,如果能很好地体会孩子考试失败后害怕责怪的心态,就能够解释为什么孩子的目光总躲着自己,并且不愿意与自己挨得更近。作为护士,如果很好地体会到病人患重病后的心情,就不会责怪病人表情难看,顾虑重重或说话简单生硬了。例如,一位患病的中学生向护士诉说:“我的母亲根本不理解我,也不是真正关心我。”此时如果护士回答:“你妈妈怎么会不关心你?哪有当妈妈的不关心孩子的!”这位患者会认为护士不理解自己,于是终止沟通。如果护士用共情技巧回答“你的苦恼我完全可以理解,因为我们每个人都需要亲人的理解和关心。”患者会有一种被理解的感觉,能继续向护士说出心里话。

3. 共情的表达方式

(1)直接给予确认:对他人传递的信息给予直接肯定。如“你说得很对”“是的,这个问题很重要”“我同意你对这个问题的看法”。

(2)表达理解支持:努力使对方感到自己被接受。如“我想,我明白你的意思”“我认为这种态度你能做到的”“你取得的进步给我留下了很深的印象”。

(3)表达积极情感:对他人做肯定的、非批评的情感反应。如“我很高兴你告诉我这一切”“你所说的使我想要进一步了解这个问题”。

(四)提问技巧

提问在治疗性交谈中具有十分重要的作用,它不仅是收集信息和核实信息的手段,而且可以引导交谈围绕主题展开。所以说提问是交谈的基本工具。精于提问是护士的基本功。提问的有效性将决定收集资料的有效性。

1. 提问的方式

(1)封闭式提问:又称限制式提问是一种将患者的应答限制在特定的范围之内的提问,患者回答问题的选择性很小,有时甚至只要求回答“是”或“不是”。如“你今天头痛吗?”“你咳嗽吗?痰中带血吗?”“您的家庭成员中有冠心病患者吗?”

有的问题虽然不是单纯的回答“是”与“否”,但答案也是被限制在狭小的特定的范围之内,也应视为封闭式提问。如:“您多大年龄了?”“您每天抽几支烟?”“您的胸痛在哪个部位?”“您昨夜睡了几个小时?”

这种提问方式的优点是:患者能直接坦率地做出回答,使医护人员能够在短时间内获得大量信息,如病人的年龄、职业、文化程度、婚姻状况、过去是否住过院或做过手术等,时间效率高。

缺点是:在使用这种提问方式时,回答问题比较死板机械;病人处于被动角色,护士处于权威的主动的角色;病人得不到充分解释自己想法和情感的机会,缺乏自主性;医护人员也难以得到提问范围以外的其他信息。

适用于互通信息交谈,特别是收集患者资料,如采集病史和获取其他诊断信息等。

(2)开放式提问:又称敞口式提问,提问的问题范围较广,不限制患者的回答,可引导其开阔思路,鼓励其说出自己的观点、意见、想法和感觉。如“您对手术有什么想法?”“您这几天的感觉怎样?”“您有什么需要我们帮助的吗?”

开放式提问的优点:没有暗示性,有利于患者开启心扉、发泄和表达被抑制的感情,谈出更真实的情况;患者自己选择讲话的方式及内容,有较多的自主权;医护人员可获得有关患者较多的信息。缺点是需要较长的交谈时间。在评估性交谈中尤其是心理评估中广泛应用。

两种提问方式在访谈中常交替使用。对开放式问题的提出应恰当,如果护士不做任何说明突然提出一个范围很广的开放式问题,患者会感到莫名其妙,不知从何说起,或者因为怕麻烦而不愿意回答。如“你看起来不太开心,有什么想法吗?”

(3)代述式提问:有些想法和感受病人不好意思说出来,至少不便明说,然而憋在心里却是一种不快。对此,护士可以代述。这当然要求护士有足够的敏感,即善解人意,能揣摩出弦外之音。例如,护士试探性地问病人:“您是不是觉得您的主管医师太年轻了,您不太放心?”如果病人表示同意,这就使病人内心的隐忧或顾虑得到了表达和理解。当然,护士可以就此对病人作简单的解释,以解除病人的担心,例如,“×医师虽然年轻,但医疗技术水平可不低……”代述这一技巧往往可以大大促进护患之间的沟通。

(4)鼓励式提问:鼓励病人表达有多种不同的方法,如:①用未完成句,意在使病人接着说下去:“整天躺在床上,你是不是觉得……”“你好像心里老在想……”②用正面的叙述启动病人进一步发挥,意在解除压抑在心里的情绪,例如,“你家里支付你的住院费用好像有困难?”③护士用自己的经历引发病人共鸣,从而继续交流沟通。例如护士说:“前几个月我儿子得了肝炎,这下子可好,弄得全家都不安宁。”“我的一位亲戚刚过四十,近来下了岗,初中文化,又没有什么技术,大家都为他一家子担心。”如此等等。只要护理人员能够捕捉病人烦恼、顾虑的苗头,便可以用不同的方式鼓励病人表达。

2. 提问时应遵循的原则

(1)中心性原则:提问应围绕交谈的主要目的来进行。如对一个胃病患者,护士应围绕饮食、疼痛的情况及相关的社会心理因素来提问。询问太多,杂乱无章,东一句,西一句,使他人思路杂乱,难以应对。护士在涉外病房工作,如非护理工作所必需,交谈时要注意做到“七不问”,即不问年龄、不问婚姻、不问收入、不问住址、不问经历、不问工作、不问信仰。如因护理需要,确实需患者提供其中某项信息时,要向患者说明原因。

(2)温暖性原则:提问也可以说是询问,不应是冰冷的,突如其来的。如在护患交往中询问:“您还有哪些地方不舒服?”“您想吃点什么?”就让人感到温暖,相反,“你是不是感到很痛,那是没有办法的。”这种态度,病人感觉就不好。

3. 提问引导时的注意点

(1)避免提连续性的问题:每次提问一般限于一个问题,待回答后再提第二个问题。如果

> **知识库**
>
> **解析“聽”字**
>
> 倾听的“听”字在繁体中文里有一个“耳”字,说明听是用耳朵去听的;听字的下面还有一个“心”字,说明倾听时要用“心”去听;听字里还有一个“目”字,说明你听时应看着别人的眼睛听;在“耳”的旁边还有一个“王”字,“王”字代表把说话的那个人当成是帝王来对待。
>
> 从听字的繁体结构中可以看出,倾听时不仅要用“耳朵”,还要用“心”,用“眼睛”,更重要的是要把你对面的那个人当成是帝王,充分地去尊重他。

一次就提好几个问题，会使患者感到困惑，不知该回答哪个问题好，甚至感到有压力，不利于交谈的展开。

(2)避免提双重性问题：如“你是想吃面条，还是想吃蛋糕？”也许两者都不想吃，只想吃白粥。

(3)避免提“为什么”之类的问题：如“你肝脏不好，为什么要喝酒？”“你为什么不早点来看病？”这一类问题将迫使病人对自己的行为及生活状态作出解释，而许多人对自己的行为很难解释；而且这类问题往往隐含责备之意，容易使病人反感或紧张。

(五)倾听技巧

歌德曾说过：“对别人述说自己，这是一种天性；认真对待别人向你叙述他自己的事，这是一种教养。”倾听不同于一般的听或听见。当人清醒时，外界各种各样的声音都会传入人的耳朵，如窗外的蝉鸣鸟语、汽车声，喇叭里的音乐声，上班时同事的问好声等。这些声音都听到了，但都不是“倾听”。

倾听是指全神贯注地接收和感受对方在交谈时发出的全部信息(包括语言的和非语言的)，并作出全面的理解。也就是说，倾听除了听取对方讲话的声音并理解其内容外，还须注意其声调、表情、体态等非语言行为所传递的信息，即通过听其言、观其行而获得全面的信息。因此，倾听是护理人员对于对方作为整体的人所发出的信息进行整体性接收、感受和理解的过程。

1. 倾听的意义　倾听在人际沟通中占有十分重要的地位。卡耐基说：“如果你想成为一个谈话高手，必须首先是一个能专心听讲的人。”因为注意倾听正是我们对讲话者的最大恭维，很少人能抗拒别人对自己的注意，那是最不露痕迹的恭维。纵使是最难缠的人或是最苛刻的批评家，一旦碰见耐心的听众，态度都会软下来。若干年前，纽约电话公司发现有一名顾客十分难缠，他拒绝偿付积欠的电话费，并且对公司的业务员大声咆哮。他声称公司的账单不正确，还写信到各报社投诉，也到“公共事务承办委员会”立案抱怨了好几次，甚至到法院控告电话公司。后来，公司派了一位精于沟通的专家，前去拜访这位“瘟神”。这位专家凝神细听，并让这位火暴脾气的顾客发泄所有的怒气。他除了不时点头称是之外，还常常表现出同情的样子。这样差不多过了3小时之久，后来他又过去听了两次。到第四次，这位顾客不仅还清了所有的欠款，还主动撤销了全部投诉。由此可见倾听的重要性。但是许多人在交谈时并没有专心听对方讲话，因为他们只想着等一下自己要讲什么，因而根本不注意对方在讲什么。许多名人表示：好的听众比好的演讲者更重要，但具有这种能力的人显然并不多。

倾听对于护理人员来说，有着重要的意义：①倾听有助于护士对信息的整体理解；②倾听有助于讲话者的心理健康；③倾听显示了护士对讲话者的最大礼貌，体现了护理人员的教养。

事实确实如此。提起交谈，人们往往就想到口才，希望自己“会说”，实际上，我们花费在接受上的时间，尤其是倾听的时间，要大大超过说、读、写等其他沟通方式。因此，我们不仅要训练自己“会说”，还要训练自己“会听”。这点在护理工作中尤为重要。当护士全神贯注地倾听对方的诉说时，实际上就向对方传递了这样的信息：我很关注你所讲的内容，请你畅所欲言吧！对方便会毫无顾忌地说下去。相反，如果一位患者滔滔不绝地向护士诉说了自己对于即将进行的手术很担忧，害怕手术不成功，害怕疼痛，害怕后遗症等，但当他停止诉说时，护士问：“你对这次手术有什么顾虑吗？”患者马上意识到，他刚才诉说时，护士根本就没听。此时，患者会立即失去交谈的兴趣和信心，觉得自己再说也没有什么用处。在护理工作中，护士需掌握一些特殊的倾听技巧。

2. 倾听的技巧

(1)目的明确:在与患者交谈时,护士应善于寻找患者传递信息的价值和含义。

(2)控制干扰:护士应做好充分准备,尽量降低外界的干扰,如关闭手机。

(3)姿势投入:护士应面向患者,保持放松、舒适的姿势和合适的距离,身体稍向患者方向倾斜,表情勿过于丰富、手势勿太多、动作勿过大,以免患者产生畏惧或厌烦心理。

(4)全神贯注:护士应与患者保持良好的目光接触,用 30%~60%的时间注视患者的面部,并面带微笑。避免注意力分散的举动,如东张西望,看手表、翻书、坐立不安、与其他人搭话等,这些都能使病人感到自己未受护士重视,自己在护士心目中不重要,护士还有其他更重要的人和事要关照。

(5)及时反馈:护士应适时适度地给患者发出反馈。护士可通过微微点头、轻声应答“哦”“嗯”“是”“知道了”等,以表示自己正在认真倾听。

(6)耐心倾听:患者诉说时,护士不要随意插话或打断患者的话题,如:“你别说这些了,说了也没用,谈别的吧”等,要待患者诉说完后再阐述自己的观点。在病人叙述中不适当的插话,或有意制止患者说话均为不礼貌的举动,有可能招致病人不满。

(7)判断慎重:倾听时,护士不要急于作出判断,如“你病情加重了,肯定是昨晚没服药!”或者“你的病情不会加重,那是幻觉。”类似这样匆忙的判断,会使病人不愿意再诉说下去。护士应让患者充分诉说,以全面完整地了解情况。

(8)综合信息:护士应综合信息的全部内容,如注意病人的非语言行为,仔细体会“弦外音”,寻找患者谈话的主题,以了解其主要意思和真实想法。

3. 倾听的层次　在沟通聆听的过程中,因为每个人的倾听技巧和方式不同,所以看似普通的听又可以分为五种不同层次的效果。

(1)生理的听:即听而不闻,可以说是不做任何努力地去听,左耳进右耳出,如同耳边风,仅“听见”而已。听而不闻的表现可从身体语言看出来,听者的眼神没有与说者交流,他可能会左顾右盼,身体也可能后仰、倒向一边或烦躁地扭动。这种现象意味着他连耳朵都没打开,这种沟通很可能无效。

(2)假装的听:即心不在焉,打开了耳朵,却没有打开心、脑。听者做出了听的样子,却没有把对方说的内容放在心上。例如:上下级沟通时、开会听报告时,下级可能因为惧怕上级,做出倾听的样子,他的身体大幅度的前倾,甚至用手托着下巴,实际上级说的话根本就没有听进去。

(3)选择的听:就是只听一部分内容,只听自己想听的、合自己的意思或口味的部分,与自己意思相左的则自动过滤掉。越高位者,听的层次越有可能局限于此。因为根据成功的经

典型案例

巴顿将军尝汤

巴顿将军为了表示他对部下生活的关心,搞了一次参观士兵食堂的突然袭击。在食堂里,他看见两个士兵站在一个大汤锅前。

“让我尝尝这汤!”巴顿将军向士兵命令道。“可是,将军……”士兵正准备解释。“没什么‘可是’,给我勺子!”巴顿将军拿过勺子喝了一大口,怒斥道:“太不像话了,怎么能给战士喝这个?这简直就是刷锅水!”

“我正想告诉您这是刷锅水,没想到您已经尝出来了。”士兵答道。

启示:只有善于倾听,才不会做出愚蠢的事!

验，认为自己足以判断何人、何事可听、何者不可听。

(4)专注的听：即认真地听讲话的内容，同时与自己的亲身经历做比较。这是一种"主动式""回应式"的聆听，以复述对方的话表示确实听到，即使每句话或许都进入大脑，但不一定能听出说者的本意、真意。

(5)同理的听：即设身处地、换位思考的听。听者不仅是听，而且努力在理解讲话者所说的内容，出发点是为了"了解"而非为了"反应"，也就是通过交流去了解对方的观念、感受。跟着对方的思维，用心和脑站在对方的角度上去听、去感受、去观察、去理解，让自己"感同身受"。

4. 核实　核实就是证实自己的感觉。是护士在倾听过程中，为了校对自己理解是否准确时所采用的技巧。核实是一种反馈机制，包括仔细聆听并观察病人的非语言行为，试着去了解他的意思，询问对方，了解自己所听到的或观察到的信息是否准确。核实本身便能体现一种负责精神。核实应保持客观，不应加入任何主观意见和感情。护士确认自己感觉的具体方法有：

(1)重述：是把病人的话再重复说一次。通过这种方法，护士可以帮助病人再检查一下他说的话，等对方确认后再继续交谈。重述直接确认了对方的观点，可加强其诉说的信心，使其有一种自己的诉说正在生效的感觉，从而受到了鼓励。使用这种方法时应注意不要对病人所说的话做判断，即重述是一种不加任何判断的重复。

患者："昨天半夜我觉得胸很闷，难受得睡不着觉……"

护士："你刚才说你半夜感到胸闷，是吗？"

患者："是的……"

(2)改述：也称作意译。是护士将病人所说的话用不同的说法说出来，但意思不变，即将病人的言外之意说出来，但要注意保持原句的意思以及应该重复对方所说的重点。

如护士："你是说最好不动手术，想靠吃药治疗，是吗？"

(3)澄清：澄清是将一些模棱两可、含糊不清和不完整的陈述弄清楚。即对于对方陈述中的一些模糊的不明确的语言提出疑问，以求取得更具体、更明确的信息。是核对自己感觉的另一种方法。

澄清常采用的说法如："请再说一遍。""我还不太明白，请您能否具体告诉我……""根据我的理解，您的意思是不是……"。对一些表述数量的词常常需要澄清，如经常、多数、很多、很少等。如病人说自己经常喝酒，则询问每日喝几次，每次几杯，多大的杯子，白酒还是红酒、米酒等。其他需要澄清的一些词句是对于一个人具有个别意义的描述。如"我的肚子不舒服""我心里觉得别扭""我感觉不太好"等。

(4)总结：总结是用简单、概括的方式将病人的叙述重复一遍以核实自己的感觉。

病人对护士说："上半年住院时，我真是痛苦极了，化疗后吐得一塌糊涂，动也不能动，人像快死了似的，我不敢想象还要再进行两个疗程的化疗，我真想告诉医生，不要再给我化疗了。"

护士总结道："上半年住院时，您因化疗吃了很多苦，您现在的感觉是很难再接受化疗了，是吗？"

5. 反映　反映是把客观事物的实质表现出来，是一种帮助患者领悟自己真实情感的交谈技巧，也称释义。在护患交谈时，患者的表述常会有词不达意的现象发生，或者在语言及非语言行为中不自觉地流露出一些言外之意。护士通过专注而移情的倾听，领会了对方的真情实意，即可通过反映(释义)把对方的言外之意摆到桌面上来，以帮助患者正面地确定自己的情感和思想，从而能顺利地继续交谈。因此，反映是护士向患者表达共鸣和反响的极好方式。反映不能改变和曲解患者的原意，要求护士能共情地领悟患者的意思，产生共鸣，而且要有对患者显露的真情实意做出正确描述的能力。

患者："我住院已经好几天了，各种检查做了不少，但是到现在为止，谁也没有对我的病作出明确的解释，我真不知道该怎么办！"

护士："唔，看起来你很着急，也很烦恼？"

患者："可不是嘛！……"(继续诉说)

反映之后要观察病人的反应，看你是否准确地理解了他的意思。

(1)常用的反映模式：对服务对象的感受做出反映，从语言上讲有一个基本模式，这个模式可以帮助谈话者识别服务对象的感受和总结其感受。常用的反映模式有："你觉得……""因为你……""你想要……"等。

(2)如何进行正确的反映：对服务对象的感受作出准确的反映，不是一件容易的事，正确的反映过程和要点如下：①识别其感受。通过认真倾听服务对象所说的话和观察其非语言表达，识别其感受。②理解其感受。交谈者努力回忆和想象自己在类似情况下的感受，继而设身处地去想象服务对象的感受，从而从思想上接受和承认服务对象的感受，最后达到理解其感受。③概括其感受。谈话者讲出自己是如何理解服务对象感受的。④正视其感受。谈话者帮助服务对象正视目前的局面和问题，并向其列出解决问题可能采取的措施，帮助服务对象做出抉择。

(六)反应技巧

交谈中的反应是指倾听信息后所引出的意见、态度或行动。要使交谈成功，不仅要有良好的倾听技巧，而且在交谈者陈述完他所说的问题之后，要抓住主要问题，作出正确反应。如对方讲了一大堆，而你没有反应，对方是会失望的。

1. 不正确的反应形式　在护患沟通过程中，欠妥的反应有如下几种。

(1)过于抽象、一般的回答。如"你讲的我都仔细听了，我们再和医师研究研究。"或"你放心，你的病不要紧，很快就会好转出院的。"

(2)过于直率和不适当的坦诚。如"你的病看来很重，不一定能治好，你要有思想准备。""你的病目前医学上没办法，你准备准备吧。"

(3)过于肯定，未留余地。如"你的病不出半个月就能治好""手术一定不会有什么问题"。

(4)过于超前、过分的反应。如当新入院病人向护士诉说其对住院的担心时，护士在彼此还不了解的情况下说："你住进医院，我们就是你的亲人。""您就是我的长辈，我就是您的女儿。"这些话对于一个十分陌生的病人来说，不会起到好作用的。

类似这些反应，都不利于护患关系的建立。比较理想的反应应该是：既不乱许愿，也不要泄气，要使患者感到安慰、有希望、不丧失信心。如"今天听了你的情况，我们对你的病情有了初步了解，如有不清楚的地方下次再谈。你不要着急，我们一定尽最大努力帮助你恢复健康。"或者说："根据你现在的情况，你要注意加强营养，既来到医院，你就尽可放心，医师护士都会对你负责的。"一般地说，这样的反应，可使患者情绪稳定下来。

2. 反应时应注意的问题　护士在与服务对象交谈时，要掌握正确的反应要点和逻辑思维方法，同时注意以下问题。

(1)思考速度适当：护士的思维速度要与服务对象的谈话速度相适应。一般认为，人们的思维速度通常要比讲话速度快若干倍。因此，护士在聆听对方谈话时，大脑要勤于分析，如果谈话时心不在焉，不动脑筋，不得不让对方重复，不仅耽误时间，更重要的是会伤害对方的自尊心，失去对方的信任。

(2)不急于下结论：一般人很少在谈话之初就说出他们真正的重点问题，通常需要时间去想一想他们要说的，以表达出真正令他们困扰的问题。所以，一个好的谈话者应该努力弄清对方的全部谈话内容，并在把握了对方的语言表达和感受后才能下结论，否则会使交谈失败。

(3)不做无关应答：谈话时不要对所讲的事做出无关的应答，无关的应答可能使对方感到无所适从，或者使对方感到听话者根本没有专心倾听；或者使对方感到自己所说的事情没有价值，自尊心受到伤害，甚至认为听话者有恶意。

(4)不做虚假保证：过于具体肯定的保证、过度热情的允诺，虽然容易给病人以鼓舞，但也容易使病人产生怀疑，感到护士没有对他讲真话，增加病人的疑虑，也给护士留下后患，引起护患纠纷。

(七)阐释技巧

1. 阐释的运用　阐释是叙述并解释的意思。患者常常心存许多问题或疑虑，如诊断、治疗的反应、病情的严重程度、预后、各种注意事项等。这就需要护士运用阐释技巧。

护患沟通中的阐释常用于以下情况：

(1)解答患者的各种疑问，消除不必要的顾虑和误解。

(2)护士在进行护理操作时，向患者阐述并解释该项护理的目的、注意事项等。

(3)护士以患者的陈述为依据，提出一些看法和解释，以帮助患者更好地面对或处理自己所遇到的问题。

(4)针对患者存在的问题提出建议和指导。

护士的这些提议和解释，对患者来说，是可以选择的，既可以接受，也可以拒绝。

阐释应有助于患者认识主观的或是客观存在的问题，为患者提供新的思维和方法，重新认识问题，从困惑中走出来。总之，阐释应使患者感到有益。阐释较多地用于治疗性交谈中。

例如，有一名冠心病患者，得知诊断后悲观绝望，恐惧焦虑，认为心脏病是绝症，怕这怕那，尤其怕突然死亡，不敢活动。护士在了解他的想法后，在对他的心情表示理解和关心的基础上，进一步向他阐释了冠心病的发生机制和治疗方法，指出其危险性的一面，但也指出危险的发生是可以预防的，休息是相对的，活动是必要的，冠心病患者仍然可以在一定范围内正常生活和工作，并与患者一起制订康复计划，使患者重新认识了疾病，纠正了原有的错误看法，积极投入治疗和康复活动中。

2. 阐释的基本方法　在运用阐释技巧时，要注意给患者提供接受和拒绝的机会，即让患者做出反应。阐释的基本步骤和方法如下。

(1)尽力寻求对方谈话的基本信息，包括语言的和非语言的。

(2)努力理解患者所说的信息内容和情感。

(3)将信息观点、意见用简明的语言讲述给对方听。

3. 阐释的注意事项

(1)科学性：医学是一门科学性极强的学科，护士应用自己的医学知识，科学地向患者进行有关健康问题的解释。

(2)准确性：医疗语言作为一种职业语言，有着很强的权威性，患者对于医生护士所说的每句话，都会反复地琢磨，因此护士在向患者阐释有关问题时必须准确无误，经得起推敲。

(3)通俗性：要做到语言浅显易懂，同时辅以形象、生动的比喻或借喻予以说明，尽量少用或不用生僻的专业术语，而用“老百姓的术语”沟通，这样才能做到有效性沟通。

(4)委婉性：对于那些感情脆弱的癌症或终末期患者，如果直言相告，可能会引起患者强烈的心理震荡甚至心理崩溃。在这种情况下，护士需要使用“善意欺骗”的保护性语言进行阐释，避重就轻、言语含蓄，这是减轻患者心理负担、保护患者心理健康的需要。

(5)针对性：在阐释时，要根据患者的不同情况确定具体的阐释内容。

(八)安慰技巧

患者容易对自己的病产生很多顾虑和担忧，或将疾病看得过于严重而引起害怕和不安。因此安慰性语言是一种对各类病人都有意义的一般性心理支持，它可使新病人消除陌生感；使恐惧的病人获得安全感；使有疑虑的病人产生信任感；使紧张的病人得以松弛；使有孤独感的病人得到温暖。

在安慰时，护士应对患者有高度的同情心，理解患者的处境，体察患者的心情。应针对不同的病人选用不同的安慰性语言。

安慰的技巧如下。

1. *激励法* 在安慰时要鼓励病人的抗病意志和信念，鼓励患者：①相信医生，如介绍本科室医生的水平；②相信治疗方案，如“这种药效果很好，许多病人服后都有好转，你也不妨试试”，启发患者正视现实，认识对自己有利的一面。

2. *对比法* 病人的信心在治疗过程中起重要作用，根据患者不同的具体情况，将患者与其他患者进行比较，如“某某比你的病情严重多了，现在都好转了，你的病也很有希望的。”“你比他们年轻、抵抗力强，病也轻一些，治疗效果也应该不会差。”通过这样的对比，让病人树立起战胜疾病的信心。

3. *松弛法* 有些病人因各种原因导致情绪十分紧张，可用松弛法进行安慰。如对手术前紧张的病人：“您的手术我们做了周密安排，手术时医生护士麻醉师好几个人围着你转，主任也一定会到场的，像这样的手术我们科做过很多例了，都挺成功的；麻醉的效果也不错，我还没听哪个病人说术中疼痛呢。”

4. *解惑法* 有的病人因充满疑虑而产生恐惧，可用解惑法安慰患者，取得信任。如慢性病人说：“住了这么多天，怎么还不好？”护士可以回答：“你的病不算严重”“俗话说‘病来如山倒，病去如抽丝’，你的病要慢慢调养，太着急了容易伤身体”等。

5. *转移法* 对于那些只把注意力集中在病症上而引发不良情绪的患者，可采取转移法分散其注意力，如让其家人来看望他，说一些他关心和感兴趣的事情，放松他的情绪。

俗话说：“良言一句三冬暖，恶语半句六月寒”。美好的语言有益于患者的身心健康，起到治疗的作用，其能激发战胜疾病的坚强意志，使其对前途充满信心。

(九)应答技巧

在护理实践中，病人的一些提问常让护士“头痛”，不知该如何回答，如“护士，我的病严重吗”“我到底得了什么病呀”“怎么用这么贵的药”“我这病多长时间能治好呀”等。由于不知如何应答，又担心答得不妥导致医患纠纷，许多护士常以“不知道”或“问医生去”做应对。

无论患者问什么样的问题，护士都应表现出平和、不慌乱，对自己、对医院充满信心。病人的问题越刁钻，护士应越平静，特别要微笑着注视着对方说话。

1. *健康知识类问题* 如“护士，我的病要注意什么”“用了这个药，会有什么反应啊”“这个药是干什么用的”“我这病能吃什么，不能吃什么”等。对于这一类问题，可用直接回答法，即运用阐释技巧给患者说明解释。在回答时要注意科学性、通俗性。

2. 病情、诊断、预后类问题　如"护士，我这个病严重吗""我这手术有多大危险""我这病多长时间能治好""我这手术需要多少钱"等。对于这一类问题，护士不能用直接回答法应答，如"你的病不严重/不要紧/没问题""你的病住半个月就行了""你的手术×万元就够了"，这种不留余地的回答容易导致医疗纠纷。此时，护士应用模糊回答法进行应对。模糊回答，并不是指护士讲话含糊其辞，而是在符合特定要求的前提下，主动运用的一种高级表达技巧。其特点是在内涵上虽有一定的指向性，但在外延上没有明确的界限，语义较为宽泛、含蓄，如"你的病……可能性较大，不排除……"等。当患者向护士咨询手术危险性的大小时，护士绝不能用准确的百分比来说明，而是告诉患者"手术无论大小都是有风险的，但我们做这种手术已经很多例，经验比较丰富，对术中的危险性也有预估和相应对策"。护士在回答这一类问题时要注意与医生保持一致，留有充分余地，不能给病人"决定性的承诺"。

3. 质疑、不满的问题　如"护士，怎么用这么贵的药""你们是不是用错药了？为什么治了这么久还不见好呀""怎么几天了，连什么病都查不出来"等。当患者对医疗护理服务质量或价格提出异议的时候，护士应使用共情分析法进行应对。先表示理解或者认同对方的观点，而不是对立，之后帮助患者分析导致问题的原因。如"是啊，如果换上我，也会觉得药费挺贵的，因为我们的收入都不高"，或"我也希望能尽快查出疾病的原因"，然后再说明为何费用比较高、为何住院几天仍未确诊的原因。这样才能及时缓解患者的不满情绪。

4. 护士也不知道答案的问题　在工作中，护士难免会遇到病人提的问题自己也不清楚的情况。孔子曰："知之为知之，不知为不知，是知也。"知道就是知道，不知道就是不知道，这才是真正的智慧。对于病人的提问，假如自己确实不明白、不肯定，可以坦诚地说："这方面我还不太了解，不能给你准确的回答，但是我愿意帮你请教专家或查资料找答案，不过这需要时间。如果你急需，可以先找主任咨询一下，不要耽误了你的事情""很抱歉没能给你满意的回答。希望得到你的谅解"。只要你诚心诚意地对待病人，病人才会理解你，不会小看你。

(十)沉默技巧

1. 沉默的意义　在交谈的过程中，沉默本身也是一种信息交流，常常出现在高信息内容之间，是超越语言力量的一种沟通方式。即所谓"此时无声胜有声"。因此，恰到好处地运用沉默，可以促进沟通。例如，我们在交谈时面对一个个性强、语言偏激的对象，为了化解紧张气氛，以沉默待之，效果尤佳。

沉默既可以是无言的赞美，也可以是无声的抗议；既可以是欣然默认，也可以是保留已见；既可以是威严的震慑，也可以是心虚的流露；既可以是毫无主见，附和众议的表示，也可以是决心已定，不达目的决不罢休的标志。当然，在一定的语境中，沉默的语义是明确的。从表面上看沉默是声音的空白，但实际上是内容的延伸与升华。

例如：有一位母亲感到非常苦恼，苦于与他那上小学的儿子不能沟通。她苦口婆心地与他谈、谈、谈，却总是没有效果。这一天儿子又在学校惹了事，母亲却突发喉炎失了音。当她拉着儿子的手与他面对面坐下时，她急啊气啊，可不能说一句话。只是紧紧地将儿子的手握在手心，很久很久。第二天儿子对母亲说："妈妈，你昨天什么都没说，但我全明白了。"这就是"于无声处"的寓意。

可见，语言的技巧固然重要，但它不是唯一可以帮助病人的方法，在交谈中，适当地以温暖平和的态度表示沉默同样会使病人感到舒服。

2. *护患沟通中沉默的作用* 在护患交谈过程中，选择适当的时机使用沉默技巧，可以起到如下作用。

(1)给病人时间考虑他的想法和回顾他所需要的信息或资料。

(2)给护士一定的时间去组织进一步的提问及记录资料。

(3)使病人感到你是在真正用心地听他讲述。

(4)有助于病人宣泄自己的情感，使病人感到你能理解他的情感，他的愿望得到尊重。

例如，当患者因情绪受到打击而哭泣时，护士保持沉默是很重要的。如果护士过早地打破沉默气氛，可能会影响病人内心强烈情绪的表达，使得他们可能压抑自己的情感，而以不健康的方式将其宣泄出来。

许多护士在沉默时可能感到不自在，但作为帮助者的护士，又必须学会使用沉默的技巧，能适应沉默的气氛。不要以为在所有的时间里都必须说话。此外，护士也可以允许病人保持沉默，护士可以对病人说："您不想说话，您可以不说。不过，您如果不介意，我愿意在这里陪您待一会儿。"

3. *打破沉默的方法* 尽管沉默有一定的积极作用，如果不分场合时机，故作高深或多情地滥用沉默，其结果往往会事与愿违，只能给人以矫揉造作或难以捉摸的感觉，因为沉默可以使双方情感分离。所以护患间不能一直保持沉默。在适当的时候，护士需要打破沉默。打破沉默可用如下方法。

(1)"您是不是还有话想说？（稍作停顿）如果没有，我想和您再讨论一下手术后的其他问题。"

(2)"您怎么不说话了？您能告诉我您现在正在想什么吗？"

(3)"您最好多说说这个问题给您带来的麻烦和困难。"

(4)当病人在话说到一半突然停下来时，护士可以说："后来呢？""还有呢？"或重复其在前面所说的最后一句话来帮助他能继续说下去。

交谈技巧与沟通关系向来是密不可分的。许多技巧本身便是通过促进沟通关系的良性发展而使沟通得以顺利展开并获得成功的。因此，在学习和运用不同的交谈技巧时应注意避免单纯技术观点。只有将技巧的运用与关爱情感的注入、信任关系的建立结合起来，才会有效地发挥交谈技巧的作用。

三、护理人员交谈失误及补救策略

交谈的失误是指由于护理人员交谈时表达的内容、方式、时机或场合不妥而出现的口语差错，由此引发的不良后果并非护理人员本意，而是由于疏忽大意或水平不及造成的。

(一)常见的交谈失误

1. *出语不慎* 有些护理人员说话不慎重，出口前不加思考、没有分寸，造成误会，甚至引起猜疑、恐惧等不良后果。如当病人出现病情变化，家属找不到值班医生时，有的护士信口开河地说："某某医生准是回家去了"或"某某医生准是又出去吃饭了"，这样的话怎么能不引起医患纠纷呢？

2. *表达缺失* 有的护理人员忽视语言环境的特殊要求，在语言表达上出现缺失，语义也不够完整，造成患者断章取义，引起误解甚至猜疑。比如手术完毕后某护士从手术室出来，病人家属着急地询问："怎么样了？"护士答："完了！"家属中顿时有人号啕大哭。如果护士完整地表达“手术做完了”，就不会引起家属的误解。

3. 语言歧义　有时因为沟通双方对语义的解读上出现偏差，就会造成理解上的分歧。如一位患儿家属想进监护室看看孙子，护士说：“非本科人员不可以进来。”家属不解地说：“哎哟，非要读了本科才能进啊，咱们小学文化就不能看孙子了？！”这就是对“本科”一词理解上出现歧义。

4. 单向思维　有些护理人员在考虑问题时思维取向呈现单向式、会聚式，在与患者沟通交流时常常表现出破绽。比如一位新护士在给一位女患者做妇科护理时没有戴手套，当患者委婉地提醒她时，她满不在乎地说：“没关系，我不怕脏”，惹得患者大怒而投诉。殊不知，患者担心的并不是护士会不会被感染，而是关心自己会不会被护士没有戴手套的手所触及，这位护士陷入了单向思维的死胡同。

5. 主观臆断　有的护理人员工作多年后获得了一定的经验，容易出现比较主观的经验性猜测，说对了可得到病人的钦佩，说错了则引发不满。如一位女青年主诉恶心、呕吐，当护士得知她月经已推后半月时，便问：“你是不是怀孕了？”病人很不满地争辩道：“我还没结婚呢！你怎么这么问话？”

（二）交谈失误的补救

如果一旦出现语言失误，只要出于善心，以诚恳的态度采取措施及时补救，以挽回不良影响，通常都能得到患者的谅解。常用方法有以下几种。

1. 补充　当意识到自己因表达不到位而造成沟通障碍时，护理人员应当设法进行必要的信息补充或解释说明，以求语义完整、理解准确。比如一位眼科护士对患者交代用药事项：“这种眼药水点眼之前，你要先晃一晃”，见患者露出不解的表情，为避免引起患者误解，护士可以补充一句：“拿着瓶子轻轻摇两下就可以了”，其意不言自明。

2. 重说　当发现已经造成语言失误但是其消极影响有限，尚未形成严重后果时，护理人员应当收回重说，再次表达语义。比如一位护士查房，以为患者又没有吃药，就说：“你怎么又不按时吃药……”话音未落，发现小药杯是空的，马上说：“唉，瞧我怎么说的，您已经吃过了嘛。”这种收回重说的方式自然、坦荡，效果也是很好的。

3. 解释　当护士的语言失误导致患者出现疑虑时，可用解释法予以补救。如有位护士在给一位术后患者换药时，发现刀口处发生了一些变化，很随意地说：“哎呀！怎么会这样！”当时病人和家属听完这句话后马上精神紧张、疑惑顿生，怀疑手术出了问题。护士意识到后马上解释说：“哦，这是由于上次换药时所用的一种药物染色所致，对术后康复毫无影响，请放心！”

4. 改口　有时当护理人员意识到语言失误即将发生时，可以采取变向改口的方法。比如当一位护士正在和同事谈论一位身患癌症的患者病情时说：“这种病在我们医院治过好几例，效果都……”，正说着，该名患者刚好路过护士站，护士急忙改口“还是不错的”。虽然其本意是要说“效果不理想”，但为防止突然传出的不良信息刺激患者，及时改口，还是十分机智的。

5. 致歉　如果口语失误已经发生，消极影响已经造成，就要根据情况采取适当措施，勇于向患者表达真诚的歉意，以换得患者的理解。比如当患者要求护士解释病情时，护士手头正在忙于治疗，就有些生硬地说：“等一会儿！”当意识到患者的不快时，当即道歉：“对不起，现在太忙了，有点急躁，我先把手头这件事忙完，请您稍等一会儿，好吗？”

第三节 护理实践中的治疗性沟通

“医师有两种东西可以用于治疗,一是药物,二是语言。”

——希波克拉底

一、治疗性沟通的概念和特征

(一)什么是治疗性沟通

在医院里,护士与患者、护士与医生及其他医务人员的沟通都有其内容和形式,我们把围绕病人的治疗,并对治疗起积极作用的沟通称为治疗性沟通。在治疗性沟通中,信息发出者是护理人员,信息接收者是病人,要沟通的信息是护理专业范畴的事物,其目的是满足病人的各种需要,对病人的身心起治疗作用,故称之为治疗性沟通。

治疗性沟通在护理工作中广泛应用并起了较大作用,但它的发展也经历了一段曲折的过程。几十年前治疗性沟通并未被作为护理学课程中的重要部分。多数护士只期望护理工作更程序化、具体化。认为一个好的护士应多为病人做些具体的、被病人或同行们都可意识到或看得见的事。而密切与病人沟通则被看作是在浪费时间,在冒犯病人或过多地介入病人的个人生活。随着医学模式的转变,治疗性沟通运用于临床护理也成为必然。护理工作者意识到沟通对病人的治疗会产生广泛而深刻的影响,这种沟通并不是随意的消遣行为。护理的服务对象是人,在护理过程中,评估、计划、执行措施和评估过程都是以一定的沟通方式进行的。每次沟通都会对病人产生影响。

治疗性沟通是一般性沟通在护理实践中的运用,它除了具有上述一般意义上的人际沟通的特征外,还具有其独特的沟通特征。

(二)治疗性沟通的特征

1. *以病人的健康为中心* 在一般性沟通中,双方的交往强调平等互利的原则(见第一章第三节),而治疗性沟通则以病人为中心。护理人员所说所做的都是为了满足病人的健康需求。虽然护理人员也有自尊、情感、归属感的需要,但一个有职业道德的护士不会因此而无视病人的需要,她会从亲友、同伴及其他人员处寻求适当的途径来满足个人的需求,而将主要的精力用在满足病人的需要上。

以病人为中心对治疗性沟通非常重要。因为大多数患者都有不同程度的自卑感和依赖性,部分病人由于疾病的关系,在沟通互动时行为会出现偏倚或障碍,如精神病患者或有神经症状的病人,在沟通中看起来可能是无礼的、古怪的、令人不愉快的,护理人员必须接受病人的行为,并以不批评的态度来协助病人恢复健康。以病人为中心的治疗性沟通能确认病人的自我价值,进而增强病人的自尊。

2. *以护理目标为导向* 一般性沟通的目的多是为了加深了解,增进友谊或是双方实现某种业务活动往来,而治疗性沟通的目的是为病人的健康服务,护患互动中通常都确定有一个与病人健康需要相关的护理目标及期望,在工作时期,则须完成护理计划并加以评价。以目标为导向才能维持以病人为中心的治疗性沟通。

3. *以减少自我暴露为特征* 治疗性沟通与一般社交性沟通有一个重要的区别是:自我暴露的形态和量的不同。一般说来,在社交性沟通中,彼此都会有一定的自我暴露,虽然在量上不见得相等。而在治疗性沟通中，比较关注的是促进病人自我暴露以提高他对自己的问题的洞察力，护理人员的自我暴露却要求尽可能减少。因为病人可能会反过来关心护理人员的需要而增加病人的压力。

二、护理实践中的语言沟通

(一)护理健康教育的语言技巧

1. 个别教育　个别教育又称个别谈心，是最有效的口头宣传方式，具有随时随地、简便易行、针对性强、反馈及时等特点。

进行个别教育前应尽可能了解患者的一般情况，在建立一定的感情后，再谈实质性问题。在教育过程中护理人员要充分运用语言技巧，在语言的运用方面努力做到“十要”：语言要正确、语言要准确、语言要明确、语言要有逻辑、语言要朴实、语言要丰富、语言要精练、语言要纯洁、语言要生动、语言要谐美。

2. 健康咨询　健康咨询是以问答形式传播健康知识、解难释疑、指导健康行为的有效方法，其特点是方便灵活，沟通顺畅，信息损失少，沟通效果好。

从事健康咨询工作的护理人员应有较高的思想素质、专业素质及良好的语言表达能力。对于患者提出的问题，要给予明确答复，涉及医学理论的尽可能深入浅出、通俗易懂，使患者对所持疑团犹如冰释雪融，清楚明白。当遇到一时解释不清或回答不了的问题，切不可为顾及面子而敷衍塞责，含糊应付，可先对患者解释：“您提的问题我现在不是特别清楚，等查阅了相关资料我再给您答复，行吗？”

3. 专题讲座　专题讲座是就有较普遍意义的某个健康问题进行的健康教育活动，具有针对性强、目的明确、内容突出的特点。

承担健康知识专题讲座的护理人员，除了自身要有系统、全面、扎实的理论基础和良好的心理素质之外，还要懂得一些授课技巧。其中最为重要的语言技巧如下。

(1)巧妙设计开场白：开场的方式很多，如提问式，即直接用问题使患者陷入思考，以求甚解；新闻式，即引用与专题相关、社会反响较大的新闻事件引起患者的重视。

(2)熟练运用语言技巧：要使讲座达到预期效果，在语言表达上必须具有一定的技巧。其要点可用一个英文单词来概括，即 RIVER，词意是希望语言如河流一样流畅，事实上，这是五个语言要点的英文字头的缩写。即①速度(rate)，语速过快，使人没时间对信息进行消化吸收，语速太慢容易让人昏昏欲睡，应根据讲座内容、患者反应对语速进行调整。②语调(inflection)，讲座的吸引力在一定程度上依赖于抑扬顿挫、起伏多变的语调，护士要通过语调的变化来强调重点，突出主题。③音量(volume)，声音要洪亮，让所有患者能够听到。④吐字清晰(enunciation)，口齿要清楚，吐字清晰，不要吞音。⑤停顿(rest)，停顿是对内容进行划分的重要方法，但要掌握好停顿的时间，并注意停顿时不要有“啊”“嗯”等习惯语。

(3)画龙点睛的结束语：好的结束语收尾有力，令人回味无穷。如呼吁式的结束语可激发患者的热情；选用名言警句作为结束语可再次点明主题，增强说服力。

4. 座谈会　座谈会是一种带有讨论性质的口头教育形式，它的特点是人数较少、精力集中、针对性强、可及时反馈信息。

护理人员在主持座谈会时的职能主要是组织、协调和引导。会前护士要做好各方面的准备；要有明确的、贯穿始终的中心议题；要具备消除座谈会中讨论障碍的技巧；要能最终把大家的意见归纳起来，做出正确的结论，对与会者予以鼓励和鞭策。

示例：糖尿病门诊健康咨询

护士：大爷，早上好，您需要咨询什么问题？

患者：医师说我是糖尿病，让我戒烟，我不明白糖尿病为什么要戒烟？

护士：哦，是这样的。因为香烟中的主要成分是烟碱，它会增加我们体内的一种激素——肾上腺素的分泌，导致血糖升高；同时烟碱还会使心率、血压升高，使供应心脏血液的冠状动脉血流量减少，加重病情，所以您最好能够戒烟。

患者：我还听人说糖尿病病人不能多喝水、多吃饭，可我老觉得口渴、肚子饿，怎么办？

护士：大爷，我们先说喝水的问题。有人认为糖尿病就是喝水多、小便多，所以就控制饮水。这其实是很危险的。由于糖尿病病人的血糖比较高，小便时尿中会带走部分水分，引起体内水分相对减少，引起口渴感，这是一种人体的自我保护现象。如果不补充水分，会造成血糖过高无法排出体外，可能导致一些严重后果，因此除了一些特殊情况外，一般都不必限制饮水。另外，糖尿病病人的确需要限制饮食，当您觉得饿时，可吃一些低热量、高容积的食物，比如西红柿、黄瓜等，平常多吃粗粮代替细粮。只要控制得好，糖尿病也没什么可怕的。

患者：我明白了，谢谢你，姑娘。

护士：不用谢，您如果有什么不明白的，还可以来找我。

患者：好的，再见。

护士：再见，您慢走。

(二)护理操作中的语言沟通

临床工作中，护士进行护理技术操作的同时，都应清楚、明白地向患者解释。这不仅是因为患者有知情同意的权利，也是护士义不容辞的责任。通过讲解，使病人能够理解和配合操作，并感到放心和满意。有效的解释是成功护理的重要环节。

护理操作中的语言沟通一般分三大部分，即操作前解释、操作中指导和操作后嘱咐。

1. 操作前解释

(1)本次操作的目的。

(2)病人的准备工作，征询病人的意见。

(3)讲解简要方法，在操作过程中，病人会有什么感觉。

(4)作出承诺，使患者相信，护士将用熟练的技术尽量减轻其不适感。

2. 操作中指导

(1)交代病人配合的具体方法。

(2)使用安慰性语言，分散其注意力，减轻痛苦。

(3)使用鼓励性语言，增强其信心。

3. 操作后嘱咐

(1)询问病人感觉，是否达到预期目标。

(2)必要的注意事项。

(3)对病人的配合表示感谢，询问病人有无其他需要。

示例：护理操作用语——静脉输液

李某，女，58岁，退休教师，因发热待查急诊入院已10小时。

操作前解释：

李老师，早上好，昨晚睡得好吗？现在感觉怎样？您不必太担心，今天您的体温已经有所下降了，不过由于您几天都没能好好吃饭，现在我要给您输液，以增强您的抵抗力。输液时间比较长，您需不需要去一下卫生间？今天打这只手好吗？待会进针时会有点痛，不过我会尽量小心，请您放心。

操作中指导：

李老师，请您卷起袖子来。

李老师，准备进针了，请您握拳……好，请松拳。李老师，您现在还在发热，要多喝水，多卧床休息，可以吃一些清淡、易消化的稀饭、面条。

操作后嘱咐：

李老师，液体已经给您输上了，谢谢您的配合。现在您有什么不舒服吗？输液速度已经调好，请您不要随意调节，您的手活动时要小心，以免药液外渗。

您还有什么需要吗？我把呼叫器放在您手边，如果有事请按呼叫器，我也会常来看您的，请您安心休息。

三、处理投诉的沟通技巧

（一）正确看待投诉

1. 什么是投诉　投诉就是就医者对医院提供的服务设施、项目、服务过程或服务效果不满而提出意见的形式。

2. 投诉的产生　医院是一个复杂的整体运作系统，人也是一个复杂的有思想、有需求、有欲望的个体，就医者对护理服务的需求是多元化的，无论医院服务得多么出色，都不可能百分之百地让就医者满意；加之由于各种主、客观原因，医疗机构所提供的服务确有不尽如人意的地方，因此，就医者的投诉是很难完全避免的。

3. 处理投诉的意义　过去，我们害怕病人投诉，现在我们要转变观念，正确看待投诉。投诉的表象是客户对医疗服务的不满与责难，其本质是客户对该医疗机构信赖度与期待度的体现，也就是医院的弱点所在。研究表明，在所有对医疗服务不满意的群体中，大约只有不到1/3的人会向医院投诉，而超过2/3的人则悄悄转到其他医院就诊或是反复向别人传播“不满意的经历”；美国的TAPR调查公司调查结果表明，在消费过程中，满意的顾客会把自己的良好感受告诉4位朋友，而不满意的顾客，将对10个人传播自己不满的感受。其中10%以上的消费者将对20人以上传播这种不良信息。上述现象会对医院造成可怕的负面影响，甚至大幅度降低人们对医院服务的信任感。因此处理投诉的意义可体现在：①恢复客户对医院的信赖感；②避免引起更大的纠纷和恶性事件；③收集信息；④投诉满意的客户将是最好的中介；投诉不满意的客户将是医院的损失。

4. 畅通投诉的渠道　因为投诉有着积极的意义，应鼓励就医者将他们的抱怨向院方反映，方法很多，如进行病人问卷调查、设置意见箱、在医院网页上开设病人留言信息、开通800免费投诉电话、在新闻媒体上有奖征集意见，聘请病人担任“啄木鸟”，定期暗访医疗服务质量，在病人中评选最佳意见奖等。

（二）处理投诉的基本程序

我们不希望有投诉，但我们不能回避投诉。我们应以“严格、认真、主动、高效”的工作作风去处理投诉问题，并从中查找原因，扎扎实实地提高工作质量。这样就可以变坏事为好事，从根本上减少投诉。

处理投诉的基本程序是IANA过程。

1. 确认问题(identify) 让就医者申诉述说,仔细倾听,不可用“但是”“请你稍等一下”等语言来应答投诉者。

2. 评估核定问题(assessment) 严重程度如何,抱怨者除经济补偿外,还有其他要求吗?

3. 互相协商(negotiation) 先确定为解决问题所能提供的上限条件和下限条件;就医者的要求是什么?争执会给医院的口碑带来哪些影响?医院方面有无过失?

4. 处理问题(action) 由什么人、在多长时间内、做什么事,要确认是否按条约实施了,否则前功尽弃,而且对医院造成更坏的影响。

资料库

处理投诉十句忌语

你去找别人,这不是我们的事。
我不知道,不清楚。
这是常有的事,不足为怪。
这种问题连小孩子都会。
你要知道,一分钱,一分货。
绝对不可能发生这种事。
医院的规定就是这样的。
我知道了,你回家等着吧!
这种问题我们见得多了。
你如不满意,去其他地方告吧!

(三)处理投诉的要点

1. 不得推却,尽快处理 接待投诉时要提醒自己:我代表医院而不是个人。受理投诉不得向外推却,要争取尽快解决就诊者的投诉,以免耽误时间,引起投诉者更大的不满。一般情况下,护理人员接受投诉后,要马上做出反应;对事态严重的问题要立即请示上级领导。

2. 选择场所,单独沟通 医院的就医场所人声嘈杂,不利于安抚投诉者,如果投诉者大声诉说或吵闹,还会影响医院的正常工作,同时给医院造成不良影响。因此,解决投诉问题时,应选择合适的场所,与投诉者单独进行沟通,以求问题的解决。

3. 认真倾听,做好记录 投诉者在投诉时往往心中充满了火气,要耐心听取投诉者的诉说,使投诉者“降温”,逐渐平静。要用“共情”技巧设身处地地替投诉者思考分析,找出问题的症结。边倾听边记录投诉的内容,不仅可以使投诉者讲话的速度放慢,缓解投诉者的情绪,还可以使投诉者感受到医院的重视,同时记录的资料也是为解决问题提供依据。

4. 保持冷静,态度主动 护理人员面对投诉者时,应学会克制自己的情绪,以信为本,以诚动人,以礼为主,主动改善与投诉者的关系。绝不能同投诉者争辩,更不能争吵,即使投诉者有过激的言行,也要在冷静的状态下与之沟通。①属于院方做得不到位的,应坦诚道歉,并及时做好补救工作;②属于双方互有责任的,先解决自身不足,并请对方配合解决问题;③属于对方理解有误的,力争以对方能接受方式指出,帮助对方看到问题实质。切记:立刻与客户摆道理、急于得出结论、一味的道歉都是不可取的。

5. 采取行动,协商解决 这是关键的一个环节,为了不使问题扩大化、复杂化,不失信于服务对象,要认真做好这一环节的工作。把将要采取的措施和所需的时间告诉投诉者,并征得对方的同意,如有可能,可请投诉者参与选择解决问题的方案或补救措施。不能对投诉者表示自己“无能为力”,也不能向投诉者做出不切实际的许诺,要充分估计解决问题所需的条件和时间,留有一定余地。

(四)对"难应付"的投诉者的沟通技巧

1. *感情用事者*　这类投诉者的特征是:情绪激动,或哭或闹。沟通技巧:①保持镇定,适当让客户发泄;②表示理解,尽力安抚;③告诉投诉者,一定会有解决的方案;④注意语气,谦和但有原则。

2. *以正义感表达者*　这类投诉者的特征是:认为自己在为人民大众的利益呼唤,因此语调慷慨激昂。沟通技巧:①肯定投诉者,并对其反映问题表示感谢;②告知医院的发展离不开广大就医者的爱护与支持。

3. *固执己见者*　这类投诉者的特征是:坚持自己的意见,不听劝。沟通技巧:①先表示理解客户,力劝投诉者站在互相理解的角度解决问题;②耐心劝说,根据医院的服务特性解释所提供的处理方案。

4. *有备而来者*　这类投诉者的特征是:一定要达到目的,了解《消费者权益保护法》,甚至会记录处理人谈话内容或录音。沟通技巧:①处理人一定要清楚医院的服务政策及《消费者权益保护法》有关规定;②充分运用政策及技巧,语调充满自信;③明确表明我们希望解决投诉者问题的诚意。

5. *有社会背景、有宣传能力者*　这类投诉者的特征是:通常是某重要行业领导、电视台或报社记者、律师,不满足要求会实施曝光。沟通技巧:①谨言慎行,尽量避免使用文字;②要求无法满足时,及时上报有关部门研究;③要迅速、高效地解决此类问题。

附 1　沟通技巧测验

一、倾听能力测验

(引自霍德盖茨. 工作中的现代人际关系学. 北京:中国人民大学出版社,1989:339)

(一)自测方法

读下面 14 句话,并用给出的等级来评价自己。

A=总是　B=几乎总是　C=通常　D=有时　E=很少　F=几乎不　G=绝不

1. 你是让讲话者充分表达思想而不打断他们吗?
2. 当谈话者的观点不同于你自己的观点时你是变得非常激动和不安吗?
3. 你听别人讲话时能防止分心吗?
4. 你对别人说的每一件事都持续做笔记吗?
5. 你能休会出字里行间的言外之意、听出谈话者的弦外之音吗?
6. 当你对谈话者或题目感到厌烦时,你是否就不听而去想别的事情?
7. 你能够静静地坐等谈话者组织他的思想,然后再继续讲下去吗?
8. 你听的时候,是否想把讲话者正在说的、已经说的和将要说的话综合到一起?
9. 你听讲话者谈话时,你注意他的动作语言并利用它来解释他传递的信息吗?
10. 如果你不同意讲话者的话,你是马上摇头给出反馈吗?
11. 听讲的时候你总是活动,如改变姿势、交叉腿和胳膊、前后挪动椅子吗?
12. 听讲的时候,你是一直看着讲话者的眼睛,并在整个谈话过程中保持这种直接的眼光接触吗？

13. 别人讲完话后，你是否直接提出问题以进一步澄清、充实讲话的内容？

14. 如果讲话者批评过你，你是否会在他把事情基本讲清之前就反对他呢？

(二)计分方法

用下面的分数表，对照你的每一题的答案，得出你的总成绩。

问　题	答案所得分数							得　分
	A	B	C	D	E	F	G	
1	7	6	5	4	3	2	1	
2	1	2	3	4	5	6	7	
3	7	6	5	4	3	2	1	
4	1	3	5	7	5	3	1	
5	7	6	5	4	3	2	1	
6	1	2	3	4	5	6	7	
7	7	6	5	4	3	2	1	
8	7	7	6	4	3	2	1	
9	7	6	5	4	3	2	1	
10	1	2	3	4	5	6	7	
11	1	2	3	4	5	6	7	
12	1	3	5	7	5	3	1	
13	7	6	5	4	3	2	1	
14	1	2	3	4	5	6	7	

(三)评价方法

90 分以上	优秀	你是一个理想的倾听者
80～89 分	很好	你知道很多关于有效倾听的知识
70～79 分	好	你是一个平均水平以上的倾听者
60～69 分	一般	你是大多数听者中的一个典型
少于 60 分	低于一般	你需要培养更有效的倾听习惯

二、沟通能力测验

(引自吴玉．管理行为的调查与度量．北京：中国经济出版社，1987：85)

(一)自测方法

根据你即时的感觉尽快地答复每个问题。答案“是”指通常发生的；“不”指很少发生或从不发生；“有时”指你不能回答“是”也不能回答“不”，但尽量少用这个答案。记住“不要想你的家庭成员”。

1. 在谈话时，你说出的话是否都像你愿意说的那样说出来？

2. 有人问你一个问题，你觉得他问得不够清楚，你是否要他解释一下？

3. 当你解释某件事情时，别人是否插嘴？

4. 你是否认为你所要说的别人都懂得，你不必多做解释？

5. 你是否要别人告诉你，他对你所谈的论点有什么感觉？
6. 你和别人交谈，是不是一件困难的事情？
7. 在谈话中你是不是谈些对你和别人都感兴趣的事情？
8. 如果你的看法与周围人的看法不一致，你是不是觉得很难发表你的看法？
9. 在交谈中，你是否把你自己处于对方的地位（即设身处地替别人想一想）？
10. 在交谈中，你是否倾向于多说话？
11. 你是否知道你说话的声调会影响别人？
12. 你是不是避免谈那些伤别人的感情或使事情变得更糟的事情？
13. 接受人家建设性的批评是不是很困难？
14. 有人说些话，伤了你的感情，你是不是和他谈论这件事？
15. 你伤了别人的感情，你是否事后向他道歉？
16. 如果有人反对你的意见，你是否感到非常反感？
17. 当你对某个人感到愤怒时，你是否觉得很难有条理地考虑问题？
18. 你会不会因为怕得罪人而不敢表示不同意别人的意见？
19. 在你和另一个人发生争执时，你能不能和这个人商谈而不冒火？
20. 当你和别人解决意见分歧问题之后，你感到满意吗？
21. 有人使你心烦意乱，你会不会恼火？
22. 有人赞扬你，你会不会感到不安？
23. 一般地说，你能不能信任别人？
24. 表扬别人，夸奖别人，你会感到困难吗？
25. 你是否有意对别人隐瞒你的缺点或过失？
26. 你会不会对人们谈论你的思想、感情、信念，使人家了解你？
27. 你是不是很难信任别人？
28. 当你在讨论问题时动了感情，你想不想换个问题来谈？
29. 在交谈中，你是不是等人家说完，你才对他所说的作出反应？
30. 当你和人家谈话时，你会不会想别的事情而不注意他说话？
31. 当有人在说话时，你是不是想听一听他讲的是什么意思？
32. 在你说话时，别人是不是都在听着？
33. 在讨论问题时，你是不是很难从别人的观点中看出事情的究竟？
34. 人家在说话，你没听他说，你会不会假装着在听他说话？
35. 在交谈中，你能不能指出对方所说的和他所感觉的这两者之间的不协调之处？
36. 在说话时，你知不知道别人怎样对你所说的话作出反应？
37. 你会不会感觉别人希望你变成另外一种人？
38. 别人是不是理解你的感情？
39. 人家会不会说，你总认为你是对的？
40. 当你知道你做错了某件事情时，你是否承认你错了？

(二)计分方法

用下面的分数表，对照你的每一题的答案，得出你的总分。

题 号	是	不	有时	题 号	是	不	有时
1	3	0	2	21	0	3	1
2	3	0	2	22	0	3	1
3	0	3	1	23	3	0	2
4	0	3	1	24	0	3	1
5	3	0	2	25	0	3	1
6	0	3	1	26	3	0	2
7	3	0	2	27	0	3	1
8	0	3	1	28	0	3	1
9	3	0	2	29	3	0	2
10	0	3	1	30	0	3	1
11	3	0	2	31	3	0	2
12	3	0	2	32	3	0	2
13	0	3	1	33	0	3	1
14	3	0	2	34	0	3	1
15	3	0	2	35	3	0	2
16	0	3	1	36	3	0	2
17	0	3	1	37	0	3	1
18	0	3	1	38	3	0	2
19	3	0	2	39	0	3	1
20	3	0	2	40	3	0	2

(三)评价方法

在进行自我测验时，要注意你的总分数与标准分数是否接近，相差多少。下表中列出不同年龄的常模。

年龄组	男	女
17—21岁	平均数 81.79 标准差 21.56	平均数 81.48 标准差 20.06
22—25岁	平均数 86.03 标准差 14.74	平均数 94.46 标准差 11.58
26岁及以上	平均数 90.73 标准差 19.50	平均数 86.93 标准差 15.91
分性别 不论年龄	平均数 86.39 标准差 19.46	平均数 85.34 标准差 18.22
不分性别 不论年龄	平均数 81.79 标准差 1.56	

附 2　护理人员文明用语

一、平时常用文明用语

初次见面用久仰,好久不见用久违;看望别人用拜访,等候客人用恭候;
客人到来用光临,请人收礼用笑纳;赠人礼物用惠赠,麻烦人家用打扰;
请人帮忙用劳驾,求人办事用拜托;请人代办用代劳,托人照顾用关照;
寻求帮助用借光,向人求教用请教;请人指点用赐教,请人解答用请问;
听人演讲用聆听,听从吩咐用遵命;称人作品用大作,读人作品用拜读;
求人原谅用包涵,归还原物用奉还;老人年龄用高寿,注意身体用保重;
迁入新宅用乔迁,与人分别用告辞;中途先走用失陪,请人勿送用留步;
对方来信用鸿雁,欢迎购买用惠顾。

二、护理职业常用文明用语

您好！　请！　请进！　请坐！　请走好！　请休息！　请稍候！
谢谢！　不用谢！　对不起。　没关系。　别客气。
请问您哪儿不舒服?
请不要着急,慢慢讲!
您有什么不清楚,我可以为您解释。
请配合一下。
您有什么需要我帮助吗?
请依次排队等候。
请稍候片刻,我马上为您检查(治疗、办理)。
别着急,我马上就来。
您提的意见很好,我们一定会认真改进的。
感谢您对我们工作的理解和支持。
欢迎您检查指导工作。
请多提宝贵意见。
祝您早日康复。

三、护理岗位通用文明用语

所有人员均应做到"首问责任制",即无论何人向你询问,必须把他(她)正确引到某科或找到某人,直到对方满意,如果自己确实无法离开,应委托他人办好。

接电话时,"您好,这里是××医院××科,请问您找哪位?"

当患者或外来人员到护士站办事或询问时,应停下来或起身询问:"您好！(您请坐),请问您有什么事吗?""请问您找谁?"

当患者提出表扬时,应说:"××(礼貌称呼),您不必客气,这是我们应尽的义务。"

当患者提意见时,应说:"您提的意见我们虚心接受,我们将把您的意见转告有关同志和部门，谢谢您的帮助。我们将努力改进工作。”

当患者送礼物时，应说：“同志，您的心意我们收下了，但礼物请您带回去，我们的职责就是全心全意为人民服务，我们的工作还有许多不足之处，请您多提宝贵意见。”

当患者有意见来投诉时，应认真接待，说：“同志，您不要生气，请您坐下来慢慢说。”如果患者反映情况是正确的，应说：“您反映的情况是对的，我一定向领导或有关部门反映，及时处理。”如不是本单位范围的工作应耐心解释说：“同志，您反映的意见由××科负责解决，请您到×楼×科找××同志，他会给您解决的。”

当患者随地吐痰，乱扔果皮时，应耐心地对患者说：“同志，为了保持环境卫生，创造一个整洁优美的环境，有利于休养，希望您今后多加注意”。

当病区有人吸烟时：“同志，病房里禁止吸烟，因为吸烟不仅影响您的身体健康和治疗，而且也会影响其他病人，请不要在病房吸烟好吗?”。如果患者及时灭掉烟蒂，应及时说：“谢谢您的合作!”

领导检查工作时，应停下手中的活，起身热情招呼：“欢迎您检查指导工作。”领导离开时应说：“谢谢指导，请慢走!”

患者离开时送上一份祝福：“祝您早日康复!”“请慢走。”“回去后多保重!”“您走好。”

四、门诊导医，服务台用语

患者询问时，应说：“您好，有事请尽管说。”

如果有人询问某人或某科室，应正确地指引：“请跟我来。”或“请走这边。”“请上×楼××科找××人，如果没找到，请与我联系，我将尽力给予帮助。”

如果患者老弱病残或行动不便，导医护士应说：“请跟我来，我带您到××科就诊。”患者想留言或有意见时，应说：“请将意见和建议写在意见簿上。”不愿写的应说：“欢迎您提意见和建议。”

“根据您的症状请您挂×科××医师的号。”

遇急需处理的危重患者时：“您的情况特殊，请跟我来”(看医师或做特殊处理)。

五、住院病区接诊用语

“您好，请坐，我是主班护士×××，请把入院手续给我，我马上为您安排床位。”接过入院证，安排床铺，建立病历，同时测血压，测体温：“请您把胳膊伸过来，我为您测血压。”“请您量一下体温。”扶住患者并说“请您称一下体重。”

介绍住院须知、负责医师或责任护士等，然后将患者护送到病房(行动不便者搀扶)：“我送您到病房×号床。”到病房后应说：“这是您的床铺，这是您用的脸盆、床头柜和椅子，请您好好休息，有事请按呼叫器(告诉其正确使用方法)，我随时会来。”离开病室时，应说：“您先休息，请不要离开，您的负责医师马上会来为您诊治。”

责任护士自我介绍时应说：“我叫××，是您的责任护士，负责您的治疗和护理，如果有服务不周的地方，请您随时提出来，我将及时弥补，希望我的服务能让您满意!”

六、注射用语

“您好，请把病历、注射单和药品给我好吗?”(门诊注射室)

“请问您叫什么名字，以前用过这种药吗？会不会过敏？家里人有没有过敏的？”

“现在给你做××(药物)过敏试验，需要等20分钟观察结果，请不要离开，也别用手摸它，20分钟后，我来看结果。如有不舒服的感觉，请及时告诉我或按传呼器。”

“请问您今天想注射什么部位(有什么要求)？”

“现在给您打××针，请您把裤子往下拉一点，我给您打针，请不要紧张，可能有一点儿酸胀感，一会儿就好。请坚持一下好吗？”

“打这种针会稍微有点痛，我会慢慢给您推药的，请坚持一下好吗？”

“您好，现在要给您的孩子打××预防针，请您放心！”

“小朋友，你叫什么名字？阿姨给你打个针，勇敢点好吗？”

“您好，您的孩子叫 ××吗？现在给他输液(打 ××针)，请协助一下好吗？”

“您是第一次用青霉素，请在这里等30分钟观察一下，如果没有反应和不适，您再离开好吗？”

注射完毕后，应嘱咐患者：“请按压3到5分钟，不要揉。”

七、输液用语

“您好，请把病历、输液单和药品给我好吗？”“您做过××过敏试验吗？”

“您叫什么名字？马上给您输液，输液时间较长，您需要先上厕所吗？输液过程中上厕所不方便。”

“请伸出您的手，我为您选择注射部位。今天打这条血管好吗？”

当第一次穿刺失败时，应歉意地说：“对不起，给您增加痛苦了，再请您配合一下好吗？”

液体输上后应对患者说：“您今天输的是××药，起××作用，应注意××；如果有什么不适，或有什么需要，请您按传呼器，我会马上来看您的！”

“您心脏不好，输液速度要慢一点，请您不要自己调节滴速好吗？

“液体中含有××，输液速度要慢一点，否则会有一点痛，请您配合一下。”

八、治疗用语

“您好，请把病历和治疗单给我好吗？”

“现在给您做××治疗，会有一点不舒服(会有一点痛)，请坚持一下，很快就会做完的。”

“现在为您清洁皮肤(灌肠、抽血等)，请配合一下好吗？”

“您好，现在给您按摩一下皮肤(清洁一下口腔，翻一下身体)好吗？”

“您的刀口敷料湿了，请不要着急，我马上给您处理(找医师来处理)。”

“这是您的药，请服下好吗？要注意多喝水。”

“您的治疗做完了，谢谢合作。请注意休息。”

九、换药用语

“现在给您换药，伤口消毒(或换纱布条)时会有一点痛，请坚持一下好吗？”

“伤口恢复得较好，请您×天后再来换药好吗？”“您走好。”

十、手术用语

“您好，明天上(下)午×时给您做手术(××检查)，请您记住明天早晨(中午)不要吃东西，也不要喝水。”

“您叫什么名字？马上就要给您做手术了，请躺(坐)好，不要太紧张，如果有什么不舒服，请随时告诉我。”

“您的手术做完了，谢谢合作。”

“给您取个病理标本，×天后到门诊三楼病理科取报告单。”

“×天后，请到一楼门诊换药室换药。您走好。”

“您不用紧张，我会一直陪着您。”“您抓住我的手，有什么不舒服就请告诉我。”

“我们的医师都相当负责，您的手术会很顺利的，请您不必担心！”

“您的亲人都在外面等候着，他们都在为您祝福，希望您能勇敢些。”

对患者家属应经常告知手术进展情况，“请您不要离开，我们将随时告诉您手术的进展情况。”“手术正在进行，一切顺利，请您不必担心。”

术后到病房访视时：“我是手术室护士××，您现在感觉怎么样?”您对我(手术室)的工作有什么意见或建议吗?”“请您讲一讲在手术室的感受，便于我改进工作。”

十一、值班护士用语

“您好，我是护士××，今天晚上我值班，现在来看看您。感觉怎么样？晚上如有什么事，请按呼叫器联系。”

观察患者病情时应说：“您现在还有什么不舒服？服药(或手术)后怎么样？您有什么需要我转告或办理的，尽管吩咐，不必客气。”对发现或患者提出的问题自己无力解决时，应主动说：“我去叫护士长(你的主管医师)。”

患者传呼器响后，应及时来到床边并亲切询问：“请问您有什么需要帮助吗?”如果发现病情变化，应说：“请您稍等一下，别着急，我就去请医师来。

进出病房时应养成先敲门的习惯，进入病房先问候患者：“请问您今天感觉怎么样?”“今天好点了吗?”“××(根据年龄、性别礼貌称呼)，我现在为您测一下体温，请您伸出手，我为您数一下脉搏。”退出病房时，应说：“您还有什么需要吗?”“您请休息!”“您有什么需要请随时找我。”出门后轻轻关上门。

病区护士对患者应做到上班一声问候，下班一声祝福。如晨间交班时集体问候：“早上好！请问您昨晚休息怎么样?”下班时到病房：“请您好好休息，我明天再来为您服务。”

“您好，明天早晨7点30分以前请您留取第一次尿(便)，放在厕所门口的标本篮内。”

为患者做晨间护理时说：“早上好！您昨晚休息得怎么样？我们现在为您整理床铺，如能下床的话，请先下床坐一会儿，等我为你整理平整后再到床上休息，谢谢!”“请问您需要我协助洗漱吗?”

冬天为患者打开病室窗户通风时应告知患者：“为了保持病室空气新鲜，需要定时开窗通风，希望您能配合!”

当发现患者未经允许外出时，应诚恳地说：“××(礼貌称呼)，住院期间应自觉遵守医院规定，有什么事要办，您可以与我们联系。休息不好，对您的身体恢复不利，希望您以后注意。”

“对不起，病房需要安静，请您说话声音小一点（将电视音量调低一点）好吗？”

“对不起，请您将××放进卫生箱里，谢谢合作！”

“对不起，请不要在病区内吸烟。谢谢合作！”

患者亲属来院探视时：“您探望的患者住在×病室×床，需要我带您去吗？”

对没按探视时间来的患者亲友应说：“现在不是探视时间，请您到规定的时间再来。”

对超过探视时间的人应说：“您已经超过探视时间，请尽快离开好吗？否则会影响病人休息，希望您能理解和配合，谢谢！”

对即将出院的患者：“明天您就可以出院了，请您或者您的亲属明天×时带预交款收费单到一楼结算处办理一下出院手续，办完后请把出院通知单送回护士站，然后领取出院病历和带药。”

当患者出院时，应交代注意事项：“您好，经过这段时间的住院治疗，您的病已基本痊愈，这是医师给您开的药，请您饭前（后）服用，注意多喝水，一定要记住按时用药。出院后活动要适量，饮食要注意×××。并定期到医院复查，如病情变化，请随时来院诊治。住院期间我们的工作还有不周到的地方，请您谅解。”并询问：“您还有什么需要帮助的吗？”“需要我为您送一下行李吗？”

患者出院时，道声：“请慢走！”（忌说：欢迎您再来）“您好，为了改进我们的服务，请您多提宝贵意见和建议！”“您提的意见很好，我们一定会认真改进的。感谢您对我们工作的理解和支持。”

【拓展阅读】

材料一：安慰技巧的运用

陈某，女，55岁，中学教师，因贫血原因待查入院。住院后情绪一直不好。护士走进病房时病人低头吸烟，一言不发。

护士：“陈老师，您在吸烟，心情不好，是吗？”

病人：“没什么（大笑）。早上查房时医师告诉我，肠镜报告出来了，我得了结肠癌。”（评析：以笑代替忧伤是一种反向行为，表示无望。）

护士：“我很难过。（沉默片刻）医师还说了什么？”（评析：此时用沉默，表示了对病人的理解和同情。）

病人：“他认为目前还未转移，应立即开刀，切除肿瘤。”

护士：“您的想法呢？”（评析：护士在鼓励病人作出决定。）

病人：“手术会不会有危险？”（哭泣）

护士：（伸出手，放在病人手背上，表示关怀与支持）“我能理解，如果这件事发生在我身上，我也会如此。”

病人：“谢谢你。我和你讲了几句心里话，现在感觉好些了。”

护士：“肠癌手术危险性一般不大，切除一小段有肿瘤的肠子，手术有治愈的希望。”

病人：“我有点担心，但只要有治愈希望，我也不会放弃的。”

护士：“很高兴能听到您这么说。隔壁病房20床李师傅也是结肠癌，手术很顺利，今天拆线，明天要出院了。我想请他来和您谈谈好吗？”

病人：“太好了。谢谢你。你帮了我很大的忙。”

护士：“别这么说。我很高兴能为您做点事。”

材料二:触摸、沉默技巧的运用

门诊护士小刘看见走廊候诊椅上坐着一位老太太,似乎很悲伤的样子。她就走过去坐在老太太身边,问她有什么需要帮助的。老太太说她老伴得癌症可能已扩散到全身,现正在里面接受医师的检查……说着便流下了眼泪。小刘护士用理解的目光注视着老太太,并轻轻地抚摸着她的手。两人默默地坐了几分钟后有病人叫护士。老太太感激地说:“你去忙吧!我已经好受些了,真谢谢你!”

材料三:沉默技巧的运用

患者李先生,男,40岁,某公司经理,离婚独居。护士走进病房为其输液。

李先生:“护士小姐,你年轻漂亮,当个公关小姐是很不错的。”

护士:(沉默不语,低头操作)

李先生:“你身材又好,当个时装模特也够格。当护士……(摇头)太可惜了!要不要换个行当做做?我可以替你联系,介绍……”

护士:(瞪视患者一下,仍沉默不语,直到操作完成离去。)

评析:

本例中护士的沉默有明显的否定与婉拒的含义,患者李先生的语言显然已触怒了护士,但她努力克制自己,在难以用语言答复的情况下,她选择沉默来表明自己的态度。

材料四:阐释技巧的运用

患者郑某,女,68岁,因上消化道大出血,昨晚急诊入院。目前禁食,生活不能自理。护士到病房为其做口腔护理。

护士:“郑老太太,您昨晚住院的,是吗?……晚上睡得好吗?”

郑老太太:“睡得还可以,但还是有点头晕。”

护士:“噢。听说您今天清晨有一次大便还发黑,是吗?”

郑老太太:“是的。”

护士:“您现在身体较虚弱,起床刷牙不方便,现在我来帮您漱漱口、洗洗牙好吗?这样可以清除病菌和气味,预防口腔发炎,使您感到清洁舒适。我保证动作很轻,很仔细,不让您劳累,请您放心。”

郑老太太:“好的。”

护士:(边操作边说)“郑老太太,我把您的假牙取下刷洗一下,这几天您不能吃东西,假牙泡在凉开水里,开始吃东西时,我会为您戴上的。”

郑老太太:“可以。”

护士:(边操作边观察边鼓励病人)“请您张开嘴,我检查一下好吗?现在请您漱口,漱口水请吐在弯盘内。您配合得很好……您感觉累吗?如不舒服请告诉我。”

郑老太太:(配合护士进行操作)

操作完毕。护士:“郑老太太,您感觉舒适些吗?您合作得很好,谢谢!下午我再来为您做一次,好吗?……您还有什么事吗?”

郑老太太:“没什么事了,我想再睡一会儿。”

护士:“好的。呼叫器在这儿,有事请叫我,我会经常来看您的,请您安心休息。”

材料五:确认技巧的运用

患者吴先生,男,30岁,某厂工人,膝半月软骨撕裂伤。拟行半月软骨切除术。护士对其进行术前指导。

病人:"你知道,我对这个膝盖手术很担心……与那些心脏和脑袋手术的病人相比,我的担心是不是显得有些多余?"

护士:"不,我能理解你的担忧。你特别担心的是什么?"(评析:护士在对病人直接承认后,提出疑问,以便进一步澄清问题。)

病人:"我有些担心回家后的问题。我妻子对我的依赖性很大,很多事情要我来做。我这种想法是不是很可笑?"

护士:"不,想知道这个手术对你的生活、特别是对依赖你的妻子将会产生什么影响,我认为是完全可以理解的。"(评析:护士给病人以支持性的确认。)

病人:"你能理解我,让我心里好受多了。"

护士:"你的这个手术是用关节镜做,这种手术方式损伤小,术后反应轻微,术后几天便可如常行走,对你今后的生活影响不大。手术后你要注意……"(继续对病人进行术前指导。)

【思考与练习】

练习一　自我介绍

自我介绍对于初次见面是很有必要的,在人际交往中,要敢于主动地介绍自己。比如说:"很高兴认识你,下面我先来自我介绍一下吧!"介绍自己时,要实事求是,不可夸张,当然出于幽默而做一些夸张另当别论。介绍自己时要能够反映出自己的概况、特点、个性(即有别于他人之处),也可以说些轻松的话题,如描述自己的特征、爱好特长、不足之处。

下面请你设计一下你的自我介绍,并在实验课中向老师和全班同学介绍你自己。

练习二　共情技巧

在一个寒冷冬日的晚上,天上下着雨,北风吹在脸上像刀割一样。一个独自从外地来本市出差的营销员刚下火车就感到腹痛难忍。在本市,他人生地不熟。他捂着肚子,好不容易找到一个医院的急诊科。

1. 请你设想一下病人此时的感受,完成一段心理描述。

2. 如果你是这个急诊科的护士,你首先对他说什么?

练习三　倾听技巧

场景一:病人小刘向李护士叙说今天收到了一封奇怪的信,信中说某地有神医,专治小刘得的这种病。李护士边写交班报告边心不在焉地听着……当小刘问:"我该怎么办呢?"李护士放下笔问:"你刚才说什么?"

场景二:小张与同学小王谈话,小王一边听,一边东张西望、看手表,还不时地插入一些与话题无关的话……小张最后说:"算了,我不跟你说了。"

请你谈谈,这两种谈话方式的问题出在哪儿?应如何改进?

【实践演练】

练习一

请你针对下列情况与病人交谈。

1. 林群,女,19 岁,战士,急性胃肠炎入院,请接诊。

2. 张英,女,39 岁,科长,高热待查,因住院 2 天仍未确诊而焦虑不安,此时,你去巡视病房……

3. 吴刚,男,29 岁,连长,次日将行阑尾切除术,他感到害怕,你了解后……

4. 洪青，女，40 岁，教师，初诊胃癌，病人想知道自己得了什么病，找你询问(据你所知，她目前没有思想准备)，你怎样回答？

5. 刘平山，男，69 岁，总工程师，已知自己患胃癌，悲观，有拒治心理，你去发药，他拒服，你……

6. 李秀花，女，70 岁，农民，住院第 3 天需再次抽血查血型，病人认为“血很宝贵”不肯抽血，你怎么办？

7. 周小巧，女，7 岁，学生，肺炎，打过一次青霉素针后觉得很痛，不肯再打，请你说服她。

8. 王贵，男，72 岁，退休工人，住院 2 周了，从来没有人来看他，看上去他很郁闷，你应该……

9. 许琴，女，26 岁，会计，服安眠药自杀获救后，有再自杀的迹象，你怎样与她交谈？

10. 陈金，男，36 岁，港商，上感住院 5 天治愈，你去通知他办理出院手续，他被你的服务态度感动，想介绍你去一个报酬高的私营医院工作。

练习二

人们总是说，事实是每件事情的关键。在某种意义上说，这是对的——假如你没有事实，就不能做出判断或决定。但是，事实本身永远是不充分的。因为人们不只靠事实做出判断，也不会被事实所推动。人们被他们对事实的感情、感受、解释所感动和推动。从感情中分离出事实，你就能开始理解更多的有关情形。

组织一个三人小组。

A：用 3～5 分钟的时间谈论她们真正喜欢做或不喜欢做的事情。如学习的一部分、家里的一些事、她们必须定期参加的一些活动。

B：听取说话人所表述的事实。

C：听取说话人的感情。

当 A 讲完的时候，B 不带感情色彩地概述事实，C 不提事实只反馈感受。

然后 A 对倾听的准确性进行评论，按真实情况将事实和感受分离。另外的人对他们做的分离进行评论：哪些是容易的，哪些是困难的。

练习三

组织一个三人小组。

A：设置一个 3 分钟左右，能引起争论的话题(如：安乐死、克隆人、应试教育等)。

B：倾听。当 A 说完的时候，反馈 A 已经说的每一个内容。这比想象的要难。因为你的自然倾向是每时每刻都在思考 A 为什么这样说。

C：也听。当 B 反馈完 A 的观点时，问 A，B 的反馈是否准确，然后开始讨论是什么妨碍了 B 的倾听和反馈的准确性。

【网上练习】

“护理语言进展启示录”

以“护理语言”和“研究进展”作为主题词或关键词，用“百度”“Google”“中国期刊全文数据库”等网络资源查找有关材料，看有哪些研究进展是本教材尚未涉及的；这些进展对我们有何启示？

【课堂游戏】

“拍手称快”

1. 学习目标

(1)让学生感受倾听的重要性。

(2)让学生体会有效倾听的基本要求。

2. 游戏过程

(1)将学生分成3组，所有学生在游戏过程中都必须闭上眼睛，不能说话。

(2)由第一组开始，第一组全部学生开始拍手，通过倾听使第一组拍手的节奏逐步一致。

(3)第一组的拍手节奏保持一致后(不停止)，第二组全部学生开始拍手，要求第二组的拍手节奏必须比第一组慢一倍。

(4)第二组的拍手节奏保持一致后(一二组均不停止)，第三组全部学生开始拍手，要求第三组拍手节奏必须比第一组快一倍。

(5)比较各组达到节奏一致所需的时间。

(6)讨论：如果要想使所有的节奏保持一致，需要具备什么条件才可以实现？

(史瑞芬　孙晓嘉)

第五章　护士的非语词沟通

教学目标

1. 阐述非语词沟通的特点及其在护理工作中的作用。
2. 说明仪表修饰、表情、目光的功用。
3. 说出仪表修饰的基本原则，按照护士仪表修饰的要求规范自身的仪表。
4. 模仿正确的护士姿势动作，并在今后的护理操作中予以应用巩固。
5. 叙述护士在工作中怎样正确控制表情和目光。
6. 简述护理专业性体触的意义及应用。
7. 应用人际空间的理论，指导护理工作中的人际沟通。

【关键概念】

仪表、姿势、TPO原则、体触、人际空间（人际距离）。

【导读提示】

古往今来，不知文人墨客写了多少华丽的篇章，夸赞着语言文字的神奇。然而，不是所有的信息都靠听说读写，不是所有的情感都要诉诸语言，“恰似未着笔墨处，烟波浩渺满目前”。就在“此时无声胜有声”之际，非语言沟通展示了它独有的魅力和功能。

非语言沟通与有声语言不论在编码的特性、还是在承载的信息类型上都有很大的不同，但它们之间关系密切，相辅相成地帮助我们进行各种交流。

本章所展示的，是护理人员日常使用十分频繁、功能十分强大的非语言沟通方式，是与我们人生紧密相伴、实现心与心沟通的无声力量。

本章的重点及难点是护士的仪表、体态姿势、表情目光、体触、人际空间等非语词沟通形式的正确运用。

第一节　非语词沟通的特点及作用

“风流不在谈锋胜，袖手无言味更长。”

——黄升《鹧鸪天》

一、非语词沟通的概念及重要性

语词是人类最重要最便捷的沟通媒介，但不是唯一的沟通媒介，非语词符号是人类社会沟通的另一重要手段。非语词沟通是指不以自然语言为载体，而是以人的仪表、服饰、姿态、动作、神情等作为沟通媒介（载体）进行的信息传递。比如一个人痛哭流涕、捶胸顿足，以此来表示自己的难过与悲痛；相反，眉开眼笑、手舞足蹈，表示兴奋和快乐；再如宴席上主人频频举杯敬酒是对客人的尊敬与欢迎；久别的朋友相见时紧紧拥抱表示二人之间深厚的情谊。

这些非语词行为又称体态语、身势语、身体语言、动作语言、无声语言等，具有增强有声语言表达力和感染力的重要意义。美国专门研究非语词沟通的心理学家艾伯特·梅热比曾提出这样一个公式。

信息接收的全部效果＝语言（7％）＋表情（55％）＋语调（38％）

以上公式说明，在人类沟通中互动双方所获得的信息有很大部分来自非语词沟通。它具有语言所不能替代的功能。

在医疗护理工作中，非语言交流显得更为重要。护士要善于观察和理解病人的非语言行为反应，可以从服务对象的面部表情和身体姿势等洞察他们的内心感受，获得真实的信息。在某些情况下，非语言交流是获得信息的唯一方法。如使用呼吸机的患者，不能用语言向医护人员表达他的担忧，而只能依靠表情姿势的交流来表达自己的感受。在新生儿病房，婴儿不会与护理人员进行语言交流，说出他们的需要，而有经验的护士常常可以从婴儿的表情、动作，特别是啼哭声调的高低、节奏的快慢、音量的大小，来判断患儿是否出现某些病情变化或有生理需要。

在医护人员的相互交往中，对非语言信号的关注也有其重要的意义。医护人员由于工作繁忙，没有过多的时间进行交谈，他们之间的交流常受到限制或很简短，如抢救心搏骤停的患者时，医护人员之间常常是通过快速交换目光或点头示意等表情动作进行沟通的，以使抢救工作配合默契。因此，非语词沟通是在护理工作中获取信息的重要途径。

> **知识库**
>
> **非语词沟通的起源**
>
> 非语词沟通的科学研究工作是达尔文最先提出的，他的《人和动物感情的表现》一书，对人和动物的各种表情和动作进行了详细的分析和比较。特别是20世纪30—40年代，查理·卓别林出色的无声表演和1970年叶斯·法斯特《人体语言》一书的出版，才激起人们对非语词沟通的兴趣。早在古罗马时代，哲学家卢修就说：“人类首先是借用手势和姿态，然后才用音节分明的言语来表达自己的思想感情。”柯林伍德在《艺术》原理中指出：“每一种语言或语言体系……都是起源于全身姿势的原始的一个分支；在这种原始语言中，身体各部分的每一个动作和每一个固定姿态，都和口语具有同样的意义。”这些都说明非语词沟通在时间上早于语言沟通。

二、非语词沟通的类型及特点

（一）非语词沟通的类型

非语词沟通的作用往往需要由不同的非语词符号来承担，而不同的非语词符号亦会释放出不同的功能。对非语词沟通的方式，有种种不同的分类法，而且各子系统往往出现相互交叉或包容现象。在对各种各样的非语词符号进行鉴别和分析后，通常有以下几种类型。

1. 静态语　静态语是指以空间环境、时间控制及服饰等一些处于相对稳定状态的信息传递。它可反映人的思想感情和文化修养的外在气质，也是人们良好风度和素养的外在表现。包括界域语和服饰语。

(1)界域语:界域语又称空间语、人际空间、人际距离,是沟通双方通过个人空间位置和距离传情达意的体态语。

(2)服饰语:服饰,是指人的服装穿着、饰品饰物,它是仪表的重要部分,是人际交往中的主要视觉对象之一。

2. 动态语　动态语也叫动作语言,是以体态与意义相结合,以表现与观察为传播方式的沟通形式。包括:体姿、表情、手势和体触语。

(1)体姿语:是指人的身体姿态和风度。姿态是身体所表现的样子,包括人的四肢姿态以及坐、立、卧、行等动作构成的各种姿态。风度则是内在气质的外在表现。

(2)表情语:表情是指人们的感情在面部的表现。它主要凭借眼、眉、嘴以及颜面肌肉的变化等体现出丰富的内容。

(3)手势语:手势又叫手姿,是人的两只手臂所做的动作。其中双手的动作是其核心所在。由于手是人体上最灵活自如的一个部位,所以手姿是体语之中最丰富、最有表现力的。它既可以是静态,也可以是动态的。

(4)体触语:人体接触是非语言沟通的特殊形式,一般指人们处于"亲密距离"范围内的身体接触行为或某一个体的自身接触行为。人们交往中的体触行为包括抚摸、握手、依偎、搀扶、拥抱等,体触所传递的信息,往往是其他沟通形式所不能替代的。

3. 其他

(1)环境语:用环境表达出的信息符号为环境语,它研究的是场合、室内装饰、温度、光线等问题。

(2)时间语:用时间表达出的信息符号称为时间语,它研究的是人们对准时、及时、延时、时间的早晚长短及过去、现在、将来等概念的理解。

(3)颜色语:用颜色表达的信息符号为颜色语。

(4)标识语:是指能够通过视觉识别其含义的图形和符号系统。如公共场所禁止吸烟的标志、建筑工地上当心落物的标志等。

(5)艺术语:音乐、舞蹈、雕塑、建筑等艺术形式也可以沟通信息。

(二)非语词沟通的特点

非语词沟通在人际沟通中具有不可替代的特殊地位,这是由它自身的特点所决定的。非语词沟通主要有以下特点。

1. 广泛性　运用身体语言进行沟通,是人人具有的能力。心理学家研究发现,几个月的婴儿就具有了发现表情的线索,并对其作出恰当反应的能力。有的人对6个月龄的婴儿进行过试验,发现当成人对他们微笑,对其表示接纳时,他们也会显示出微笑的接纳反应;而当成人对其表示气愤,显示拒绝的表情时,他们也有不愉快、拒绝或恐惧的表情。

2. 连续性　非语词行为可以使人保持不间断的沟通。科学研究揭示,人们每天运用语言进行沟通的时间是很少的。伯德威斯泰尔(Bird-Whistell,1970)研究发现,人们每天平均的讲话时间只有10~11分钟。而事实上,我们与别人的沟通时间远远不止这些。日常生活中,语言的沟通是间断的,而身体语言的沟通则是一个不停息、无间断的过程。只要人们彼此在对方的感觉范围内,就总存在非语言的沟通。一对闹别扭的夫妻,可以许多天不说话,但只要在一起,就无时无刻不在进行身体语言沟通,他们借助身体语言,来表明对对方的态度。一位心理学家认为,如果没有身体语言的沟通,也许永远没有夫妻冲突的和解。

3. 真实性　通常人们的交谈总是自主或不自主地伴随一些表情、动作的变化,就像影子与人相随一样，表情动作与话语相伴。人们在使用体态语言时，自主的与不自主的界限很难区分。就大多数情况而言，不自主的表情动作居多，不自主的体态语言是下意识的，是人受外界刺激的本能反应。因此，愈是无意识的，表现人的真实情感愈强。本着体态必须与口语表义一致的原则，我们可以在人际交往中，鉴别一个人说话的真伪，体会一个人说话的真实心意。著名心理学家弗洛伊德说："没有人能保守秘密，如果他的嘴保持沉默，他的手指尖却在喋喋不休地说着，他浑身的每一个毛孔都渗出对他的背叛。"体态语言往往比口头语言更为有效地反映人的内心情感，正因为如此，语词沟通永远不能代替非语词沟通。

4. 简约性　非语词沟通的又一个特点，是它具有简约沟通的特殊功能。试想，护士要想了解一个病人的情况，是看一大段文字介绍或听别人长时间介绍好，还是到病房只花几分钟看一看这个病人更好呢？毫无疑问，哪怕只用几秒钟看上一眼，所获信息也远比 1 小时的文字或口头介绍更充分，更深刻。有时，洋洋万言也难以将相思苦、离别愁、满腔爱、刻骨恨表达出来，而仅仅是相视一笑或一个眼神、一个举动，尽将万千情感表达得淋漓尽致。我们可以发现，善于展示、利用身体语言的影视作品，成功者居多；而强调台词，着力于人物对话的影视作品，大多难逃失败的厄运。

5. 情景性　在不同的情境中，相同的非语言符号表示不同的含义，因此体态语具有不确定性。例如，在不同的情境下，流泪既可表达悲痛、生气、委屈、仇恨的情感，也可以表达幸福、兴奋、感激、满足等情感。相比之下，语词沟通表达的意思清楚明白，社会规范性较强，而非语词沟通表达的意思朦胧含蓄，社会规范性较差。因为同一动作具有多解性，所以在实际运用中容易造成曲解或误会，要尽量避免以偏概全，武断、极端地来理解体态语言。

资料库

多姿多彩的体态语言

心理学家莎宾等通过对生活细致的观察，曾将一些经常使用的体态语言做出总结。

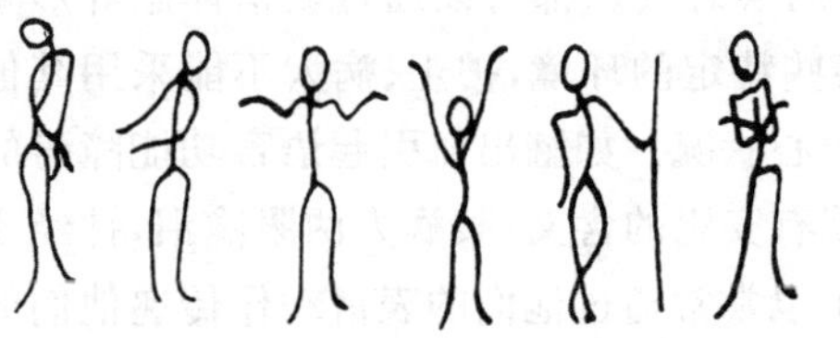

A. 既可体现羞涩，也可以表示拘谨小心
B. 既可表现拒绝，也可以表现羞涩
C. 既可表现冷漠，也可以表现无奈
D. 既可表现兴奋，也可以表现疲倦
E. 既可表现自满，也可以表现气愤和厌烦
F. 既可表现傲慢，也可以表现防御、抗议

6. 保密性　体态语言的保密特征，是显而易见的。通常的口语沟通是一般性的，对于所用的词汇和句子，谁听到的语义相差都不大。如果沟通的内容不希望被别人知道，而偏偏又不能躲开别人，就不能用口头语言来交流信息。而体态语言则不然，它具有高度的对应性，只有有意进行交流的双方，才能完整地理解每一个体态语言信号的含义。朝鲜战争时期，志愿军战俘曾用独创的整套身体语言实现了不同战俘营之间的远距离联络。6000人的 10 个战俘营，1 小时内就能实现集体协调行动。

与语词符号不同的是，身体语言信号通常要放到具体身体语言沟通过程中，意义才能被确定。而且，沟通者可以随时变化每一个体态语言信号的意义，使其在特定情境中具有别人难以理解的特殊含义。与此相比，语词信号的意义则相对固定，很难根据特殊需要随时变化其意义。

7. 通用性　指体态语言具有跨文化的特征。语词声音信号的意义，是通过长期学习逐步建立起来的，在没有共同语言经验的人之间，进行语言沟通是不可能的。但是，体态语言沟通几乎可以在任何文化背景的人之间发生。许多体态语言信号都具有跨文化的功能，它们在不同文化背景中的基本意义，是相同的或高度接近的。由于人的生理构造相同，表达痛苦、悲哀的感情，几乎都用哭的形式；表达高兴、喜悦的感情，几乎都用笑的形式；愁眉苦脸大多表示苦恼；暴跳如雷表示极度愤怒。这些表情动作和行为，无论哪国人，哪个民族，无论大人还是小孩，几乎是相同的。借助这些体态信号，人们仍然可以实现相当有效的沟通。而语词的表达，不同的国家和民族是不相同的。有人粗略统计，世界上有5000种语种和方言。使用不同语言的人相互学习语言，常常以体态语言为基础，通过体态语言的帮助，最终掌握另一种语言。事实上，在人类语言产生之前，人类祖先的一切沟通，都是通过体态语言和现在被称作副语言的声音信号实现的。从某种意义上说，语言来自体态语言。

8. 民族性　虽然体态语言有一定的通用性，但其在很大程度上受种族、地域、历史、文化、风俗习惯等影响，形成了很大差异，每种文化都有自己独特的体态语言。由于体态语言具有民族性，有些不同的动作表示同一意义，而有时同一种姿势又表示不同意义，如果不了解这一点，在人际沟通中就容易造成误解。如同样用拇指和示指组成一个圆圈，其他三个指头竖起，在中国常表示“零”即“没有”的意思；在美国则表示“OK”，有“好啦”“可以啊”的意思；而在巴西，这个手势竟是“肛门”；如果要表示“OK”，巴西人往往是握紧拳头，冲着空中伸出拇指。可见不同民族、不同文化背景的人在一起交谈，要充分注意体态语言表义的差别。

三、非语词沟通在护理工作中的作用

非语词沟通在护理工作中能发挥如下作用。

(一)表达情感意愿

非语词信号经常成为人们真情实感的流露，人们的喜怒哀乐都可以通过表情体态等形象地显示出来。在护理实践中，由于疾病的影响或碍于某些特定的环境，护士、病人不能采用其他沟通手段时，往往一个眼神、一个动作就能表达他们的内心状况。如脑出血引起语言功能障碍的病人需要饮水、排便时的表情；护士握住分娩产妇的手就有安慰的含义；某病人两眼噙泪，神经质地搓着双手传递了他内心的焦虑和不安等。医师和护士也常常通过他们的表情动作传递他们的紧张、担忧、焦急、厌烦等情绪。非语词沟通是吐露情感意愿的渠道，也是观察情感意愿的门户。

(二)验证信息

医院陌生的环境和特殊的卫生设施，常使患者及其家属产生恐惧和不安，为减轻这种不安，他们会特别留心周围的信息，对医护人员的非语言行为特别敏感。尤其是当患者不能理解医护人员复杂的医学术语时，或者他们认为医师护士掩盖真实病情，或者由于医护人员工作太忙而没时间交谈时，他们往往把注意力集中在医护人员的非语言行为上。有时，病人或家属在进行语言沟通前，会更加仔细地观察医师护士的非语言行为，作为迅速获得信息的方法。如焦急等待肿瘤切片报告的患者，会通过医护人员进入病房时的面部表情获得一些线索，以弄清即将得到的信息的性质；怀疑肿瘤是否真的被切除的病人会仔细观察医护人员说话时的表情，以判断信息的真伪。

因此，医护人员要重视自己的非语言行为对病人的影响。例如，护士的表情体态、行为举止、服务态度、娴熟的技能等都比有声语言更具有影响力。同理，医护人员在观察患者时，也要注意其语言与非语言信号所表达的信息是否一致，以掌握患者真实的心理。如果一个患者说“我感觉很好。”但其动作表情却明显地表现出焦虑和烦躁不安，医护人员便应特别注意仔细观察，以免发生意外。

(三)调节互动

非语词沟通具有调节沟通各方的信息传递互动方式的作用。在医护人员与患者及其家属之间的沟通中，存在着大量的非语言暗示，如点头、皱眉、降低声音、靠近或远离对方等，所有这些都传递着一些不必开口或不便明说的信息，调节着双方的互动行为。例如医师、护士在倾听患者诉说时，若微笑着点头，便表示鼓励患者继续说下去，如频繁地看着手表或向别处张望，便表示有其他事要办，在暗示患者停止谈话；再如交谈中，某一方突然降低声音并凑近对方耳朵，便表示谈话的内容不愿被第三者听到，则对方讲话也会降低声音加以响应。沟通双方诸如此类的互动行为的调节，经常不是由语言来明说的，而是靠非语言暗示来婉转地传递的。

典型案例

病人为何不愿意插管

护士在为一名严重烧伤患者插胃管时，发现病人双目紧锁，表情痛苦，头偏向对侧，拒绝插管，于是细心检查并报告给医生，经检查发现病人有呼吸道烧伤，因胃管刺激咽喉部黏膜，感到不适与疼痛，通过面部表情表现出来，由于护士的细心，及时明确了“呼吸道烧伤”这一诊断。

在临床护理中，护士可通过观察病人的表情、动作、手势等了解患者的心理需求、生活需求及病情变化，协助诊断和治疗。

(四)显示关系

由于每个沟通都隐含着内容沟通和关系沟通，因此，每条信息总是由内容含义(说什么?)和关系含义(怎样说?)相结合而成的。内容含义的显示多用语言，关系含义的显示则较多地依靠非语言信号。例如，和蔼体贴的表情向病人传递了友好的相互关系，而一副生气的面孔和生硬的语调则向病人传递了冷漠和疏远的关系；护士靠近病人坐着，这种交谈方式显示了双方平等的关系；相反，说话时老师坐着，学生站着，显示了老师对学生的控制地位；护理人员开会时，围着会议桌坐着的，往往是年资高、职称高的老护士，年轻的护士和实习生常常坐在第二排，会议桌顶头的位置往往是留给主持人坐的。这种身份关系的显示，靠的也是非语言信号。总之，非语词沟通在维系医务人员与患者之间的良好关系中起着不可低估的作用。

第二节　仪　　表

“如果我们沉默不语，我们的衣裳和体态也会泄露出我们过去的经历。仪表是一面镜子，能折射出你的一切。”

——莎士比亚

仪表，指人的外表姿容，包括人的服饰、仪容、姿态、风度。仪表是内秀见之于外表的最直接表现，它的美与丑、雅与俗，是人们文化素质和审美情趣以及社会地位、经济状况和精神面貌的外化。可以说服饰是一门人际交往的艺术，是一门将内在涵养和实力见之于外表的艺术。因此，看似简单的着装，却包含着丰富的内涵。

一、仪表修饰的功用

(一)实用功能

服饰，是对人们所穿的衣服、饰物和携带品的总称。古人云："人靠衣装马靠鞍"，其含义不外乎说明服饰对人的重要性。关于服装的起源，有两种观点。一种观点认为，由于猿人体力劳动和脑力劳动的日益发展，它们身上的毛发也逐渐退化，为了抵御大自然的侵袭，他们不得不采用较易获得的兽皮、树叶等披挂在身上，一来御寒，二来防护。于是出现了最早的服装。另一种观点认为，服装的起源是由于人们对性概念的认识。从目前考古的研究结果看，人类最原始的服装，不过是围在腰部、遮着臀部和阴部的"布"，借以躲避性的引诱。因此可见，服装就是为御寒和遮羞而产生的，其首要的和亘古不变的实用功能就是御寒遮羞。

(二)美化功能

仪表修饰能给人一种视觉差的造型艺术，通过它能掩瑕扬瑜，产生美化人体、强化美感和掩饰不足的效果，而成为良好形象的重要组成因素。

天生丽质、风仪秀整的人毕竟是少数，然而我们却可以靠化妆修整、着装佩饰等手段，弥补和掩盖自己的不足之处，并在视觉上把自身较美的部分展露和强调出来。如用直线条使人产生延伸感；借横线条使人产生扩张感；借紧束的衣饰使身体的某些部位挺起和突出；借宽松的款式使身体的某些部位后收或不显；借皱褶产生收紧或丰满感；额部和脸型的不足可选用适当的发型遮掩；腿形粗短的人可借长裙"藏拙"；颈项颀长、十指纤秀的人可佩用项链、戒指来强化这些动人之处等。服饰的这种美化人体的功能，在现代，由于服饰款式、色彩的多样化，服饰制作工艺的提高，以及服饰材料的不断开发，使人们能充分利用服饰达到美化人体的目的。

(三)表达功能

在人际交往中，仪表服饰是一种无声的语言。服饰所起的沟通作用是自然发生的。我们选择何种穿着打扮属于个人爱好，正因为如此，一个人的服饰至少可部分地透露这个人的"非语言信息"。它可以反映一个人的社会地位、身体健康状况、文化、个性、习惯和爱好，宗教信仰等。如崇拜名牌、高档的人，会很乐意把服装的标记显露出来；对自己大学生身份感到愉快的人，会经常穿着印有"××大学"字样的运动衣或T恤衫；愿意被别人注意的人，总喜欢有特别的穿戴。对于许多特殊的情境，人们还特别选择服饰来实现沟通的目的。一个姑娘与情人约会时，会精心选择她的服装，以便使自己给情人的印象更好；参加重要的社交聚会、外出演讲、洽谈生意、求职应聘时，人们也会注意选择自己的服装，使其能够起到显示自己理想形象的作用。因此，郭沫若说："衣裳是文化的表征，衣裳是思想的形象。"

> **资料库**
>
> **衣着传递的信息**
>
> W.瑟尔伯(1978)认为衣着至少可以给别人传递10种信息：经济水平、教育水平、是否值得信任、社会地位、是否庸俗、经济背景、社会背景、教育背景、成功水平和道德品质。

(四)角色区别功能

从古到今,由于社会生产和生活的需要,一些特殊行业和职业,常以特殊的服装表明着装人的社会角色,如军装、警服、护士服、飞行服等各类工作制服,以及与之相配套的各种徽章、标记等。目前各医院都在护士帽上标以不同数量的蓝杠或红杠,以区别护理人员的职位角色。

(五)印象形成功能

同样一个人穿着打扮不同,给人留下的印象也完全不同,对交往对象产生的影响也不同。当两个人见面时,一个人的外表总是首先被对方注意的。第一印象的产生,84%的人是基于对方的外表。如一个人穿着时髦、花样翻新,我们会认为她是一个活泼开朗的人;一个人衣衫不整、不修边幅,我们会认为他是个不拘小节、邋遢不羁的人。行为学家迈克尔·阿盖尔做过试验,他本人曾以不同的打扮出现在同一地点。当他西装革履,以绅士模样出现时,无论是向他问路还是问时间的人,大都彬彬有礼,而且看来基本上是绅士阶层的人;当他打扮成无业游民时,接近他的多半是流浪汉,或是来对火,或是借钱、借烟的人。可见,仪表服饰是一种表现力很强的非语言信号,使用得当可以帮助一个人建立起美好的形象,如果打扮过分艳丽或过分随便,就可能有损于个人的风度、气质甚至令人厌恶。“风流不在衣衫贵,动人春色不须多。”因此可以说,服饰是一个人的自我延伸和扩展。

(六)改变自我概念功能

心理学家的研究发现,服饰不仅在人际沟通的意义上有表达自我的功能,而且在个人内沟通的意义上有改变自我概念的功能。不同的服装会向自己发出信息,改变自我感觉。心理学家曾做过实验,考察同一群人穿着不同服装时的自我感觉。结果发现,如果人们的穿着较为高级,明显比周围人优越,则人们的自尊感会上升,更相信自己的能力,相信自己能成功,并能给别人以良好印象;但是,如果穿着寒酸低劣,则人们的自尊感会明显下降,此时他们会怀疑别人对自己的判断,怀疑自己的能力。在日常生活中,人们往往会感到,随着一个人服装的改变,会给人一种换了一个人的感觉。

二、仪表修饰的基本原则

(一)TPO 原则

当今,在世界上流行着一个着装协调的国际标准,简称为 TPO 原则。所谓 TPO 原则,是英文 Time、Place、Occasion 三个单词的缩写,意思是时间、地点、场合。TPO 原则是指人们的穿着打扮,要兼顾时间、地点、场合三个因素,只有与它们相适应,才能给他人留下良好的印象。

1. *Time 原则*　着装的 Time 原则,一般包括三个含义。

(1)注意时代的差异:也就是要顺应时代的潮流和节奏,过分保守(落伍)或过分新奇(超前),都会令人另眼相看,拉大与人群的心理距离。比如我国 20 世纪 60 年代的西装革履、涂脂抹粉与 90 年代的补丁破袄给人留下的同样是不协调的印象;70 年代末的喇叭裤与 80 年代末的小裤腿都是时代潮流造就的,逆转之,也是一种不协调。

(2)注意季节的差异:就是着装要考虑春夏秋冬四季不同的气候的变化对着装的生理心理影响。如夏天的服饰应以简洁、凉爽、大方为原则,过多烦琐的装饰,容易使人产生烦躁闷热的感觉;冬季的服饰应以保暖、轻快、简练为原则,要避免因穿着单薄寒冷而使面色发青、嘴唇发乌,缩肩佝背,损害自己的整体形象。戴首饰也应与季节相吻合。一般来说,季节不同,所戴首饰也应不同。金色、深色首饰适于冷季佩戴,银色、艳色首饰则适合暖季佩戴。

资料库

着装的时代性

英国人詹姆斯·莱佛在写《品位与时装》时，曾对时装的走向与时代性进行了概括。

穿先进10年的服饰：猥亵。

穿先进5年的服饰：无耻。

穿先进1年的服饰：大胆。

穿目前流行的服饰：漂亮。

穿1年前流行的服饰：邋遢。

穿10年前流行的服饰：丑陋。

穿20年前流行的服饰：滑稽。

穿30年前流行的服饰：好玩。

穿50年前流行的服饰：古怪。

穿70年前流行的服饰：妩媚。

穿100年前流行的服饰：浪漫。

穿200年前流行的服饰：绝妙。

他一连用了12个形容词总结服饰的时代性，让人们又舒服又难过，被人奉为"莱佛定律"。这从一个侧面也说明了穿着打扮绝对不能脱离时代的界限。

(3)注意时间的差异：就是指注意每天早上、日间和晚上三段时间的变化。比如在西方，男子午前或白天不能穿小礼服，夜晚不能穿晨礼服；女子在日落前不应该穿过于裸露的服装等。一般来说，早上、日间安排的户外活动较多，穿着可以相对随便；而晚间的宴请、听音乐、赴舞会、看演出等一般都比较正规，并且由于空间相对缩小和人的心理作用，往往对晚间活动的服饰给予更多的关注和重视。

2. Place原则　着装的Place原则一般包括两个含义。

(1)着装要与地点相适应：比如将要到某个国家或地区去，就应充分考虑这个国家、地区所处的地理位置、自然条件、开放程度、文化背景、穿着习惯等，根据这些情况，选择适当的服装。

(2)着装要与环境相适应：比如办公室是一个很严肃的地方，因此穿着应整齐、庄重；外出旅游、休闲、运动，穿着应以轻装为宜，力求宽松、舒适、方便活动，如果这时穿一身礼服，就显得极不协调。平日居家，可以穿得随便一些，但如有客人来访，应请客人稍坐，自己立即穿戴整齐，如果只穿睡衣睡裤接待客人，就显得失礼了。

3. Occasion原则　着装的Occasion原则是指服饰要与穿着场合的气氛相和谐，也就是要根据不同的场合来着装。

(1)工作场合的着装：即上班装，也就是从事公务活动时的着装。上班穿的服装要与职业相协调。一般要注意整洁、大方，不必过分引人注目。尤其不宜穿暴露过多的服装，也不宜穿需要经常整理的服装，因为如果上班时反复整理各种装饰，不仅自己工作分神，让人看上去也显得累赘。如一位从事体力劳动的男士，工作时穿一身西装，既不协调也不方便；一位教师在讲台上穿着低领口露后背的服装，就会有失庄重；护士如在工作时穿得花枝招展过于时髦，就会显得轻佻浮浅。

(2)庄重场合的着装：主要是指参加会议、庆典、仪式、外事、会见等庄严隆重的活动时的着装。在这些场合，一定要按规定着装，一般是穿比较严肃正式的服装。男士可穿中山装、西装或民族服装，女士可穿各式套装、长裙等，要从服装上显示出自己庄重高雅的气质和教养。一般来说，在这些场合，参加者不宜穿夹克衫、T恤衫、牛仔服、便服，更不能穿短裤、背心或超短裙。

(3)喜庆场合的着装：通常是指欢度节日或纪念日，亲友欢聚、举办联欢、舞会或参加婚礼、出席庆祝会的着装。这些活动场面有大有小，有室内也有室外，但总的来说，都具有气氛热烈、情绪昂扬、欢快喜庆的特点。为了和这种气氛相协调，参加者在服饰上要选择鲜艳、明快、时尚一些的服装。

(4)悲伤场合的着装:是指到殡仪馆向亲友遗体告别、参加亲友的葬礼、祭扫陵墓以及慰问逝者亲属时的着装。这些场合的气氛一般都比较肃穆,参加者的心情都比较悲伤、沉重,为了表示对死者的尊重和对亲属的同情,参加者在着装上务必要素雅、严整。可穿黑色或其他深色、素色服装,切忌大红大绿、五彩缤纷、华丽时髦。

(5)休闲场合的着装:就是一人独处或健身锻炼、观光游览、上街购物及在公共场所和不相识的人在一起时的着装。休闲装属于非正式场合的着装,主要是宽松、无领、舒适的服装,还包括运动装、牛仔装、沙滩装等。如果将休闲装穿到正式场合或社交场合,是非常失礼的。

(二)适体性原则

要求仪表修饰与个体自身的性别、年龄、身材、体型、个性、气质、容貌、肤色等相适宜、相协调,不要自行其是,任意发挥,寻求新奇,有意无意将自己老化、丑化、怪异化。

1. 与性别年龄相适宜　即着装修饰时要考虑与性别、年龄相协调。男性应着男装,体现刚毅有力,女性应着女装,体现温柔端庄,这是人人应有的基本常识。作为医务工作者,不可去追求男穿女服、女扮男装的时髦,在着装上力求规范。

爱美之心人皆有之。不管是青年人还是老年人,都有打扮自己的权利,但是在打扮时要注意,不同年龄的人有不同的穿着要求。年轻人应穿得鲜艳、活泼、随意一些,这样可以充分体现出青年人的朝气和蓬勃向上的青春之美;而中老年人的着装则要注意庄重、雅致、整洁,体现出成熟和稳重,透出那种青年人所没有的成熟美。如果不注意着装的这种年龄差异,往往会影响自己的形象。如一套深色的中山装,穿在老年人身上,会显得庄重沉稳,穿在年轻小伙子身上就显得老气横秋。再如,超短裙是一种漂亮时髦的着装,但它有很强的年龄限制,少女穿着它会显得热情奔放,如中老年妇女穿超短裙,则显得不伦不类。因此,无论青年人、中年人,还是老年人,都要注意选择与自己年龄相协调的着装。

2. 与容貌肤色相适宜　中国人的皮肤大致可分为白净、浅黄、浅褐、苍白、发红等几种。它对于服饰的色彩有不同的要求。肤色白净的人,适合穿各色服装;皮肤偏褐偏黑或发红的,忌穿深色服装;肤色发黄或苍白者,则宜穿浅色服装。

> **知识库**
>
> **胖人穿着有“七忌”**
>
> 一忌布料选择太厚或太薄,应以柔软舒适为宜。
>
> 二忌颜色暗淡无光,应以深色而有光泽的颜色,如藏青、蓝灰、绿灰、浅咖啡等为最佳。
>
> 三忌大花纹、横条纹、大方格衣料,宜选用小花纹和直线条的衣料。
>
> 四忌衣服款式繁杂、多纹重叠,力求简洁、朴实。
>
> 五忌关门领或窄小领的衣服,宜穿宽而敞的开门领型的衣服,以适合脸盘大、颈短粗的特点。
>
> 六忌穿太紧或太松衣服,宜穿合身适体的服装。
>
> 七忌外衣钉双排纽扣,纽扣间隔或纽扣不宜太大。

3. 与身体造型相适宜　人的身体造型并非都十分完美,要针对自己的脸型、体型等身体特征,选择与之相适宜的装饰。

4. 与个性气质相适宜　人都有自己独特的个性,文雅、粗犷、沉稳、活泼、拘谨、爽朗等。应把握自己的个性气质,通过妆饰、着装烘托出个性,以期获得外在仪表与内在精神的和谐之美。

5. 与职业身份相适宜　仪表修饰要体现自己的职业身份特点,与从事的职业身份角色形象相协调。如公关工作者修饰须优雅、大方、考究;医务工作者修饰须朴素、典雅、稳重。

(三)整体性原则

仪表修饰的着眼点是将人看成一个整体,使妆饰、着装、佩饰三者之间及其与人自身诸多因素协调一致,浑然一体,营造出整体风采。

在首饰的搭配上,应尽力使之与服装相协调,首饰是服饰整体中的一部分,要兼顾同时穿着服装的质地、色彩、款式,努力使之相互般配。

首先,最要紧的是色彩效果的协调统一。着装在人体所占面积最大,要以着装的主色系为基调。施妆用色和饰物择色则应配上与之相近或相对的色彩,以取得和谐与呼应。如同时佩戴两件或两件以上首饰,应使其色彩一致;戴镶嵌首饰时,应使其主色调保持一致,千万不要使所戴的几种首饰色彩斑斓,把自己打扮得像"七色花"。

其次,还要全方位地考虑妆饰、着装和佩饰在款式、造型、质感、档次、格调意趣等方面的协调统一,并使之与所修饰的整体取得协调。如同时佩戴两件或两件以上首饰,应使其质地相同,如为镶嵌类首饰,托架也应力求一致。

> **知识库**
>
> **服装色彩的搭配**
>
> 服装色彩的搭配要遵循上浅下深或上深下浅的原则,可采用同类型配色或衬托配色的方式。常用的理想配色如下。
>
> 淡黄配深绿或黑色、白色、棕色。
>
> 淡紫配深紫或白色、黄色、浅蓝。
>
> 绿色宜搭配黑色和白色。
>
> 青色搭配白色、浅咖啡色、粉红色。
>
> 棕色配橄榄色。
>
> 红色较适宜搭配的颜色有黑、白、深蓝、淡褐及橄榄绿。

(四)适度性原则

仪表修饰,无论是在修饰程度,还是在饰品数量和修饰技巧上,都应把握分寸,自然适度,追求雕而无痕的效果。

1. 适度的饰品数量　饰品意在点缀,恰到好处的缀饰,似点睛之笔,如锦上添花,让人更具风采和魅力。但如数量过多,珠翠满头,环佩叮当,浑身珠光宝气,给自己披披挂挂宛如"圣诞树"一般,反而会给人一种轻浮浅薄、庸俗不堪的感觉。在饰物的佩戴上以少为佳,在必要时,可以一种首饰也不戴。若有意同时佩戴多种首饰,则在总量上不应超过三种。要知道,美与美相加,不一定等于美。

2. 适当的修饰程度　修饰不是矫饰,应以仿照人体的自然为本,为突出人的外在美及其个体气质服务,而不是本末倒置,只见化妆不见人,只见服饰不见人。美与丑只一步之遥。修饰作为一种能动的创造,要有分寸感,恰如其分,该简则简,该繁则繁,使修饰后的人以自然美的姿态出现。

3. 适宜的修饰技巧　修饰贵在无痕。修饰的技巧运用在于变无意识为有意识。但是有意识又要看起来像是无意识。仪表不修饰不好,修饰得露痕迹更不好,如胭脂浓浓地抹遍腮,口红重重地涂满唇,香粉厚厚地扑满脸,让人产生一种粉墨登场的感觉。成功的修饰是寓精心构思于漫不经心的风格中,"妆成有却无",既雕琢,又似自然天成。

(五)合礼性原则

仪表修饰要合乎习俗。既合乎通行习俗,又要合乎民族习俗。不同的地区、不同的民族,穿着和佩戴首饰的习惯多有不同，对此一是要了解，二是要尊重。

护士在修饰自己时还要注意勿当众化妆修饰，更不可在异性或患者面前化妆；一般情况下，勿借用他人的化妆品或评价他人的妆饰。

三、护士的仪表修饰

护理不仅是一门科学，还是一门艺术。护理独特的艺术美是通过护士的形象来表现的。护士的思想品格、精神风貌、性格特征、仪表举止、言语服饰都能引发患者的心理活动，对患者的治疗、康复也会起一定作用。如果一个护士上班时衣冠不整、邋邋遢遢，会使病人对她失去信任，她说的话不敢信，她打的针总怀疑会化脓，甚至会怀疑她究竟是不是护士？如此这般，便失去了护士的尊严。因此，护士的着装，除了应遵守上述着装的基本规则外，还要体现出护士职业特有的要求。

（一）护士仪表修饰的要求

1. 整齐清洁　护士的仪表应当干净整齐。要坚持勤洗手、洗脸、刷牙、洗头、洗澡、剪指甲等卫生习惯，并经常去除眼角、耳、鼻等处的分泌物，使之无异味、无异物。还要注意掩饰腋毛和腿毛。

工作服穿着时要求清洁、适体、平整、无污渍、血迹，衣扣要扣齐。护士应当懂得，自己身穿的白色工作服不是厨房里的围裙，不仅具有预防隔离的作用，它的清洁整齐代表着护士的尊严和责任；它统一规范的格式，体现了护士严格的纪律和严谨的作风。

2. 简约端庄　护士在修饰仪表仪容时，要力戒雕琢，使之简练、明快、朴素、实用。上班时不宜在自己的发型、服装上大做文章，不可将仪容搞得花哨、俏丽、怪异、离奇。在着装上应做到端庄实用，简约朴素，线条流畅，呈现护士的青春活力美，给病人以端正、庄重、高雅的感觉。

3. 搭配协调　穿着护士服时，要求大小、长短、型号适宜，腰带平整、松紧适度。同时注意与其他服饰的统一，如护士帽、护士鞋等。

（二）护士仪表修饰的要点

1. 面部　护士在工作期间应保持面部仪容自然、清新、高雅、和谐。在保持面部清洁的基础上，可以化淡妆。

2. 头饰　基于职业的特点，护士工作期间的发式要求是头发前不过眉，侧不过耳，后不过领。对于女性护士，如果是长发，应盘起或戴网罩；如果是短发，也不应超过耳下 3cm，否则也应盘起或使用网罩。对于男性护士，不应留长发；一般情况下，不应剃光头。

3. 帽　护士的工作帽是护士职业的象征，凝聚了护士全部的信念和骄傲，是一种职业的荣誉，更是一份职业的责任感。护士帽有两种：燕式帽和圆帽。燕式帽要戴正戴稳，距发际4～5cm；用白色发卡固定于帽后，发卡不得显露于帽的正面。戴燕式帽时，头发要求前不过眉，后不过肩；如为长发，应用发网束于脑后。戴圆帽时，要求前不遮眉，后不外露头发，头发要全部遮在帽子里面，不露发际，不戴头饰，缝封要放在后面，边缘要平整。

4. 衣　国家卫生部设计的护士服多数是连衣裙式，给人以纯洁、轻盈、活泼、勤快的感觉。护士服可以是白色系列，即白衣、白裤、白裙，也可根据不同科室的工作性质选用不同的色彩和样式，如手术室、小儿科、传染科等可分别选用淡蓝色、淡粉色、米黄色等。工作服式样要简洁、美观、穿着合体，腰带调整适度，操作活动自如，面料挺括，透气、不透明，易洗，易消毒。护士着装时自己的内衣领口、袖口不宜露在工作服外，夏季着裙装时应注意衬裙不要比工作服长。

5. 鞋袜　护士的鞋也有严格的要求，软底、坡跟或平跟，能防滑，颜色以白色或乳白色为主，要求干净，穿着舒适，与整体装束协调。袜子以肉色、白色等浅色、单色为主。

护士穿裙式工作服时，最好配上肉色或浅色的长袜。穿袜子时，不管是长袜还是短袜，袜口不能露在裙摆或裤脚的外面。

6. 其他　护士不宜留长指甲，在工作岗位上不宜戴墨镜，涂指甲油，戴戒指、手镯、手链等饰物，也不宜佩戴过大、过长、过粗的耳饰及项链，否则会影响工作，并使病人对护士产生不良看法。此外，护士工作时不要用味浓的香水，否则不仅对病人产生不良刺激，甚至会导致某些病人诱发哮喘等过敏性反应。

第三节　体态姿势

“相貌的美高于色泽的美，而秀雅合适的动作美又高于相貌的美，这是美的精华。”

——培　根

一、体态姿势概述

(一)姿势的主要类别

姿势又称体态，指人体在空间活动、变化的样式。人在活动的时候，身体就会有变化，产生各种各样的姿势。姿势是人体非语词沟通的重要构成部分。姿势的主要类别如下。

1. 静态的姿势　人的静态姿势主要有立、坐、蹲、卧等姿态，其中，立姿和坐姿在护理人际沟通中占有较重要的地位。

2. 动态的姿势　人的动态的姿势即平常说的“动作”。主要有走姿，头、手、腿、脚的姿态以及人的躯体各部分的姿态。其中，走姿和手势在护理人际交往中占有较重要地位。

(二)姿势的功用

在人际交往中，无论举手投足、站立坐停、行走活动，都会在一定程度上透露人的内心活动、情绪状态、健康状况、自我概念。我们的姿态、动作节奏，同面部表情一样会因我们的情绪而变化。每个人都会有这样的体会：如心情沉重，步履就迟缓；心情愉快，步履就矫健。一般说来，直立的姿势和快速而有目的的步态可以反映一个人很有自信并且感觉健康良好；垂头丧气、弯腰弓背和缓慢地拖着脚走，表示一个人情绪抑郁、身体不舒服或对周围的事情不感兴趣；交叉双手在胸前，是一种自我保护或防卫的姿态，也可能表示不愿意与人过分接近；双臂置于身后，双手相握，可以表示个人的权威性，或者是试图自我控制；身体向前倾斜或朝向某人表示对他有兴趣，集中注意力；向后倾斜、放松的姿势说明一个人做事很小心或对事情不感兴趣；如果一条腿不时地轻微抖动，可能表示有不耐烦的情绪或另有事要干，希望沟通早点结束；用手搔头时，显示有懊丧、矛盾的心理，也可能为某事感到为难。

护士可以通过观察病人的姿势和步态来收集有用的信息，它虽不能作为诊断和分析的唯一依据，但可以为护士提供与病人健康有关的一些重要线索。

(三)动作的性质

苏联生物学家谢切诺夫认为，无穷无尽的脑活动的外部表现，最后都归结为一种现象，即肌肉运动。可以说人的一切举动都与生理心理有关。可以通过观察他们的动作来判断他们的性格及心理状态,有时可以帮助医护人员早期识别精神障碍。人的动作行为无论是有意识的或是无意识的,大体有如下几类。

1. *习惯性动作* 习惯性动作具有个人风格。在讲话时,有的人总爱不时地抹一抹头发,有的爱耸一耸肩膀,有的爱吸一下鼻子。有时习惯性动作,在情绪紧张时会增多。如有的实习护士刚到病房时,由于心情紧张,总觉得两手没处放,下意识地梳理头发、整理衣带或衣襟,参加晨会交班时动不动就用手托一下眼镜或脚下不自觉地踢踏。这些动作会向他人透露出一个个性尚不成熟的信息,会直接分散别人的注意力,影响别人对自己的信任程度。

2. *模仿性动作* 指有意或无意地模仿他人的某些动作。当敬佩某人或与某人长期相处,常常会把自己认为好的动作模仿下来,这是影响作用造成的。当然,模仿他人的动作要适合自己的特点,不能"东施效颦",适得其反。

3. *矛盾性动作* 这是在矛盾的意志影响下出现的模棱两可的动作。如说话时欲言又止,刚走到护士办公室门口又返身回去。这种现象常发生在性格犹豫的人身上,或是有所顾忌的情况。

4. *刻板性动作* 有人喜欢机械地重复一些单调的动作,这与个人的性格和情绪有关。例如对老师讲课不感兴趣的学生,常把钢笔翻来转去地摆弄;陷入沉思的病人可能在病房内踱来踱去,把烟点着又掐灭,掐灭又点着。

5. *强迫性动作* 这是一种不由自主的、非意志所能控制的动作。这种动作与人的心理有关。例如有的人每天反复洗手数十次,总觉得没有洗干净;有的人反复检查抽屉或家门是否锁好。严重者可出现病态的强迫性障碍。

二、护士姿势的基本要求

中国古代就很重视人的姿态,主张"立如松,坐如钟,卧如弓,行如风。"在护理人员的人际交往中,对姿势的基本要求是:秀雅合适、端庄稳重、自然得体、优美大方。

(一)立姿

立姿,又叫站姿、站相,指的是人在站立时所呈现出的姿态,是人最基本的姿势,同时也是其他一切姿势的基础。

1. *护士的立姿* 护士的站姿应该体现出护士的稳重、端庄、礼貌、挺拔、有教养,显示出一种亭亭玉立的静态美。这是培养优美仪态的起点,也是发展不同质感动态美的基础。其要领是:挺、直、高、稳。

挺:站立时身体各部位要尽量舒展挺拔,做到头平、颈直、背挺,两肩外展,双臂自然下垂,双眼平视前方,面带微笑。

直:站立时身体的支干——脊柱要尽量与地面保持垂直,注意收颏、挺胸、收腹、夹腿。

高:站立时身体的重心要尽量提高,即昂首提气直腰绷腿。

稳:两膝和脚跟并拢,脚尖张开夹角 45°,重心落在两脚之间,也可采用 T 字形站姿。两手自然下垂或相握于腹前。

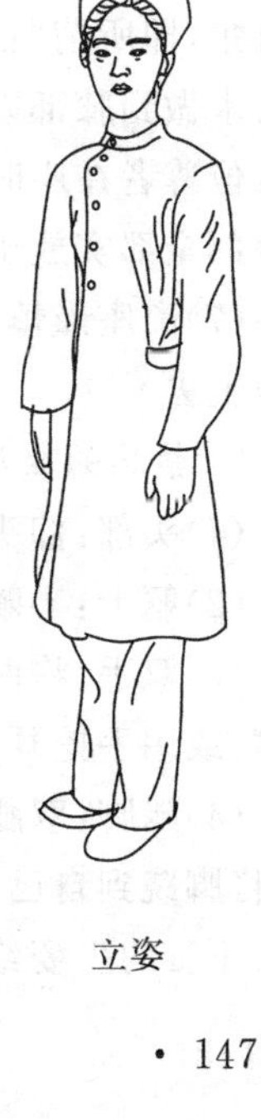

立姿

2. *禁忌的立姿*

(1)身体不够端正:站立时东倒西歪,斜肩、佝背、凹胸、凸腹、撅臀、屈膝,或两腿交叉,懒洋洋地倚靠在病榻、床柜、病床等支撑物上,双手插在口袋里，或交叉于胸前，给人一种敷衍、轻蔑、傲慢、漫不经心、懒散懈怠的感觉。

(2)手脚随意乱动：站立时，双手下意识地做些小动作，如摆弄衣角辫梢、圆珠笔，咬手指甲，用脚尖乱点乱画等。这些动作不但显得拘谨小气，给人以缺乏信心和经验之感，而且也有失仪表的庄重。

(二)坐姿

人在坐下时，由于臀部着物，身体重心下降，减轻了两腿的支撑负担，并使身体其他部位的姿态发生变化，容易使人产生懈怠，而影响自己的姿态。因此，坐下时的姿态更须注意。

“坐如钟”是指人的坐姿要像钟那样端直，当然这里的端直主要指躯干的端直。优美的坐姿让人觉得安详舒适，这是体态美的重要内容。

1. 护士的坐姿　护士就坐的要领如下。

(1)注意顺序：若与他人一起入座，则落座时一定要讲究先后顺序，礼让尊长，即请位尊者先入座；平辈之间或亲友之间可同时入座。无论如何，抢先就座都是失态的表现。

(2)先挪后坐：如果要移动椅子的位置，应当先把椅子移到欲就座处，然后坐下去。坐在椅子上移动位置，是有违社交礼仪的。

(3)左进左出：无论从正面、侧面还是背面走向座位，通常都讲究从椅子的左侧一方走向自己的座位，从左侧一方离开自己的座位。这是一种礼貌，简称为“左进左出”，在正式场合是一定要遵守的。

(4)落座无声：无论是移动座位还是落座、调整坐姿，都应不慌不忙，悄然无声，这本身也体现了一种教养。

(5)入座得法：入座时，应转身背对座位，如距其较远，可将右脚后移半步，待腿部接触座位边缘后，再轻轻坐下。着裙装或工作服时，通常应先用双手抚平裙摆，随后坐下。

(6)坐姿端庄：正确的坐姿是上身端直，微向前倾，两肩平正放松；手自然放在双膝上，也可交叉相握于腹前或两臂屈放在桌子上或沙发两侧的扶手上，掌心向下，下颌微收，目视前方或交谈对象；双膝并拢，亦可一脚稍前，一脚稍后；在极正规的场合，上身与大腿、大腿与小腿，均为直角，即所谓“正襟危坐”；在非正式场合，允许坐定之后双腿叠放或斜放，双腿交叉叠放时，应力求做到膝部以上要并拢；双腿斜放时，以与地面构成45°夹角为佳。在较为正式的场合，或有位尊者在座时，一般只坐椅子的前部1/2或1/3(至少是前10分钟左右的时间)，而不应将臀部全部实放于椅面。

(7)离座谨慎：离开座位时不要突然跳起，惊吓他人，也不要弄出声响，或把身边的东西弄到地上去。

2. 禁忌的坐姿

(1)头部：仰头靠在椅背上，或是低头注视地面，或是左顾右盼、闭目养神、摇头晃脑。

(2)躯干：半躺半坐，歪歪斜斜，或是趴向前方。

(3)双手：将两手夹在大腿中间或垫在大腿下，或抱于脑后，或将肘部支撑在桌上，或东摸西碰，或用手挖耳朵、鼻孔、玩弄手指。

(4)腿脚：双腿敞开过大；跷起二郎腿，脚尖冲着他人；颤腿、摇腿不止；将腿架在其他物体上；将脚跷到自己或他人的座位上；用脚勾着椅子腿；把脚抬高，使对方能看到鞋底。

不雅的坐姿给人轻浮且缺乏修养的印象，是失礼和不雅观的。

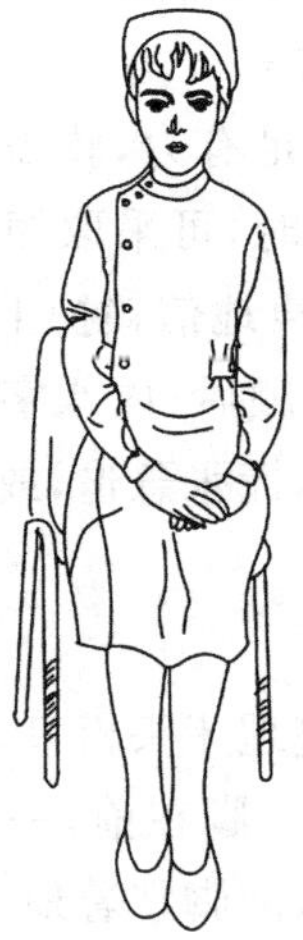

基本坐姿

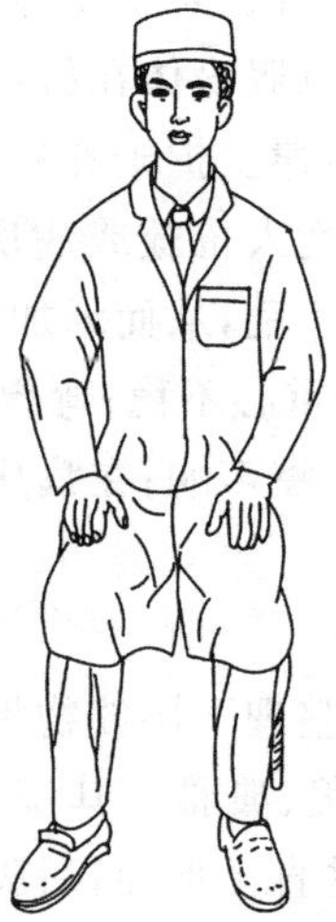

基本坐姿

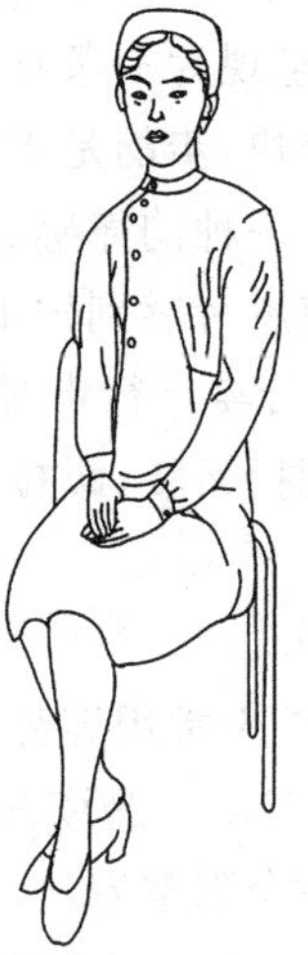

坐位丁字步

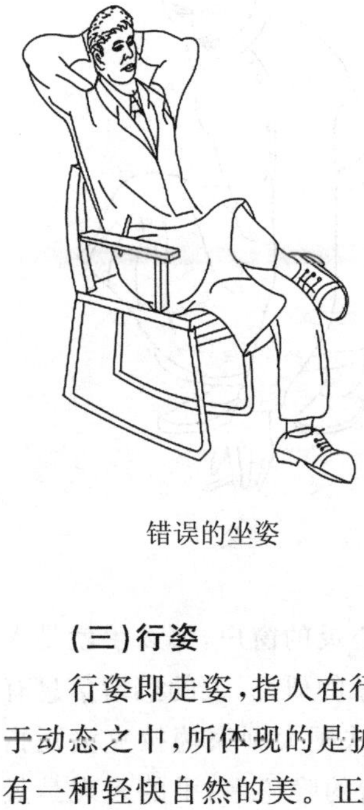

错误的坐姿

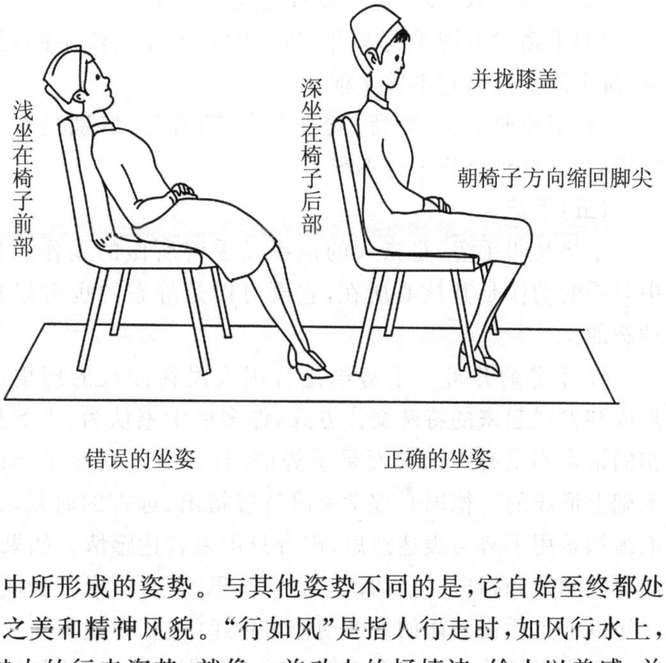

错误的坐姿　　正确的坐姿

(三)行姿

行姿即走姿，指人在行走的过程中所形成的姿势。与其他姿势不同的是，它自始至终都处于动态之中，所体现的是护士的动态之美和精神风貌。“行如风”是指人行走时，如风行水上，有一种轻快自然的美。正确而富有魅力的行走姿势，就像一首动人的抒情诗，给人以美感，并能激发联想。

1. 护士的走姿

(1)步态轻盈：步态即行走的基本态势。优美的走姿，应该是表情自然放松，昂头收颏，挺胸收腹，直腰提髋，两臂自然下垂前后摆动，身体的重心应落在反复交替移动的前面那只脚的脚掌上。护士的步伐，要轻盈柔软，快捷无声，具有温柔轻巧的阴柔美。

(2)步幅适中：步幅即行走时两脚间的距离。步幅的一般标准是一个脚长(穿了鞋子的长度)，即一脚踩出落地后，脚跟离未踩出脚的脚尖距离恰好为自己的脚长。着装不同时步幅会有所不同，穿西服裙或窄裙时，步幅宜小些。护士在工作时，步幅不宜过大。

(3)步位直平:步位即脚落地时的位置。对于女性来说,最好的步位是“一字步”,即双脚行走的轨迹应当呈现为一条直线,同时要克服身体在行进中左右摇摆。

(4)步韵轻快:步韵是指行走时的节律。护士在行走时,要弹足有力,膝盖尽量绷直,步速稍快,使脚步有一种韵律感。遇有危重病人抢救或病房传出呼唤时,可采取短暂的快步姿,步履快而有序,使患者感到护士工作忙而不乱,从而增加安全感,由衷地信赖护士。

2. 禁忌的行姿　行走时左摇右晃、重心不稳;弯腰驼背、瞻前顾后;内八字脚或外八字脚;背手、插兜、抱肘、叉腰;趿拉着鞋走出嚓嚓声响;在病房重步急奔,慌张急迫,或婀娜而行,步履拖曳。

(四)蹲姿

蹲姿也是护士常用姿势的一种,如整理下层放物柜、为病人整理床头柜等,一般可用蹲姿。

1. 护士的蹲姿　蹲姿的运用要优美、典雅。其基本要求是:一脚在前,一脚在后,两腿靠紧向下蹲,前脚全脚掌着地,小腿基本垂直于地面,后脚脚跟抬起,前脚掌着地,臀部要向下。

2. 禁忌的蹲姿　采取蹲姿时有四条禁忌。

(1)面对他人下蹲,这样会使他人不便。

(2)背对他人下蹲,这样做对他人不够尊重。

(3)下蹲时双腿平行叉开,这样做好像在上洗手间,故称“洗手间姿势”,它不够文雅。

(4)下蹲时低头、弯背,或弯上身,翘臀部,特别是女性穿短裙时,这种姿势十分不雅。

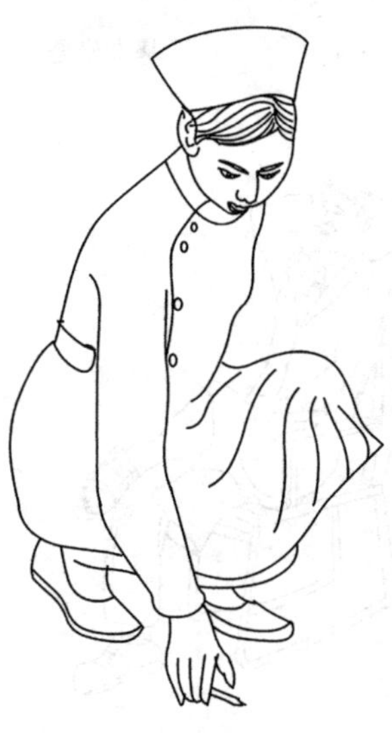

蹲姿

(五)手势

手势又叫手姿,是指人的两手及手臂所做的动作。其中双手的动作是其核心所在,它既可以是静态的也可以是动态的。

1. 手势的作用　手势语是各国人民在漫长的历史中形成和发展起来的特殊交往方式,许多科学家认为,人类最初的语言不是有声语言而是手势语,有声语言是在手势的基础上形成的。德国心理学家冯特曾指出,远古的时候,人们最初是用手势语表达意思,声音只用来表达感情。如果说眼睛是心灵的窗户,那么手就是人心灵的触角和指向。俗话说:“心有所思,手有所指。”据现代心理学家的研究,人的感情信息有一半以上是凭借人体的外部动作来传递的,其中主要是手的动作。法国大画家德拉克洛瓦指出:“手应当像脸一样富有表情。”奥地利作家茨威格说:“在泄露感情的隐秘上,手的表现是最无顾忌的。”他们的话从不同侧面指出了手势的重要性。

手势在表达思想和感情方面起了非常重要的作用,在语言沟通进行中,可以用来强调、加强或澄清某些语言信息,如说“欢迎”的同时伸出手作握手状或请坐的手势,能让人感到热情轻松。又如两手合掌,把头倚在手背上,紧闭双眼表示我累了要睡觉;用手拍拍胃部表示我吃饱了;手呈端杯状,作饮水动作表示我渴了;竖起大拇指表示夸奖。在语言不通的情况下,手势几乎成了主要的交流沟通方式。

2. 手势的分类　手势的“词汇”十分丰富,表达的意思也非常复杂。

(1)表达情感的手势:手势可表达多种情感,如招手表示致意,挥手表示告别,握手表示问好，摆手表示拒绝，搓手表示期待，合手表示祈祷，拍手表示称赞，拱手表示答谢，举手表示赞同，垂手表示听命；手抚是爱，手攥是恨，手指是怒，手甩是憾，手搂是亲，手捧是敬，手颤是怕，手遮是羞等。

(2)表达象征的手势：主要表达较为复杂的情感和抽象的概念，有特定的所指，也带有普遍性。如：①"O"形手势，也称为"OK"手势。即拇指和示指形成圆圈，其他手指略成弯曲状。它的含义在讲英语的国家是"OK"，表示"高兴""赞扬""顺利""了不起"。在法国则代表"零"或"没有"。在日本、缅甸、韩国同时代表"钱"。印度表示"正确"。中国表示"零"或"三"(表示三时，中指、环指、小拇指伸直)。②"V"形手势。即示指和中指向上形成"V"形，其他手指自然弯曲握成拳状，掌心向外。英国、美国及非洲此手势的含义是胜利。若掌心向内，在西欧各国表示侮辱、下贱之意。这种手势也代表数字"2"。

(3)表达指示的手势：用以指明谈论的具体对象，如指明不同的人称、方位、数目和事物等。指示手势只适用于在谈话时视力可及的范围，如在场的人或物有时虽然距离较远，但也能看见大致的方向或轮廓。如向病人或病人家属介绍病区环境，指示与住院有关的区域时。一般的礼貌常识是不应该总用手指指点点的，假如说话的语气重，就更失礼了，甚至会发生不该发生的矛盾。

(4)表达象形的手势：通过比画事物的形状特点，引起听众注意，使其有一个具体而明确的印象。如用手比画物品的大小，手臂伸展比画长短、高低等，象形手势语在表达过程中会自觉不自觉地还有夸张的意味，以便烘托气氛，增强受感染力。

由于各国各民族文化习俗不同，所用的手势也各有各的含义，同样的手势在不同的国家可以表示不同的意思。如我国表示"我"是用手指自己，一个中国留学生到日本人家里做客，日语有限，每当她要表达"我"的意思时，就用手指自己，但她每指一下自己，她的主人就客气地指给她看厕所在哪里，后来她才明白，这种手势在日本的意思是"我要去厕所"。因此，我们在用手势语时，要注意"因人而异"。

3. 护士基本的手姿

(1)垂放：是最基本的手姿。其做法有两种：一是双手自然下垂，掌心向内，相握于腹前；二是双手伸直下垂，掌心向内，分别放于大腿两侧。它多用于站立时。

(2)背手：多见于站立、行走时，既可显示权威，又可镇定自己，其做法是双臂伸到身后，双手相握，同时昂首挺胸。

(3)鼓掌：是用以表示欢迎、祝贺、支持的一种手姿。其做法是以右手掌心向下，有节奏地拍击掌心向上的左手，必要时起身站立。注意不要"鼓倒掌"。

(4)夸奖：这种手势主要用以表扬他人。其做法是伸出右手，翘起拇指，指尖向上，指腹面向被称道者。但在交谈时，不应将右手拇指竖起来反向指向其他人，因为这意味着自大或藐视；也不宜自指鼻尖，因有自高自大、不可一世之意。

(5)指示：这是用以引导患者或为他人指示方向的手势。其做法是以右手或左手抬至一定高度，五指并拢，掌心向上，以其肘部为轴，朝某方向伸出手臂。

(6)握手：握手是一种常用的礼节，实际上也是手势的一种，在日常生活中，它比其他手势更为常用，内容更丰富、细腻。但护士在病区工作时，由于工作性质所限，一般较少用握手这一手势。

(7)持物：即用手拿东西，其做法多种多样，既可用一只手，也可用双手，但最关键的是拿东西时动作应自然，五指并拢，用力均匀，不应翘起环指与小指，显得成心作态。护士持物最多的是端治疗盘、持病历夹、推车、持交班本等。

端治疗盘——双手握于盘的两侧，掌指托盘，双肘靠近腰部，前臂与上臂呈 90°，双手端盘平腰处，重心保持于上臂；取放行进平稳，不触及护士服；开门时不能用脚踢门，而应用肩部将门轻轻推开。

持病历夹——用手掌握住病历夹中部，放在前臂内侧，持物手靠近腰部。

推车行进——护士位于车后，双手扶把，双臂均匀用力，重心集中于前臂，行进停放平稳。

持交班本——交班时，交班者手臂成 90°，左手掌托住，右手掌扶持，身体挺直。

4. 禁忌的手姿

(1)不卫生的手姿：在他人面前搔头皮、掏耳朵、抠鼻孔、剔牙齿、擦眼屎、抓痒痒、摸脚丫等，都极不卫生，令人不快。

(2)不稳重的手姿：在大庭广众之前，手势不宜过多，动作不宜过大，切忌“指手划脚”和“手舞足蹈”。双手乱动、乱摸、乱放、咬指甲、折衣角、抬胳膊、抱大腿等，都是应当禁止的手姿。

(3)不礼貌的手姿：掌心向下挥动手臂，勾动示指或拇指外的其他四指招呼别人；用手指指点他人，都是失敬于人的手姿。

(六)首语

首语是以头的动作来传情达意的体态语。人的头部可以做出许多表意动作。诸如：点头——同意；摇头——不同意；昂头——高傲；低头——服气；歪头——发横；晃头——得意。汉语有“首肯”一词，即点头表示肯定，摇头表示否定。微微地点头，可以对人表示礼貌。它适用于比较随便的场合，如在路上行走与熟人相遇，或在病区走廊上与病人相遇，无须驻足交谈时，可行点头礼，还可以顺便说些问候话。与相识者在同一场合多次见面，只用点头致意即可，对一面之交的朋友或不相识者在社交场合也可用点头致意。

在护理实践中，当某些病人不能用语言表达自己的意愿和要求时，护士可通过其点头或摇头去判断和理解病人真正的意愿和需要，从而提供恰当的护理。例如咽喉部手术的病人以头的动作示意其需求。

(七)脚语

脚语是人类心灵的又一窗口。英国心理学家莫里斯研究发现了一个有趣的现象：“人体中越是远离大脑的部位可信度越大。”脸离大脑中枢最近，所以最不诚实。我们与人相处，总是最注意他们的脸，别人也以相同的方式注意我们。所以，大家都在借一颦一笑撒谎。手位于人体的中间偏下，诚实度也算中等，人们多少利用它说过谎。脚却远离大脑，绝大多数人都顾不上这个部位，但它比脸、手诚实得多，构成了人们独特的心理泄露方式——脚语。

在我国丰富的语言词汇里就有许多描述脚语的形容词。这些形容词与其说是描写脚步的轻、重、缓、急、稳、沉、乱等，不如说是描述人的内心或稳定或失衡或安详或失措的状态。人的心情不同，走路的姿势也就不同；人的秉性各异，走起路来也有不同的风采。脚语有一种节奏，是为情绪打拍子的。

脚语除反映人的情绪外，还反映人的性格。如果一个端庄秀美的女子走起路来匆匆忙忙，脚步重且乱，就可断定她一定是个性格开朗、心直口快、不留心眼儿的痛快人；反之，看上去五大三粗走路却小心翼翼的人，一定是外粗内细的精明人，做事往往以豪放的外表来掩盖严密的章法。

人的心理指向往往从脚语中泄露出来。若有人一坐下来就跷起二郎腿，表明他怀有不服输的对抗意识。若是女性大胆地跷起二郎腿，则表示她对自己的容貌有足够的信心，也表示她有显示自己的欲望。

人在站立时，脚往往朝着主体心中惦念过或追求过的方向或事物。人的脚语尽管因地、因事而异，但是每个人都有自己固定的脚语。我们因此就能解释一种现象：你仅凭一种特别的脚步声就能判断出这个人是否熟悉。

三、体态语的进展

（一）现代体态语

改革开放30多年来，越来越多的人进出国门，在这个不同文化空前交融的时代，体态语作为人类心灵世界的表达，也发生着直接的变化，出现了一些代表时代特征的新体态语。

1. “OK”手势　掌心向前，拇指与示指弯曲相结合成圆圈，其他三指微屈。表示“OK”，通常为肯定、赞许之意。

2. “V”形手势　示指和中指向上自然伸开形成V字，环指和小指自然向下弯曲与拇指相接。该手势可分两种形式，即为手掌心向外（一般称正掌V形）和手掌心向内（一般称反掌V形）。手掌心向外表示“胜利”或者“和平”；手掌心向内则是粗鲁的、有侮辱性含义的手势。

3. “打电话”手势　伸拇指和小指，屈其余三指，即表示“六”的手形。

4. “发短信”手势　双手似握手机，拇指交替按动“键盘”。

5. “打车”手势　平伸手臂，手心向下，勾动手指。

6. 耸肩　肩头上下耸动，并略向颈、向前收拢。表示不知道、无所谓、无能为力等。

7. 摊手　双手掌伸开，手肘微弯，掌心向上，由内向外一摆。表示无可奈何、不关我事、我也不清楚，我没意见，你看着办吧！

8. 飞吻　吻自己的手，再作抛掷给对方状，以示情爱（或欢迎、喜悦）。这种吻看起来有些表演性，凡是人们进行交往和会面的地方，都很容易见到飞吻。飞吻是对源于欧洲的贴面吻的成功演绎。

9. “过电”　用酒杯的底部碰击转盘边沿，是对宴会上“碰杯”这一表示友好或祝贺仪式的简化。

10. 叩指礼　用示指和中指轻轻叩击桌上几下，对给自己斟酒或斟茶的人表示感谢。此礼是从古时中国的叩头礼演化而来的，叩指即代表叩头。相传是乾隆微服出巡，在茶馆内喝茶时，为下属倒茶，下属不便以宫廷礼仪相回，便灵机一动以叩指谢恩，自此叩指礼便在民间流传开来。早先的叩指礼是比较讲究的，必须屈腕握空拳，叩指关节。随着时间的推移，现在逐渐演化为将手弯曲，用几个指头轻叩桌面，以示谢忱。

（二）现代体态语变化的特点

由上述体态语的出现可得出，现代体态语的变化具有下述特点。

1. 从“人为束缚”走向“自由发展”　历史传承是体态语的内在动力，而外部环境则是体态语的推动因素。流行文化对现代人来说，有着难以抗拒的魅力，现代人思想上的自由和经济上的独立，使他们行为上少了许多羁绊。体态语的创新正是反映了新时代中国人传统观念和行为方式的深刻变化。

2. 从“繁琐复杂”走向“快捷简便”　现代生活工作节奏加快，生存发展的压力增大，使表达情感的方式也发生了变化,体态语中繁文缛节少了,简便快捷多了;客套拘谨少了,承载的信息多了。体态语基于适应现代生活的目的,改变了形式,保留了精神。

3. 从"孤芳自赏"走向"百花齐放" 新中国成立后到20世纪70年代,由于多种原因,国门未开,国人和体态语主要来自中国的传统文化。改革开放之后,东西方文化的碰撞和融合向纵深发展,人们日常体态语的变化,正是这种文化融合的具体表现。

第四节 表情目光

"每一个人心灵的每一个活动都表现在他的脸上,刻画得很清晰,很明显。"

——狄德罗《绘画论》

一、表情的特性

表情,主要指通过面部的颜色、光泽、肌肉的收缩与舒展,纹路的变化,眼、眉、口、鼻的动作以及它们的综合运动所反映的人的心理活动和情感信息。

(一)表情反映心理

人的神态和表情是一个极为重要的非语言信息,是沟通交流中最丰富的源泉,其他身体语言无法与之相比。面部表情对人们所说的话起着解释、澄清、纠正和强化的作用,它能迅速、灵敏、充分地表达人类各种各样的情感,任何人际沟通都离不开表情。没有表情的语言就等于没有了灵魂,没有了感情。法国著名作家罗曼·罗兰说:"面部表情是多少世纪培养成功的语言,比嘴里讲的更复杂千百倍的语言。"面部表情又是一种共同的语言,精神病学家发现,不同的国家,不同的文化,人们的脸部表情所表达的感受和态度是相似的。"听其言,观其色"可以使我们更正确地了解对方的真实情感。如皱额蹙眉可以表示关注、不满、愤怒等情绪;双眉上扬、双目大睁,是惊奇、惊讶的表现;皱鼻表示不高兴或遇到麻烦而不满;紧抿嘴唇,表示拒绝或对周围环境和他人的一种不肯定的感觉;嘴角向下倾斜,则可能表示轻视、鄙夷、瞧不起等情绪。著名社会心理学家伯德惠斯戴尔说,单以人的脸部变化就能做出大约25万种不同的表情。所以我们说:表情是心理活动的寒暑表,表情是情绪变化的透视镜。人们常说"情动之于心,形之于外,传之于声"就是这个意思。

(二)表情展示气质

在人际交往中,气质优雅与否,通过表情往往可以得到较明确的反映。表情是修养的外露。人们正是通过"察言观色"去窥见、评价其素质、涵养的。比如,在人际交往时,双方谈话时间虽然较长,仍专注地倾听,并辅以点头、应诺、微笑等反应,绝不流露出厌烦的表情;当对方在交谈中出现失误时,绝不显现出讥笑的表情;当碰到不能接受的事情时,边微笑边摇头,委婉谢绝,绝不让人感到难堪等。因此,在人际交往中,要想塑造自己热情有礼、优雅得体的形象,就必须善于控制自己的表情。

(三)表情的掩饰性

面部表情可以表现一个人真正的情绪,也可以与真实的情绪相矛盾,有时还可以掩饰某种真正的情绪。由于面部表情的多样化,其表达的意思有时很难判断。只要想一想那个令几世纪艺术爱好者都迷惑不解的谜——蒙娜丽莎的微笑,就可以理解这一点。因此,对表情的判断要根据交往当时的具体情境、交往对象的个人特征,结合其他体态行为和语言性反馈来寻找信息发出者想要表达的真正意思。

护士不仅要善于从病人的面部表情收集信息，还要意识到自己面部表情的重要性，注意控制那些容易引起误解或影响护患关系的面部表情，如皱眉，撇嘴角等。因为病人时常会很注意观察护士的表情，并将它与自己的病情或需要联系起来。如病人问："我得了什么病？是不是活不了几天了？"这时即使护士最轻微的面部表情变化，也会给病人带来很大影响。

二、表情的组成

(一)脸色

脸色，脸上的气色。

人的脸色，不仅是健康状况的尺度，也是心理状态的展露。

满面红光、容光焕发——兴高采烈、踌躇满志

面色绯红——害羞、激动、兴奋

面红耳赤——激动、生气、羞涩

脸色紫红——极度愤怒、内心恐惧

脸色苍白——紧张、恐惧、身体不适

脸色发青——生气、愤怒、生病、休息不好

(二)微笑

人最美的表情是什么？微笑。微笑是一种最常用、最自然、最容易为对方接受的面部表情，是内心世界的反映，是礼貌的象征。人际关系学家告诉我们"一副微笑的面孔就是一封介绍信"，并提出一条公关的制胜法宝——笑脸相迎。自然而真诚的微笑具有多方面的魅力，它虽无声，却可以表达出高兴、同意、赞许、同情等许多信息。走进商店，营业员向你微微一笑，你会感到满足，因为你得到了尊重，有时甚至在其微笑的感召下买下一件不知何时才能派上用场的商品；走进单位，同事向你微微一笑，你会感到心情舒畅；学生回答问题感到困难时，老师的微笑和点头会使他增添信心；空中小姐的微笑会减少乘客的担心和不安。

1. 微笑在护理工作中的作用

(1)传情达意：在护理工作中，护士的微笑会给病人带来温暖和生命的希望，能使患者感觉心情舒畅，使其感受到来自护士的关心和尊重，能帮助患者重新树立战胜疾病的信心。

(2)改善关系：微笑具有使强硬变得温柔、使困难变得容易的魅力。护士发自内心的微笑可以化解护患之间的矛盾，改善护患关系。

(3)优化形象：微笑是心理健康、精神愉快的标志。微笑可以美化护士的形象，陶冶护士的内心世界。

(4)促进沟通：护士的微笑可以缩短护患之

典型案例

希尔顿的经营之道——微笑

美国希尔顿饭店的董事长康纳·希尔顿在初入商海时，他的母亲对他说："希望你能找到一个简单、易行、不花本钱却又行之长久的经营秘诀。"希尔顿苦思冥想，终于他笑了，大声说道："微笑"。只有微笑才同时符合以上四个标准。从此，他常这样问下属："今天你们微笑没有？""无论遇到什么困难，服务员脸上的微笑是永远属于顾客的阳光。"在他的微笑公关策略影响下，果然帮助希尔顿饭店度过了经济萧条时期，成了闻名全球的餐饮业集团。

间的心理距离。缓解患者的紧张、疑虑和不安心理，增添战胜疾病的勇气；同时使患者感受到尊重、理解、温馨和友爱，也能赢得患者的信任和支持。

2. 护士微笑的艺术　微笑是最有吸引力、最有价值的面部表情，但只有真诚、自然、适度、适宜的微笑才能真正发挥其作用。护士的微笑应自然得体、亲切祥和、和颜悦色。

(1)真诚：护士发自内心的、真诚的微笑能够使护患沟通在一个轻松的氛围展开，能够真正感动患者。

(2)自然：发自内心的微笑应该是心情、语言、神情与笑容的和谐统一。护士自然的微笑能够为患者送去生的希望，增强其战胜疾病的勇气。

(3)适度：护士对患者微笑时应适度。眉飞色舞的笑是轻浮的表现；仰脸哈哈大笑是目中无人的表现；看完患者后突然一笑，是讥讽的表现。笑得过分，有讥笑之嫌；笑得过短，给人以虚伪感。

(4)适宜：护士的微笑一定要与工作场合、环境、患者的心情相适宜。

(三)眉毛

我国古人就很重视眉毛的作用，不仅认为眉毛可以表意，而且把眉毛的形态看成美丑的标志之一，男人讲究“卧蚕眉”，女人讲究“柳叶眉”，年轻人要长得“眉清目秀”，长者要“慈眉善目”。关于眉毛可以表情，美国人类学家雷·勒·伯德惠斯特尔博士在积累了大量的体态语资料后，总结出眉头大约可做23种示意动作，如恐惧惊吓时眉毛上耸；生气不悦时眉角下拉；忧虑烦躁时眉毛并拢；愧疚心虚时下首低眉；愤怒挑战时扬眉立目等。眉飞色舞、愁眉不展、挤眉弄眼、扬眉吐气等成语都说明眉能表达丰富的情感。鲁迅先生在他的诗歌中也多次写眉，如“横眉冷对千夫指，俯首甘为孺子牛”，“吟罢低眉无写处，月光如水照缁衣”。“横眉”表示对敌人怒目而视毫不妥协；“低眉”则表示作者对敌人的残酷统治无比激愤而又暂时无可奈何的心情。

在一般的人际交往中，眉毛眼睑应保持自然的舒展，说话时一般不宜牵动眉毛，忌竖眉、皱眉、挤眉弄眼。

三、目光的功用

目光，也就是我们通常所说的眼神。眼睛素被人称作“心灵的窗户”，人们灵魂深处的东西都可以从这个窗户折射出来。因而目光是比其他体态信号更复杂、更深刻、更富有表现力的信号。

(一)表达心绪

目光的接触通常是希望交流的信号，在沟通过程中，保持目光的接触，表示尊重对方，并愿意去听对方的讲述；缺乏目光的接触则表示焦虑、厌倦、轻视。如病人或家属前来询问某事，你口头上应着，但没有看他一眼，只顾忙自己的事，就会给人一种冷漠、怠慢的感觉。

在目光的接触中反映了双方的内心意向，互相注视——表示坦诚；互相瞪眼——表示敌意；斜眼扫视——表示鄙视；正视逼视——表示命令；行注目礼——表示尊敬；翻白眼——表示反感。人们可用目光接触准确地交流好感、喜欢、爱意、眷恋，也可以用目光传达失落、悲伤、绝望、惊奇、厌恶、恐惧等情绪。事实上，盲人同样也有各种各样的情感体验，但他们没有了目光这一最有效的表达情感的途径，因而与盲人说话总让我们感到缺乏生机。如果一个人戴着深色太阳镜与你说话，你会感到有说不出的别扭，因为太阳镜阻断了你们的目光交流，心灵的窗户上被挂上了一个深色的帘子，无法了解对方说话时处于怎样的状态，沟通会变成一个高度困难的事情。因此几乎所有的人际关系学家都告诉人们，千万不要戴着深色太阳镜去与人谈话。

（二）调节互动

谈话者可以通过听话者的目光了解他对谈话是否有兴趣。只有在目光的支持下，点头或摇头才表示沟通者对一件事情的肯定或否定。我们知道，单纯的头部运动是很难具有明确意义的，如果没有目光接触的默契，单纯点头或摇头别人还以为你是在试验自己是不是真的耳鸣或头晕。如果中断目光接触，通常是不感兴趣的标志。然而这种一般原则也有例外。目光不怎么接触，有时可以说明某人害羞或害怕；另外，在传达坏消息或诉说痛苦事情的人，也可能避免目光接触。

目光接触也常用于调整谈话。比如一个讲话者开始发言，为了预防反问和打扰，常转移目光，在发言结束时会抬起目光，表示一个问题结束并允许他人发言。有经验的教师往往用目光来控制课堂气氛，如时而用环视全场的环视法，时而用凝视一方的点视法；另外，教师也常用目光接触来监督学生遵守纪律。

护士温和的目光可使新入院的患者消除顾虑，亲切的目光可使孤独的患者得到亲人般的温暖；镇静的目光可使危重患者获得安全感；安详的目光可使濒死的患者放松对死亡的戒备。总之，我们的一双眼睛时刻都在"说话"。

（三）显示关系

目光注视能传达人际关系的状况。它不仅可以表明人际关系的亲疏程度，也能表达人际间支配与被支配的地位关系。目光支配行为是地位高的人的行为特点。一般来说，相互关系越亲密，所能接受的目光相互作用水平也越高。舞场上的情人可以保持经常的长时间的目光接触，而其他关系则不可；对于陌生人，你只能与对方保持一个短暂的目光交流，如果你试图捕捉别人的目光，并试图长时间的凝视，则意味着对别人的侵犯。某大学生去心理咨询，他的主要问题就是无论与谁谈话，都目不转睛地盯着别人的眼睛，结果，凡是与他谈过话的人都感到不舒服，认为他有严重的精神疾病。

目光之所以有上述功能，瞳孔的作用不可低估。心理学家认为，瞳孔的舒缩与光线的强弱有关，也与情绪状态有关。当人的情绪从中性变得兴奋愉快时，瞳孔会不自觉地变大。如一个男子看到迷人的女郎，就有瞳孔放大的反应。根据"爱则大，厌则小"的原理，古代波斯的珠宝商按照顾客的瞳孔变化来酌情要价。有人研究过人们打扑克时的瞳孔反应，发现如果抓到了自己期望的好牌，情绪兴奋性会陡然上升，并出现瞳孔放大；赌徒押钱时，亦根据坐庄人的瞳孔判断自己押中否，如果押中了，坐庄人的瞳孔会骤然扩大，于是他就大大地加码。科学家对动物的研究也证实，当猫看到感兴趣的食物时，同样也有瞳孔扩大反应。

研究还发现，瞳孔的变化是无法自觉地有意识地加以控制的，所以它能真实地反映人们的内心状态。在通常情况下，人们的目光与表情是一致的，都与心理状态相对应。而在特定的情况下，如情境要求人们作出特殊的表情，以便控制别人对自己的印象时，人们就会出现眼神与表情分离。在这种情况下，透露人们内心真实状态的有效线索是眼神，而不是表情。因为表情是可以伪装的，而眼神是不带丝毫掩饰的显示器。实际上，目光和表情分离这一事实本身，就是作假的有效信号，只不过在一般情况下，人们只去注意容易觉察的表情肌的活动，而不太注意眼神的变化。

四、目光的运用

恰到好处地运用目光是一种很高的艺术。护士在运用目光时要注意以下几点。

(一)注意目光接触的向度

向度是指交往要注意目光的方向部位。在一般情况下,与他人相处时,不宜注视对方的头顶、大腿。对异性而言,尤其不应注视其胸部、裆部、腿部。交往时最好将目光落在对方眼以下、颌以上的区域,把目光放虚一些,不要将目光聚焦于对方的眼睛或脸上的某个部位,让眼睛的余光看到对方眼睛即可。常规的注视部位如下。

1. 关注型注视　注视对方双眼,表示自己聚精会神、一心一意,重视对方。但时间不宜过久。

2. 公务型注视　注视对方额头,表示严肃认真、公事公办,适用于极为正规的公务活动。

3. 社交型注视　注视眼部至唇部这一区域,是社交场合面对交往对象时所用的常规方法。

4. 近亲密型注视　注视眼部至胸部这一区域,表示亲近友善,多用于关系密切的男女之间。

5. 远亲密型注视　注视眼部至腿部,适用于注视相距较远的熟人,亦表示亲近友善。但不适用于关系普通的异性。

6. 随意型注视　对他人任意部位随意一瞥,可表示注意,也可表示敌意。多用于公共场合注视陌生人。护患沟通时,护士注视患者的部位宜采用社交凝视区域,即以双眼为上线、唇心为下顶角所形成的倒三角区内,使患者产生一种恰当、有礼貌的感觉。如果注视范围过小或仅盯住患者的眼睛,会使患者产生紧张、不自在的感觉;注视范围过大或不正眼对视患者,则会使患者产生不被重视的感觉。

(二)注意目光接触的角度

在人际交往中,要注意目光接触的水平。一般来说,正视表示理性、平等、无畏;仰视表示尊敬、期待;俯视表示自信、权威。

几年前,在美国盛行“TA 理论”,即“transactional analysis”(交流分析)的缩写。根据这一理论,可以将人的自我状态区分为 P、A、C 三要素。P 即“parents”,指父母对子女的一种心理状态;A 即“adult”,指基于理性判断、冷静思考的成人心理;C 即“children”,指纯粹自我为中心的一种天真烂漫的儿童心理状态。这三要素与年龄无关,任何人都同时具备这三种心理状态。这三种状态可通过视线接触的水平表现出来。在“P”最显著的状态里,视线就向下;在“A”最显著的状态里,视线保持平行;在“C”最显著的状态里,视线则向上。近年来,心理学家按照这个理论去观察人们的视线,分析人们的心理状态,并已将其用于心理治疗实践中。

护患交流时最理想的是双方的眼睛在同一水平上,这样可以体现一种平等关系,也能表示出护士对病人的尊重。在沟通过程中,护士可根据患者所处的位置和高度,灵活借助周围地势来调整自己与患者的目光,尽可能与患者保持目光平行。在与患儿交谈时,护士可采取蹲式、半蹲式或坐位;与卧床患者交谈时,可采取坐位或身体尽量前倾,以降低身高等。避免长时间俯视病人,给人一种居高临下的感觉。

(三)注意目光接触的长度

即注意目光停留时间的长短。M.阿盖尔和 R.英汉 1972 年的研究表明，在各种注视情况中，相互对视约占 31%，总的注视约占 61%，注视的平均时间约为 3 秒，但相互注视的时间仅为 1 秒。延续时间过长的注视就变为凝视。长时间的目光接触能引起生理和情绪的紧张。凝视往往含有敌意。多数人会避开这种接触，以示退让，有些人则倾向于以眼还眼。凝视有时也可以表示困苦求助。

交谈时，视线接触对方脸部的时间应占全部谈话时间的 30%～60%。如果是异性患者，每次目光对视时间应不超过 10 秒。超过这一平均值者，可以认为对谈话者本人很感兴趣，也可以表示对对方抱有敌意，准备寻衅闹事；低于此平均值，可以认为对谈话内容和谈话者都不怎么感兴趣。长时间目不转睛地注视对方是一种失礼的表现。谈话双方若为一般关系的同性，应不时与对方目光对视，以示对其尊重；若双方为关系密切的同性朋友，则可较多地注视对方，以拉近心理距离。若对方是异性，双目连续对视不宜超过 10 秒钟，目不转睛地长时间注视是失礼的。目光接触的次数与每次接触维持的时间，是沟通信息量的重要指标，相互作用过多或过少都会引起不良的后果。

(四)注意目光接触的方式

在人际交往时，注视他人的方式有多种。常见的有以下几种方式。

1. 直视　即直接注视交往对象，它表示认真、尊重。适用于各种情况。若直视对方的眼睛，即称为对视，对视表明自己大方、坦诚，或是关注对方。

2. 凝视　是直视的一种特殊情况，即全神贯注地注视，多表示专注、恭敬。

3. 虚视　是相对于凝视的一种直视。其特点是目光不聚焦于某处，眼神不集中。它多表示胆怯、疑虑、走神、疲惫，或是失意、无聊。

4. 盯视　即目不转睛，长时间地凝视某人的某一部位，它表示出神或挑衅，故不宜多用。

5. 扫视　即视线移来移去，上下左右反复打量。它表示好奇、吃惊，亦不可多用，对异性尤其应慎用。

6. 睨视　又称睥视，即斜着眼睛注视，多表示怀疑、轻视，一般应忌用。

7. 环视　即有节奏地注视不同的人员或事物，它表示认真、重视，适用于同时与多人打交道，表示自己“一视同仁”。

8. 他视　即与某人交往时不注视对方，反而望着别处。它表示胆怯、害羞、心虚、生气、无聊或没有兴趣。它给人的感觉往往不太友好，甚至会被理解为厌烦、拒绝，在交谈中应避免。

9. 眯视　即眯着眼睛注视。是最意味深长的眼神，既可以表示鄙视、轻蔑、仇恨、愤怒，也可表示调情、轻佻和勾引。因此，眯视一定要慎用，最好不用。

第五节　体　　触

“身体接触对哺乳动物的幼婴以至人类的生命至关重要。”

——哈特曼(德国汉诺威医大心理学专家)

一、体触的意义

人体接触抚摸是非语言沟通的特殊形式，包括抚摸、握手、依偎、搀扶、拥抱等，其所传递的不同信息，是其他沟通形式所不能取代的。

（一）体触有利于个体生长发育

科学研究表明，体触在人类的成长中起着重要作用。有人用猴婴实验证实了这一点。两组猴婴，各有一代理母猴照料，其中一只母猴外罩铁丝模型，它能向猴婴提供食物；另一只母猴不能提供食物，但在同样的铁丝模型外覆盖了柔软的毛巾布，实验结果表明，猴婴对后者的亲附力远远大于前者。与外罩铁丝的母猴相处的猴婴较多地产生孤独、多动、自伤行为。这个实验说明了母亲与婴儿的结合不仅建立在接受食物上，相互接触产生的舒适感对婴儿的正常发育更具重要意义。心理学家还发现，常在亲人怀抱中的婴幼儿，能意识到同亲人紧密相连的安全感，因而啼哭少、睡眠好、体重增加快、抵抗力较强，学步、说话、智力发育也明显提前；相反，如果缺少或剥夺这种皮肤感觉上的“温饱”，让孩子长期处于“皮肤饥饿”状态，则会引起孩子食欲缺乏、智力迟缓，以及行为异常，如咬手指、啃玩具、哭闹不安，甚至将头和身体乱碰乱撞。就是较大的孩子也很喜欢把自己的身体依偎着亲人，喜欢亲人抚摸他们的手和头。因此可以说，早期的和不断的触觉感受对儿童的智力发展及人格成长有一定的影响。

（二）体触有利于密切人际关系

科学家帕斯曼等通过严格的实验研究发现，人不仅对舒适的抚摸感到愉快，而且会对体触对象产生情感依恋。我们仔细观察一下自己或周围的孩子就会发现，孩子与谁的身体接触最多，对谁的情感依恋就最强烈、最深刻。有过恋爱经历的人都有体会，爱情是从身体接触（哪怕只是握手）的那一瞬间发生质变的。同样道理，如果恋人之间从来没有任何肌肤接触，那么恋爱关系中断对双方造成的影响就很小，反之则带来强烈的失恋反应。

在人际沟通过程中，双方在身体上相互接受的程度，是情感上相互接纳水平最有力的证明和表示。人类学家发现，如果一种文化对人们在日常生活中身体接触较为容忍，使人们在日常生活习俗中与别人有较多的身体接触，则成长于这种文化背景的人，在人际沟通中更容易建立对别人的安全感与信任感，他们的性格较开朗、轻松，与别人相处也较为真实、坦率和容易。

（三）体触可传递信息

1. *表示亲近、关系密切*　多年未见的好友不期而遇，两手紧紧相握，将激动与兴奋溢于言表；两国元首之间的会见，相互拥抱以示友好；两位好朋友一同逛商店，相互挽着胳膊或相互拉着手，都表示亲近的关系。

2. *表示关怀或服务*　医生护士在为患者体检时的体触，属于医源性人体接触，是职业需要，也是一种关怀。

3. *表明爱意*　母亲抚摸小宝宝，贴贴脸，摸摸小脚丫，拍拍屁股等表明一种亲肤需要，同时也体现了浓浓的爱意；两位恋人，当关系发展到一定程度时手拉手、亲吻；夫妻之间的亲密接触都表达了一种男女之间的爱意。

二、护理专业性体触

（一）体触的分类

美国有位护理专家指出有三种独特的体触形式：常规性体触、关爱性体触、保护性体触。

1. *常规性体触*　不具选择性，是护理人员必须做的，如为病人测血压或进行皮肤护理，搀扶病人步行等;另一种被护理人员广为应用的体触形式——按摩,被美国按摩协会称为手上功夫,主要用于缓解病人的肌肉僵硬等情况。

2. 关爱性体触　如面部、头部、手部按摩,肩部环绕按摩等。其作用超过了口头上的表述,是病人与护理人员沟通的桥梁。如护士用手轻触高热病人的额头,可表示职业的关切;用手轻握焦虑害怕的病人,可使他们减少恐惧,情绪稳定;抚摸、拥抱烦躁、啼哭的婴幼儿,可使他们安静下来,并能促进身心发育等。又如在姑息治疗中,舒缓的体触在让病人感到舒服的同时,促进了交流。对濒临死亡的病人,体触可减轻其孤独和恐惧,使病人感到安详和温暖,帮助他们在人生旅途的最后阶段,在充满人性温暖的气氛中,充实地、安详地、有尊严地离开人间。

3. 保护性体触　是一种在身体和心理上同时保护病人的接触,包括使用约束,用来舒缓病人的紧张、保持精力、减轻心理痛苦。其特殊意义在于能使病人放松、增强精神药物的效力,主要用于意识不清和有精神障碍的老年病人。

(二)体触在护理工作中的应用

在护患交往中,体触是一种有效的沟通方式。

1. 体触是评估和诊断健康问题的重要工具　如患者诉说腹痛腹胀,护士轻轻触摸患者的腹部;又如为患者测脉搏、血压,都与患者有皮肤的接触。

2. 体触是心理支持的重要方法　体触可以表达关心、理解、体贴、安慰。如:

患者高热头痛时,护士用手轻触他的额头,可表示出职业的关切。

病人(如产妇)剧痛时,护士紧握她的手,并不时为她擦汗,抚摸她的头发,表示"我知道你的痛苦,我在关心你",使病人(或产妇)产生安全感。

当病人焦虑害怕时(如手术台上)护士握握病人的手,表示"我在你身边,我在帮助你",可使病人减少恐惧,情绪稳定。

在儿科病房,必要的抚摸、拥抱、轻拍可使烦躁、啼哭的婴幼儿安静下来。

像这样的皮肤接触,加强了人与人之间的感情,给予服务对象心理上的安慰和精神上的支持,表达了关心和同情的职业情感,是一种无声的抚慰,有时这种体触会起到比语言更大的作用。

近年来,一些国家开始采用体触疗法作为辅助治疗手段,认为触摸能激发人体内的免疫系统,兴奋人的精神,减轻人们因焦虑和紧张引起的疼痛,有时还能缓解心动过速和心律失常等症状,起到一定的保健和治疗作用。虽然触摸疗法的机制尚待进一步深入研究,但触摸疗法所表达的临床意义已被许多研究者所肯定。

(三)应用体触时的注意点

体触有正反应,也有负反应。因为,不同的人对体触有不同的反应,并且,有时触摸者(如护士)与接受触摸者(如患者)对触摸的理解并不一致。应用时,要考虑性别、年龄、社会文化背景、双方的关系、当时的情况及体触的形式等多种影响因素。

1. 根据不同情景采用不同的体触形式　如一位母亲刚被告知其儿子在车祸中受重伤正在抢救,此时,护士紧紧握住她的双手,或将手放在其手臂上,可收到较好的反应;如果患者正在为某事恼火甚至发怒,此时去抚摸她,便会引起反感,不会有好的反应。只有采取与环境场合协调的体触,才有可能得到积极的结果。

2. 根据患者特点采取其易于接受的体触形式　从中国的传统习惯来看,女性与女性之间的抚摸比较容易取得好感。因此，女护士与女患者之间沟通时伴随轻轻抚摸可以表示关切和亲密，效果较好。对于异性患者的体触则应持慎重态度。一般来说，年轻女护士与老年男性患者沟通时，抚摸老人的手背或手臂，可以使患者获得亲密感和舒适感。但老年女护士则不应对年龄相仿的男性患者施以抚摸，以免引起反感。同理，年轻女护士也不应对年轻男患者施以抚摸。抚摸幼小儿童患者的头面部，可以起到消除紧张，使患儿安心的效果，如果抚摸年龄较大的患儿头面部，便会引起反感。

3. *根据沟通双方关系的程度选择合适的体触方式* 一般的社交场合，双方关系很浅，可以礼节性地握一下手；如双方关系较亲密，可轻轻拍一下对方的手背或肩膀；如关系更深一层，可将手在对方的身体上稍作停留。握手时的松紧程度也可表示双方关系的亲密程度，如双手紧握，甚至拥抱，其亲密程度更深，往往表示强烈的情感。

总之，护士在如何运用体触的问题上应保持敏感和谨慎，在选择体触形式时，应避免选择那些比对方所期望的更具亲密性的形式，即沟通双方对于体触形式所显示的有关信息应基本保持一致，否则便会造成对方的反感和误解。一旦发现体触效果不佳或有所误解时，应立即调整，或结合语言交流来加以弥补或纠正。

第六节 人际空间

“我们人类会视空间为自己所有，进而划分出‘自在地带’，这些地带并不欢迎未受邀请的人入侵。因此，有人说，人是裹在‘气泡’中的人。”

——罗勃·亚德列《不可侵略的领域》

小时候，同桌的男生女生总是因座位而争吵，一道铅笔画的“三八线”将两个人的空间明确地划分出来，谁也不能过线。童年已经离我们远去，然而，人与人在空间上的界限始终不曾改变。心理学家发现，任何一个人，都需要在自己的周围有一个自己能够把握的自我空间。这个空间的大小会因性格、个人背景和环境等的不同而不同，但只要是处于清醒状态，这个自我空间都是存在的，而且不容他人侵犯。这就是人际空间。人际空间亦称人际距离、界域语、空间效应，是沟通双方通过个人空间位置和距离传情达意的体态语。

一、人际空间需要

（一）人际空间的含义

我们每个人都生活在一个无形的空间范围内，这个空间范围圈就是他感到必须与他人保持间隔的范围，它向一个人提供了自由感、安全感和控制感。

关于“人际距离”能有表情达意的功能，可以从生物界说起。据专家研究，每个生命都如同一个独立王国——有自己的领土领空。生物学上叫“生物安全圈”，倘若异物侵入，就会感到警觉不安。比如远处落着麻雀，只要我们不靠近它，它自由自在地啄食，可是一靠近它，它就突然飞走；人家院里拴一条狗，没人进院时，它不会扑叫，可是只要有生人进院，它会大叫着扑来。这些现象都表明生物有“安全圈”。

近年来，人类学家研究表明，人类和动物一样，也需要保持自己的领域。在人际沟通中，当你侵犯或突破另一个人的“生物安全圈”时，对方就会厌烦、不安甚至引起恼怒。因为这样做破坏了人们心理内环境的稳态。这种个人需要的空间范围也称为“个人空间”。它不是人们的共事空间，而是人们心理上所需的最小空间，是随着身体的移动而移动的。这种空间，我们每个人都差不多自觉或不自觉地遵守着。如我们小时候读书时，男女生坐一个课桌，课桌在双方头脑中就被划成了两半，谁也不许越界。其道理就在于人类在交际过程中，相互间也需要保持一定的距离。

资料库

不同学说对人际距离的阐释

早在20世纪50年代，西方许多专家学者就开始对人际距离进行专门研究。美国著名人类学家霍尔分别于1959年和1963年出版《无声的语言》和《医学和人类学中的人类形象》两本著作，向世人揭示了人类与空间的关系，并非常有说服力地论述了人类对空间的依赖性以及不同空间距离、位置所表达的信息。1996年罗伯特·安德烈又出版了《领域要求》一书，他从讨论动物的领土划分或对空间的防御入手，说明了人类和动物在对空间区域的需求上是完全一样的，都有必须严格遵循的不成文的规则。

(二)人际空间范围

那么每个人的空间范围到底有多大呢？对于这个问题，没有一成不变的答案。空间范围圈的大小，取决于不同的民族和文化传统，以及不同的场合。

一般来说，东方人喜欢与人交流，喜欢群居，人际交往距离相对较近；而西方人，个人隐私感较强，好独居，人际交往距离相对较远。

在性别上，男性需要的“安全圈”范围要大一些，特别是同性之间更是如此。相比之下，女人的“戒心”似乎小一些，大街上她们更喜欢拉手搭肩。若干男人处于一间小房子里，他们会感到焦虑不安，情绪易于冲动；而同等数目的女性，依然在那间屋子里，却反而使她们更亲密融洽。

心理学家Russo于1975年做过一个试验：在一个刚刚开门的大阅览室内，第一位读者刚进去坐下，研究人员就进去拿椅子坐在他身边。试验进行了整整80人次。结果表明，在一个只有两个读者的空旷阅览室内，没有一个被试者容忍一个陌生人紧挨自己坐下。当研究人员坐到他们身边后，更多的人很快就默默地转移到远离侵犯者的位置坐下，有的人干脆明确表示：“你想干什么？”相反，在高峰时公共汽车里，陌生人紧紧相贴，也能够容忍。

从心理学的角度来讲，一个人对空间的需求欲望是有限的，当一个人的个人空间大于他所需要的范围时，他就会感到凄凉、孤独和寂寞；而当空间小于他所需要的范围时，或者当他的空间范围受到侵犯时，他就会产生焦虑和失控感。

(三)人际空间的意义

1. *人际空间的大小，反映了彼此关系的疏密程度* 人与人之间所保持的空间距离，直接反映着彼此接纳的水平。这一现象的揭示，是心理学家在人体语言学研究上的一个重要贡献。一个人的自我空间只允许在心理上建立了安全感，情感上已经接纳的人来分享。空间距离的接近与情感的接纳水平成正比例关系，情感上接纳水平越高，能够与他人分享的自我空间也越多，对空间距离接近的容忍性也越高。只有那些在情感上已经充分接纳的对象，如恋人之间、亲子之间，才能容忍长时间的身体接触，如果没有情感上的相应接纳，则任何人闯入一个人的自我空间，都会被认为是严重侵犯。

2. *理解人际空间，有助于人际交往* 人际空间的存在，本身就是一种人际关系的信号，它要求人们在交往沟通时互相理解对方的人际空间需要，承认并尊重别人合理的空间范围，避免对他人空间范围的侵犯。同时也要注意不要追求不合理的、过分的个人空间，以免给别人造成不便和麻烦。

(四)人际空间理论对护理工作的指导作用

在护理工作实践中，我们同样要注意个人空间范围的问题。当患者进入医院或某个卫生机构后，他们常常必须改变家庭提供给他们的空间范围，他们不得不在一个完全陌生的环境中住下，并要与一些完全陌生的人建立生活上的联系。医护人员可随意进入患者房间，走近他们的身边，他们还要接受许多检查和治疗护理，这些操作进一步缩小了患者空间范围的私人性，特别是在有许多病床的大病房，患者空间范围的私人性更小，可以说患者很少有属于自己的个人空间。这一切都使患者对医院生活感到厌倦。

作为医护人员，虽不能消除区域产生的这些问题，但可以采取一些方法帮助他们建立客观条件允许的新的个人空间，并协助减轻由于个人空间被侵入所造成的焦虑。

(1)给病人以尊重，使病人认识到医院里有属于他们个人的领域、物品和隐私权。

(2)病床与病床之间用屏风相隔，允许患者在个人领域内拥有一定的控制权，如床边物品的放置，门窗的开关等。

(3)给病人以信息说明，对直接或间接影响病人的一些操作给予必要的说明和解释。

(4)关注病人的隐私和需要，在进行检查治疗时，尽量避免暴露患者的身体，如进行导尿、灌肠等操作时，用布帘或屏风遮挡，使病人对不得已而侵犯其私人活动所产生的不适感降到最低限度。

二、人际距离与沟通

由于距离因素与沟通关系密切(见第二章第二节)，因此，在沟通交流时要注意运用合适的距离。美国心理学家霍尔(Hall)1959年在其经典著作《无声的语言》一书中，将人际沟通中关于距离的应用划分为以下四种。

(一)亲密距离

交流双方距离小于50cm，语义为“亲密、热烈”。一般只有感情非常亲密的双方才会允许彼此进入这个距离。在此距离谈话常是低声的，或者是耳语，话题往往非常私人性，而且也包括身体接触。因此这是一种知心密友、父母与子女之间或夫妻、情人之间关系的距离。如果不具备这种关系的人无缘无故进入这种距离，便会造成对“个人空间的侵犯”会使人十分不快。但有时因环境所迫，不得不进入这一距离，如在拥挤的车厢或电梯内，常常要与不相识、不亲密的人靠得很近，甚至紧贴着。此时便应采取“无视”态度，遵守几条不成文的规则：①不说话；②不与他人目光接触；③脸上无表情；④避免不必要的身体动作。否则便会被认为有失礼貌甚至是非礼行为。

在医疗护理工作中，某些护理操作必须进入亲密距离方能进行，如护理查体、口腔护理、皮肤护理等。此时应向患者解释或说明，使患者有所准备并配合，避免病人产生紧张不安或不适感。

在医院的环境设计中，也应考虑到患者的空间需要，否则，病人在原本陌生的环境中不能建立或保护自己的个人空间，心理压力会大大增加。比如，病房的床单位如紧挨在一起摆放，互不相识的病人坐在床边时脚碰脚，躺在床上时也会被另一个人的呼吸声扰得不能安睡；而当两个人目光相遇时，发现自己与别人挨得这么近躺着时，浑身会有说不出的不自在。合理的做法应该是，尽可能利用病房的空间，增加两张病床的距离。

(二)个人距离

指交流双方距离在0.5～1.2m，语义为"亲切、友好"。这也是比较亲近的交谈距离，适用于亲朋好友之间的交谈。在医疗护理工作中，护患交流，了解病情或向患者解释某项操作时，常采用这个距离，以表示关切、爱护，也便于患者能听得更清楚。这种距离使护患双方都感到自然舒适，又不至于产生某种程度的亲密感，所以，个人距离是护患交流的理想距离。

(三)社会距离

指交流双方距离在1.3～4m，语义为"庄重、严肃"。这是正式社交或公务活动中常用的距离。此时双方已从握手的距离拉开，唯一的接触是目光的接触。说话的音量中等或略响，以使对方听清楚为宜。

在医疗护理工作中，医护人员站在病房门口与患者说话或交代某事时，在查房中站着与患者对话时，常用此距离。医护人员一起工作时，如讨论病案，交接班，也常用此距离。

(四)公众距离

指交流双方距离在4m以外，语义为"公开、正式"。这是人们在较大的公共场合常保持的距离，常出现在作报告、发表学术演讲等场合。此时，一人面对多人讲话，声音响亮，非语言行为如手势、姿态也比较夸张。距离的加大使人们已不能用正常的说话语调来进行个人性质的谈话，同时也使视觉的精确性下降，因此这个距离不适合进行个人交谈沟通。

三、人际位置与沟通

人际空间不仅有远近距离之分，还有位置、方位、高低之分。

(一)人际位置与身份、地位有关

一个人在特定社会场合的空间位置，直接与其身份、地位相联系，并对人们的沟通发生深刻影响。领导者、长辈、重要人物，会自然地被安置于社交情境的重要位置，而其他人在目光和姿势上，会将这一位置当成特定的情境注意中心。社交场合越正式，人们的空间位置也就越严格。中国传统习俗很重视座次的安排，有时为了表示对一个人的恭敬和尊重，即使那个人没有到，也常空着那个位置，别人不去坐，这叫"虚席以待"。一个单位召开会议，领导者都有自己的特定位置，这些位置很少被其他人侵犯。照集体相时，身份高或年龄大的人要在前排中间就座，而其他人则要站在后排或两旁。在宴会或集会时，也总是把上首与下首、主位与客位分得很清楚。再盛大的宴会，人们也很容易从宴席的空间位置确认哪些人是重要人物。

(二)人际位置与沟通影响力有关

沟通中的空间位置不同，直接导致沟通者具有不同的沟通影响力。心理学家Taylor等在1975年发现，沟通情境中不同位置的作用是不一样的。有些位置对沟通的影响力较大，有些位置则影响力较小。而位居有利空间位置的人，会取得对其他人特殊的影响力。我们都有体会，同样一种发言，站到讲台上去讲，和站在讲台下随便讲所起的作用是不同的，高高的讲台本身就具有某种权威性。法官高坐审判台之上，显然对被审判者具有强大的威慑力量。在日常生活中，当我们坐着而别人站着对我们说话时，我们会感到一种莫名的压力。毫无疑问，在正式的社交情境中，优势空间位置所造成的沟通压力要远比非正式情境大。

(三)人际位置与沟通关系有关

在人际交往中,人们对位置的选择,常常与彼此间关系及沟通目的有关。之所以将人际空间又称为界域语,其含义也在于此。比如在办公桌前交谈的甲乙两人的位置见图5-1。

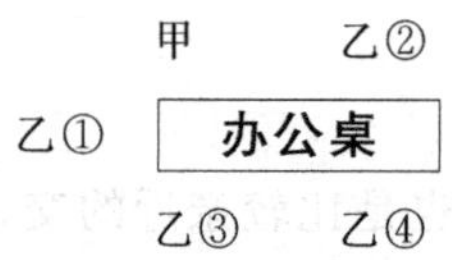

图 5-1 界域语

相对甲来说,乙①是社交位置,体现一种“诚恳、友好”的交谈气氛。坐在这个位置上,有利于观察对方的体态变化,从而把握谈话的主动权,无紧张感,一般找领导汇报工作,与患者交谈,乙①是最策略的选择。

乙②是友好位置,体现“亲切、信赖”的交谈氛围。这种位置最有利于合作,显示出双方意气相投、平等、亲密的关系。一般与员工谈心,征求意见等,这种形式有利于沟通。

乙③是竞争位置,同对方隔桌相望,会造成一种防范性的竞争气氛,一般用于谈判。

乙④是公共位置,双方之间无沟通的需要,一般在公共场合如饭店、图书馆、公园等场所,人们往往采用这种互不相关的位置就坐。

四、人际距离的正确运用

在人际交往中,要根据不同情况调节与沟通对象的距离。

(一)人际距离的调节

1. 根据交往对象调节　由于交往的对象不同,人与人之间距离也不一样。对自己的长辈,要主动亲近,距离可以缩短些,表示尊敬、亲切、体贴。对老朋友也可以亲近一些。在护理工作中,对获得性免疫缺陷病(艾滋病)、肝炎等传染病人,由于他们对自己的病情不了解,心理上感到压抑,护士与他们交谈时,千万不要把距离拉得太远,以免加重他们的心理负担;对儿童和孤独老年病人,缩短交谈距离有利于情感沟通;对有些敏感病人、异性病人,沟通层次较低的病人,人际距离应适当远些,给对方以足够的空间,否则对方会有不安全感。

2. 根据交际场合调节　在公共场合,一般情况下,私人空间要服从公共空间。有一段时间报纸上经常批评一些青年人在公共场所的不文明行为。有些青年在候车室或公园独占一条长椅,躺下睡觉,影响他人。这就是私人空间过多地占用了公共空间。在公共汽车上,心理空间的调节可以避免不必要的纠纷。另外,在公共场合下,别人在谈话时,不宜靠得太近,否则会引起他人不快。

3. 根据交际内容调节　一般来说,比较严肃的内容,人际距离要大些,比较轻松的内容,人际距离可以小些。比如开大会,台上台下要保持一段距离,可是自由活动时,距离可以缩短。如谈话内容有相当的隐秘性,则距离更近。在护理工作中,有时会遇到一些非常信赖你的病人或家属,说话时特别贴近你,这种超过一般个人距离的举动也许会让护士感到不适,但此时护士要考虑到这可能是不同地域或不同文化背景造成的,或许对方有不便大声说的话想对你说,因此,护士不可作出厌恶的表示,可以巧妙地调整这个距离,比如给他安排一个合适的椅子,请他坐下来慢慢谈。

生活是丰富多彩的,人与人的关系也是极为复杂的,不可能有统一固定的标准,在社会交际中,我们要善于因人、因地、因事适当加以调整。

(二)护理服务中的人际距离

在护理服务中,要为服务对象创造一个宽松、舒畅、安全的环境,并使其在享受医疗护理服务的过程中保持惬意的心情,护士必须注意与服务对象保持适当的人际距离。一般来讲,护理人员对于"人际距离"的正确运用大致可分为以下几种情况。

1. 服务距离　指护理人员与服务对象之间所保持的常规距离。主要适用于护理人员为服务对象提供直接服务时,距离以 0.5～1.5m 为宜。具体远近应视护理项目的具体情况而定。

2. 引导距离　指护理人员在为服务对象带路时彼此双方之间的距离。在引领时,要行进在服务对象左前方 1～1.5m,同时要注意侧面朝向对方,在交谈中合着对方的步调行走。

3. 展示距离　即护理人员需要在服务对象面前进行讲解或操作示范时的距离。如在康复训练指导中,护理人员对于康复设施的使用方法进行展示时,护士既要使服务对象看清自己的操作示范,又要防止对方对自己的操作示范有所妨碍,或遭到误伤。因此展示距离以 1～3m 为宜。

4. 待命距离　特指护理人员在服务对象尚未提出服务要求时,与服务对象保持的距离。在正常情况下,它应当是在 3m 之外。只要服务对象视线所及,可以看到自己即可。

【拓展阅读】

材料一:色彩的特征及象征意义

任何色彩都有自己的特征及象征意义。

红色——象征激情、热烈、奔放,给人以兴奋和快乐感。在我国,它也是一种幸福和胜利的象征。

黄色——象征希望、明丽、轻快,是非常活泼、引人注目的一种颜色。

橙色——象征快乐、热情、活泼,给人一种明快、富丽的感觉。

绿色——象征生命、新鲜、青春,给人以安定、舒适、凉爽的感觉。

深蓝色——象征自信、沉静、平稳、理智,但有时也会有一种冷峻的感觉。

浅蓝色——象征纯洁、清爽、文静,给人以安静、寒冷和智慧的感觉。

紫色——象征高贵、华丽、稳重、威严,蓝紫色给人以优雅、沉稳之感,但浓艳、刺眼的紫色又使人感到庸俗。

灰色——象征稳重和可靠,本身柔弱,但给人以平凡、朴实、沉静、雅致的感觉。

褐色——象征谦和、平静、亲切。

白色——象征纯洁、明亮、高雅,给以善良、高贵、圣洁之感。

黑色——象征神秘、悲哀、静寂,也可给人以庄重、干练、肃穆和洒脱的感觉。

材料二:服饰与性格

服装是反映人的性格的一面镜子,这主要是通过服装的色彩,其次是通过款式反映出来。对色彩的主观感受常因人的个性不同而不同。不同性格特征的人所偏爱的服装颜色各不相同。

活泼好动者偏爱明快艳丽的色彩,如橘黄色、砖红色等。

开朗热情的人喜欢单纯、亮度较强的颜色,而不太喜欢中性或含蓄的颜色。

比较自然潇洒的人喜欢亮度较高及比较果断的颜色,如大红、翠绿、明黄等。

朴素严谨的人喜欢低亮度的装束,如深灰、驼色或蓝色等。

孤僻沉静者偏爱庄重温和的色彩,如月白色。

安详好静的人偏爱浅色，如浅粉、藕荷色等。

理性较强的人喜欢对比色、条纹或规格的点状图案，如黑与白、红与白等。

反过来，不同的色彩又突出和强化了人的个性。

材料三：护患非语词沟通实例

某日，一名患急性胃肠炎的女病人被家人搀扶来到内科病房。在此之前，该科已接到电话通知，知道该病人马上就到。

病人入科，护士快步迎上前来，面带微笑，轻轻点了点头，说："您好，请跟我来。"然后与家人共同搀扶病人来到病室，安排好床位。

护士见患者表情痛苦，手按腹部，得知患者腹痛，护士蹲下身来，为患者脱掉鞋子，扶其上床，给患者盖好被子。此时，患者长出了一口气，以示轻松。

护士用手摸了摸患者额头，又用手触其腕部，测了脉搏，接着测了体温和血压。

护士的视线始终与患者接触，此时患者用手指了指桌上的水杯，还未等家属过来，护士已将水杯递到患者手里。患者面露感激，说："谢谢！"

护士向患者介绍了一些医院的基本情况，如医院的环境、卫生间的位置、医院的制度、每日护理时间、查房时间、探视时间等。当护士要离开病房时，患者扬手，以示再见。护士微笑点头致意，然后离去。

【思考与练习】

练习一

请读托尔斯泰《安娜卡列尼娜》一书。书中有个片断描写安娜和吉蒂在新年晚会上的着装。吉蒂为了参加这次晚会，提前准备了很长时间，连脚指甲涂什么颜色都细心思考过。可是当晚会上安娜只穿了一袭黑色天鹅绒晚礼服出场时，让花团锦簇的吉蒂无地自容。

请回答以下问题。

1. 书中吉蒂的着装方式在生活中经常可以看到，为什么这是一种不成功的着装？

2. 检查一下自己平日在各种场合下是如何选择服饰的？有没有也犯类似吉蒂的错误？

练习二

某护校毕业生小胡，在一次应聘时，专业考试成绩优秀，用人单位对其较扎实的专业基础基本满意。面试时，看到小胡头发染为淡黄色，穿一身紧身的时装，佩戴一条粗粗的珍珠项链，手上戴着一个方形大金戒指，决定不予聘用。

请回答以下问题。

1. 小胡在仪表服饰上犯了什么禁忌？

2. 护士在日常工作和生活中，着装应注意什么？

练习三

某医院到一所护校毕业生中招聘护士。一位身材修长、貌好、成绩优秀、表现佳的学生前来应聘。经面试后，感觉不错，决定录用她。但就在这位学生转身出门时，主考官忽然发现这位女生走路的姿势很难看，"内八字"脚很明显，考虑再三，决定放弃。

请回答以下问题。

1. 考官为什么对应聘者的走路姿势这么在乎？

2. 如何理解"慧于内而秀于外"这句话的意思？

练习四

某医疗器械厂要从外国引进大型输液管生产线，与客商谈判已结束，第二天将正式签订合同。恰巧在此期间，厂长陪客人到车间参观，随意向墙角吐了一口痰，然后用鞋底擦去。谁知这一口痰竟会吐掉一项基本谈成的项目。

请回答以下问题。

1. 医疗器械厂厂长的行为说明了什么？

2. 这个例子给我们什么启发？

【实践演练】

练习一　微笑训练

1. 眼睛笑容法　用一张厚纸遮挡眼睛下面，对着镜子，心里想着高兴的事，双唇闭合，鼓起面颊，嘴角两端做出微笑的口型，这时，一个自然的微笑在镜子里显现出来。然后，再放松面孔，眼睛恢复原样，但目光仍旧脉脉含笑，这就是眼睛笑容法。

2. 微笑基本法　基本特征是笑不露齿，尤其是不露出牙龈，嘴角的两端略提起；笑不出声，自觉控制发声器官，既不压抑喜悦，也不咧着嘴角嘻嘻哈哈地笑。

练习二　体态训练

学生分组，按照要领进行下列姿态动作的训练。

1. 立姿
2. 坐姿
3. 走姿
4. 蹲姿
5. 立姿书写
6. 坐姿书写
7. 端治疗盘
8. 持病历夹
9. 推治疗车
10. 下蹲拾物

【网上练习】

“不同文化背景下的非言语沟通方式”汇报会

分组上网查找资料，利用所得资料制作课件、幻灯或编排小品进行汇报，让全体同学分享网上资源。

第一组：衣着打扮、外表形态的文化差异。

第二组：目光与面部表情的文化差异。

第三组：手势语的文化差异。

第四组：身体行为（坐、站、行、蹲）的文化差异。

第五组：时间与空间利用方式的文化差异。

【课堂游戏】

“手足无措”

1. 学习目标

(1)学习运用非语言渠道传递信息。

(2)练习解读别人的肢体语言。

2. 游戏过程

(1)每组选2名组员参与。

(2)一名组员面向大家,另一名背向大家并在整个过程中不得回头。

(3)助教站在背向大家的组员身后,向面向大家的组员依次展开词条。

(4)面向大家的组员以肢体语言表现出词条的内容,以便让背向大家的组员猜出词条。

(5)自助教展开第一条词条开始计时,每三条词为一组,每组时间为5分钟,以在规定时间内全部猜出词条为获胜。

(史瑞芬　曾丽芳)

第六章　护士的书面语言沟通

教学目标

1. 说出护理书面语言沟通的含义及行为方式。
2. 举例说明书面语言沟通在护理工作中的应用。
3. 阐述护理书面语言的特点及写作要求。
4. 纠正护理文件书写中常见的语言错误。

【关键概念】

书面语言，护理记录，护理论文，医学术语。

【导读提示】

21世纪，一个机遇与挑战同在、希望与发展共存的世纪。书面语言作为交往的手段、信息的载体、管理的工具，在改革开放的大舞台上显现出超凡的活力与功用，也成为护理工作的重要工具。

然而，有关知识和技能的培训却未受到足够重视，“人像研究生，文像中学生，字像小学生”的现象竟然比比皆是！护理专业也不例外，由于没有进行相关培训，不少护理人员“拿笔兴叹”“望文生畏”。

本章虽然只对护士的书面语言沟通做了简略介绍，但它有助于护士对书面语言的有效驾驭，它必将让我们拥有更充实的职业生涯，走向更广阔的生命空间。

本章的重点及难点是护理书面语言的写作特点及缺陷矫正。

第一节　书面语言沟通在护理工作中的运用

“说出的话会飞掉，写下的东西留下来。”

博尔赫斯

书面语言沟通在人际沟通中占有十分重要的地位。人际沟通可分为语词性沟通和非语词性沟通，在语词性沟通中，又分为口头语言沟通和书面语言沟通两个种类。本教材第四章介绍的交谈属于口头语言（有声语言）的直接沟通。而书面语言是用来标记有声语言的一种文字符号形式，是对有声语言的一种从“可听性”向“可视性”的延伸和扩大。在间接交往中，一般多采用书面语言进行沟通。书面语言不仅能使个人获得他人的知识经验，而且扩大了人们交流的范围，能帮助人们更全面地了解和认识世界。

在人际交往活动中，书面语言虽然不及交谈直截了当，简便易行，但是利用书写和阅读进行沟通可以不受时间和空间的条件限制，书写时可以充分考虑语词选择的恰当性，斟字酌句，能更为详尽地、准确地表达叙述者的意见和情感；另外，由于书面语言保存时间长，可广泛而永久地流传。

一般的基础性的书面语言沟通（读和写）在小学、中学的语文课中已有较充分的教学和训练，本章主要介绍书面语言沟通在护理专业中的运用。

一、护理书面语言沟通的含义

护理书面语言是护理人员在护理过程中所书写的文字形式，它应用于护理工作的各个环节，包括病室报告、各种护理病历及护理记录等，是护理工作不可缺少的重要的沟通方式。随着医学模式的转变，护理职能在扩大和延伸，临床护理逐步由以疾病为中心的功能制护理向以病人为中心的整体护理过渡，这就要求护理人员除了掌握护理基础理论和技术外，还要熟练地运用书面语言沟通技巧。护士借助书面语言的沟通手段，可以有效地收集病人的相关资料，制订护理计划，并完成有关医疗文件的整理工作。通过书面语言沟通，可能建立良好的护患关系、医护关系、护际关系。因此，它是护理工作应用广泛的沟通方式，已日益成为提高护理整体水平，发展护理科学的重要手段。

> **知识库**
>
> **人类书面语言传播的基本过程**
>
> 传播学的奠基人之一拉斯韦尔，曾经用五个W表述人类书面语言传播的基本过程。他说："说明传播行为的一个简便方法就是回答下列问题：谁传播(Who)？传播什么(Say What)？通过什么渠道(In Which Channel)？向谁传播(To Whom)？有什么效果(With What Effect)？"

二、书面语言沟通的行为方式

书面语言沟通的信息载体是文字、符号、图画等，信息的发出者是写作人，接收者是阅读人。因此，书写和阅读是书面语言沟通的两种主要行为方式。

(一)书写

使用文字符号将需要表达的内容、意见记录下来。它是根据护理工作需要而产生的具有特殊格式的有关书面记录，是护士处理日常事务、解决问题、互通信息的一种行为方式。它不受时间和空间的限制，描述详细、精确、丰富，达到沟通的目的。在护理工作中，护士书写的护理记录是整个病历的一部分，是有关病人的病情和护理工作内容的记载。

目前，计算机已在护理工作中广泛应用，许多护理人员已经能够使用计算机完成各种护理记录，有些医院还建立了以护理程序为框架的计算机信息系统模型，实现了护理记录规范化、表格化、自动化、智能化，大大提高了护理工作的效率。

(二)阅读

通过阅读文字符号学习他人的知识和经验，理解他人的情感和意见，达到沟通的目的。培养和提高阅读能力是强化人际沟通的重要渠道。护士通过阅读病历、护理记录等可获得病人的间接资料。

三、护理书面语言的种类

1860年南丁格尔创办了正式的护士学校，建立了较为完善的护理工作制度和护理记录制度，使护理书面语言得以规范化。100多年来，护理书面语言的应用不断扩大，在临床护理工作中，信息的交流与储存已由口传心记到形诸笔端；由简单的“见闻式”记录到综合运用临床医学、基础医学、预防医学、社会医学、心理学、管理学等多方面知识，进行分析评价、制订护理计划。一方面，许多护理书面记录已形成固定的格式；另一方面，护理记录的形式和内容也在不断更新，这既是护理学科向纵深发展的反映，又反过来推动着护理科学的进步。

在护理工作中，书面语言可用于护患交流过程和医护人员内部交流过程。用于护患交流过程的书面语言常见于一些健康宣传资料和指导性文字，例如《标准健康教育计划》、《病人出入院须知》等，此类语言应力求准确、通俗、精练，以帮助读者迅速掌握内容要点。用于医护人员内部交流过程的书面语言，主要是用在护理文件记录方面。根据其内容和特点可划分为以下三种类型。

（一）护理记录

护理记录是以文字或图表形式反映护理工作情况的书面记录，是使用频率最高的一种护理书面语言。护理记录不仅反映了护理工作的内涵，更显示了护理专业的价值。

1. *护理表格*　运用符号和词组在固定的表格中填写的护理记录叫做护理表格，包括体温单、医嘱单、治疗单、服药单、处置单、饮食单、床头卡、各项检查申请单、各种报表等。护理表格简明实用，在临床护理工作中应用广泛。填写时要求做到字迹清楚、项目齐全、准确及时、反复核对。

2. *一般护理记录*　以扼要的文字为主要表达方式所书写的常用护理文件叫做一般护理记录，包括病室报告、整体护理病历、特别护理记录、护理计划、健康教育处方等。这些记录也常采用表格的形式，但书写的内容以完整的句子表述，有的还扩展为段落。一般护理记录在临床护理工作中也经常使用。其书写要求是文字简练、重点突出、内容连贯、前后呼应。护理记录反映了病人的病情发展、恢复，同时也反映了护理人员的文化素养、思维方法、知识范围、工作能力等。

（二）护理管理应用文

护理管理应用文是各级护理管理工作者在处理各种公事中应用的文体，除了具有应用文共同的功能和作用外，还具有专业的特色和个性。其内容是紧紧围绕护理专业，以传达和贯彻上级的方针政策，联系和处理各级机关、部门的行政事务，在上情下达、下情上达，以及在部门、单位之间互通情况，及时总结和交流经验教训等方面能发挥极为重要的作用。常用的护理管理应用文包括护理工作计划、总结、规章制度、调查报告、请示报告、措施、通知等。其常用格式是在实际使用中，按需要和约定俗成的习惯逐渐形成和相对固定下来的。

（三）护理论文

护理论文，是以说明和议论为主要表现形式，以护理学及相关学科的理论为指导，经过科研设计、实验、观察，取得第一手资料，再经归纳分析及必要的统计学处理，而撰写成的护理科技作品。目前有些护理学术刊物发表或学术会议交流的文章，不一定符合上述严格的概念，如护理体会、个案报告、护理管理工作经验等，这些文章虽在内容与表现形式上与严格的护理论文有所区别，但同样具有学术价值。

四、护理书面语言沟通的作用

（一）在临床护理中的作用

通过书面语言的记录，可以保证各类信息完整、清晰地储存起来。因为书面语言突破了时空条件的限制，可以在更大程度上扩大语言作为人际沟通的能力。例如临床护理记录、入院评估等护理文书，可以为不同班次的医护人员真实而及时地反映病人的全面情况，使非当班的医护人员都能不受时间限制地阅读了解病情的发展变化和治疗护理效果。

典型案例

护理记录非小事

某院一头痛病人，由亲属代诉其抽搐，小便失禁，短暂意识丧失，护士在写护理记录中漏记短暂意识丧失，下一班护士在接班后从病历上未获取意识障碍信息，未查看瞳孔及对光反射，当病人再出现突发意识丧失时，来不及采取急救措施而死亡。这是因病历记录失误导致贻误抢救时机而造成病人死亡的典型案例。

护理文件的书写，应包括护理的全过程。然而现在资料不全的现象比较普遍，影响了护理行为。如“过敏史”一栏，往往漏填或填写不清楚，因此引起过敏性反应甚至死亡的病例并不罕见。在护理病程记录上应体现整体性、连续性、科学性、真实性。医护人员应以极端负责的工作态度，认真、及时、客观地进行记录；在记录中应用医学术语，简明扼要，字迹清楚。尤其在抢救危重病人时，时间紧、病情重，往往先抢救病人再进行记录，这样容易在时间、用药、病情变化等记录上造成一些误差，不能准确反映用药后病情变化，给病情转归估计带来困难。

（二）在科研中的作用

护理科学的发展，离不开临床工作的总结。临床工作的总结又来源于医疗护理文件，有了大量的临床资料、数据，才能用科学方法归纳、整理，得出统计数字，真实、科学地反映疾病护理的共性与特性。许多护理文件真实地反映了病情和治疗护理的经过，为有志于护理科研的护理人员提供了广阔的思路，为护理科研提供了基本的临床资料。各种护理论文更是护理临床实践的直接成果和总结，对推动学术交流，促进护理科学的发展起到重要作用。

（三）在教学中的作用

由于护理文书完整地反映了护理活动过程，因而是临床教学的理想教材，从中可以学到许多在学校里学不到的知识和经验。护理教学时，教师可以从中选取各种典型生动的临床案例，以激发学生的学习兴趣，促进理论与实践的结合。

（四）在法律中的作用

由于书面语言可以较好地记录当时的情况并能保存下来，不失真，因而医疗护理文件一般都具有法律效力，是重要的司法证明文件，它能提供诊疗技术过程中行为、态度、能力等情况，通过分析医疗护理文件书写情况可以了解医护人员工作责任心、技术水平、医院规章制度及实施情况。特别是出现医疗纠纷时，护理记录等原始资料便是医疗事故鉴定中审查医疗行为和医疗过程有无过失的客观证据。如果医务人员有触犯刑法的行为，将受到法律的制裁和行政处分，从而促使医护人员以高尚的医德，认真负责的工作态度，精益求精的技术水平去为病人解除痛苦。同样，从医疗护理文件分析，也可以做到如果治疗中出现一些意想不到的情况，但医务人员已尽职尽责，严格按照规章制度办事，及时给予医护人员一个公正的结论。

（五）在管理中的作用

护理文书清晰全面地展示了写作者的思维过程、工作态度、工作方法、工作内容，不仅可以反映出护士的工作质量，而且可以体现他们的专业技术水平。因此护理文书既可作为管理者考核评价护理人员工作业绩和水平的基本依据，也可作为考核和评价医院护理工作质量和管理水平的参考资料。

第二节　护理书面语言的写作特点及缺陷矫正

“虽然数千年来，中国的各地方言繁杂不堪，但书面语言（文字）却高度的统一。这也是中国在古代社会能够维持大一统的最主要和最重要的条件之一。”

——南怀瑾《亦新亦旧的一代》

护理工作中的书面语言沟通，有着明显的语言特征，尽管如此，它却不是什么独立的语言，而只是在全民语言中的某些材料和表现方法上，发生了适合于护理工作要求的功能分化。

一、护理书面语言的写作特点

（一）科学性、实用性

任何护理应用文的写作，科学性都十分重要，这是由于护理科学的本质属性所决定的。护士不能凭想象、猜测去书写，要以严肃的态度、严谨的学风和严密的方法，以科学求实的态度对待写作，不搞主观臆断，不能先入为主，不以个人的意向进行取舍。因为护理文件写作中的任何错漏，轻者可能引起病人不必要的痛苦，重者可能致伤致残危及病人生命。如护士在转抄医嘱中将药名或剂量写错，就非同小可，这是人人皆知的。

护理书面语言沟通以实用为目的，这是由护理临床实践本身的特点决定的。目前在临床护理工作的各个环节，几乎都离不开书写。这种本质上的实用性决定了护理书面语言沟通力求确切、简洁，不仅不追求而且排斥语言的艺术化，一般只用叙述、说明、议论的手法。在内容上要求绝对真实、客观平实，不可凭主观虚构。与此同时，由于科学性的要求，语言的准确和严密构成了语言表达上的高度规范性，不使用变异性、情感性词语，表达形式要求相对固定。

（二）大量运用医学术语、缩略语

医学术语是医学语体中运用词语手段的最重要组成部分，护理书面语言中大量使用医学术语，体现出护理学科的特点。

例：①描述意识状态：意识模糊、谵妄、嗜睡、昏迷；②描述姿势步态：蹒跚步态、共济失调步态、慌张步态、跨越步态等。这些术语在表意上有高度的精确性，这些术语又是高度抽象化的，结构紧凑，可避免使用普通词语描述科学对象所出现的概念不准确、语言冗长累赘的毛病。

在护理书面语言中，广泛地运用术语的缩略、简称形式和代表符号。缩略和简称是在不改变原词语（术语）意义的条件下对原词语的一种“节缩”形式；而符号则是词语的一种替代物。

> **典型案例**
>
> **运用医学术语书写护理病历范例**
>
> 刘一，女，8个月，因腹泻、呕吐逐渐加重4天入院。其母代述喝过不新鲜牛奶。大便呈蛋花汤样，量多，腥臭，近2天每日腹泻8次以上。烦躁、无尿已8小时。体检：体温38.1℃，脉搏细弱，128次/分，呼吸深快，48次/分。精神萎靡，面色苍白，皮肤干燥，弹性差。唇呈樱红色。方颅、前囟凹，眼窝凹陷。

例：局麻（局部麻醉），补液（补充液体），静滴（静脉滴注），乙肝（乙型肝炎），冠心病（冠状动脉粥样硬化性心脏病），房颤（心房颤动），流脑（流行性脑脊髓膜炎），宫缩（子宫收缩），顺产（顺利分娩),人流(人工流产);U(国际单位),ECG(心电图),qod(隔日一次),qn(每晚一次)……

(三)语义确切、表意专一

医学术语基本上都是单义性的,严格的单义性是护理书面语言运用语词时最重要的原则。语词的单义性主要是指在某个特定的科学范畴的语词系统中,语词所代表的概念严格限定,表意专一而稳定。如果在护理书面语言中运用多义词,就会造成所代表概念不确定和表意不明确,这是应该尽量避免的。所以在护理书面语言中即使使用一般词,也往往抛弃其转义,只使用其本义,以求表达确切,护理病历的撰写中一般不使用带有感情色彩的词语,而多使用中性词。

例:护理病历记录:"术后第三天,精神佳,体温正常。"

"精神"的基本意义:人的意识、思维活动、一般心理状态及表现出来的活力。引申义为宗旨、中心意思,如"会议精神";思想境界,如"集体主义精神"。护理记录正是在基本意义上来使用"精神"一词的,阅读者都不会将"精神佳"误解为"思想境界好"。

(四)句型简练、陈述简洁

护理书面语言,特别是护理病历记录,大多以描绘、陈述病人的症状和体征为主,以病情为依据安排语序,多用短句,几乎不用关联词语,层次结构一般不复杂。

从句型看,多用主谓句。①名词性谓语句,"腹部肿块";②动词性谓语句,"静脉曲张";③形容词性谓语句,"神志清楚""面色苍白";④主谓谓语句,"患者体位舒适"。

例:护理体检记录:神志不清,体温 39.8℃,呼吸浅快,30 次/分,心率 128 次/分,律齐,咽充血,可闻及痰鸣音,腹软。

上述语句的句式简短,有二字句,如律齐、腹软;有三字句,如咽充血;有四字句,如神志不清,它的每一语句都是主谓结构,主语说出事物对象的名称,谓语表达这一事物对象的状态。这种句式对于护理体检的记录十分合适。体检的每一项目名称一律都出现在主语的位置,表述体征的词语作为谓语,紧跟着各自的主语,项目与项目之间的界限明显。

护理记录在不影响表意明确的前提下,常依赖承上启下的语境进行省略,这就使护理书面语言具备简洁的特征。

例:病室交班报告;19:00 患者体温 39.9℃,给予酒精擦浴,头部冰敷。

因为是处于病人高热这一特定的、具体的语言环境里,因而这句话的陈述对象便是确定无疑的,也就是说,是谁给谁进行酒精擦浴、冰敷是不言自明的,所以省略了主语。

护理书面语言除了普遍存在省略语、缩写词外,其行文的简洁还表现在使用古代汉语的单音节词代替现代汉语的双音节词。

例:慢性病容,神清合作,无发绀,余未见异常。"容",面容;"神",神志;"无",没有;"余",其余。另外常见的还有:食欲<u>如常</u>,如同往常;<u>时有</u>抽搐,时常;<u>继而</u>咯血,接着,就;<u>故予</u>特护,所以给予……运用这些词语使护理书面语言的表达简洁、庄重。

(五)语言平实、客观真实

护理书面语言一般不用具有描绘性、形象性和感情色彩的词语。如"大出血病人来势凶猛","血液川流不息地在全身奔流"。"来势凶猛""川流不息"都具有描绘性和形象性,一般不用于护理书面语言中。平实的语言和真实的描述,显示出护理人员专业写作的客观、冷静、公正的特点。但是,这并不意味着护理人员的书面语言绝对没有比喻。有的概念本身就是比喻性的,例如"果酱样便""柏油样便""烂苹果味""大蒜味",这些修饰性词语鲜明地显示出不同疾病患者的粪便性状和呼吸的特点，具有直观的感觉形象色彩，但这只是命名时的固有比喻，而不是叙述上的比喻。

二、护理书面语言沟通的常见缺陷及矫正

各种护理书面记录的内容格式在基础护理及各专科护理课程中都有介绍和说明。本节只对书面语言表述中常见缺陷做一些归纳分析，并提出矫正的建议和方法。

(一)书写内容方面的缺陷

1. 内容遗漏、缺如或空洞　这是十分常见的问题，如“手术尚顺利”，有何不顺利未作记录；“本班出血量多”，到底出血多少不清楚；“患儿腹泻7次，精神欠佳”，腹泻的量、粪便的性

知识库

护理书面语言与文学写作比较

	文学写作	护理书面语言
目的	为了审美，强调艺术性	为了实用，强调工具性
表达	根据需要可运用一切手法	只用叙述、说明、议论的手法
思维	以形象思维为主	以逻辑思维为主
材料	要求艺术真实，凭主观虚构	要求绝对真实、客观平实
词语	变异性、情境性	规范性、科学性
读者	不固定	定向
形式	不断突破和创新	要求相对固定
描述	曲笔	直笔

状、患儿的精神状况差到什么程度均未描述；“自诉腹胀，未作何处理”，究竟是何原因引起腹胀，是否确有腹胀的体征，应进行护理体检核实分析；在护理记录上还常可看到千篇一律的“饮食不好，睡眠尚可，精神欠佳，病情无特殊变化”等套话，这样的记录没有什么参考价值。其主要原因是护士工作不深入，观察不细，加之业务水平不高，对各类病人应观察什么、记录什么心中无数。因此书写护理记录时无内容可记，将护理记录写成流水账。

在书写整体护理病历时，常常遗漏对精神、情绪等心理状态的记录，究其原因，护士仍受旧的生物医学模式影响，观察多注重躯体、局部的病变，而对心理状态的变化、家庭社会因素的影响等关注不够，加之缺乏心理社会评估知识和护理技巧，进行身心护理的措施也不具体，因此出现在护理记录上只见病不见人的现象，影响了护理质量和效果。

2. 重点不突出　观察和记录抓不住主要症状和特征。如冠心病病人步行入科，记录内容为“神志清楚，精神差，心律齐，睡眠尚可，自动体位，受压部位皮肤完好……”该病人既然是步行入科、神志清楚、自动体位，就不存在皮肤受压造成压疮问题，有关这方面的记录显然是多余的，应重点记录与心脏疾病有关的病情。冗长的记录不仅使书写者费工费力，看的人也费时费神，同时，因重点不突出，有时会给人以错觉，延误病人的抢救和治疗。要做到记录简练，护士

需要对大量的原始材料进行归纳整理，择其要者而录之，而不能有闻必录。

3. 内容不连贯　各班次记录内容前后无衔接，缺乏连贯性，看不出病情发展的趋势和转归，甚至前后自相矛盾，不符合发展规律。如一胸外科手术后病人，白班护士记录“神志清楚，呼吸平稳，胸腔引流管通畅”，夜班护士记录“患者处于昏迷状态，呼吸急促”，看不出病人病情恶化的时间及变化过程。护理记录的作用和价值无法体现出来。

(二)字词书写方面的缺陷

资料库

护理书面语言的常见错别字*

瓣(办)膜	蛋(旦)白
腹(肤)腔	浸(侵)润
解(介)决	弛(驰)缓
担(单)架	整(正)理
烦躁(燥)	末梢(稍)
副(付)作用	针灸(炙)
年龄(令)	亚甲蓝(兰)
石蜡(腊)	氯霉(梅)素
预(予)防	圆(园)形
痊(全)愈	覆(复)盖
阑(兰)尾	神经(精)病
脉搏(博)短绌(拙)	
体格(骼)检查	
阿司(斯)匹林	
畸(奇)形	松弛(驰)
暴(爆)发	瘢(斑)痕
横膈(隔)	化脓(浓)
套叠(迭)	舞(午)蹈病
蒸馏(溜)水	坐(座)标
艾(爱)滋病	

*. 括号内为错别字

1. 自创简化字、滥用代用字　在护理文件书写和论文写作等无声语言沟通中，用字不规范的现象存在较为普遍，错别字多，异体字多。例如把“青霉素”写成“青枚素”，把“阑尾炎”写成“兰尾炎”，把“帮助”写成“邦助”，把“瓣膜”写成“办膜”，把“畸形”写成“奇形”，把“预防”写成“予防”等。

2. 医学术语使用不当　少数护士医学术语使用不熟练，如在记录中出现“咳嗽厉害”、“饮食不好”、“心里不好受”、“输液部位鼓包”等口语、土话；又如有的护士把“体温不升”记为“测不出体温”，把“踝关节扭伤”记为“崴了脚”等。

3. 乱用简称、符号　在护理记录中乱用简称的毛病时有出现，如把“低分子右旋糖酐”写成“低右”，把“胸廓对称”写成“胸称”，用“白C”代替“白细胞”，用“肺A”代替“肺动脉”，用“吸O_2”代替“吸氧”等。

在数字的使用上，汉字数字与阿拉伯数字混用，很不统一。如“2001年8月7日”写成“01年八月7日”，“星期二”写成“星期2”。

(三)语法修辞方面的缺陷

1. 主语偷换　在现代汉语中，某些句子成分(主语、宾语)的省略比较多见，在护理记录时，护士、医生、患者等行为主体被省略的情况极为普遍，往往容易造成行为主体不明的错误，如一个句子有多个词语来记录一件事情，而前后主语不一致。

例：“遵医嘱吸氧”。

“遵医嘱”的行为主体是护士，“吸氧”的行为主体是患者，句中两个主语被省略，从字面上看，吸氧就不是患者，而是护士自己了。应改为“遵医嘱给患者吸氧”。

例：“出汗后给患者更换衣服”。

“出汗”状态的主体是患者，而“给患者更换衣服”的行为主体则是护士，两个主语均被省略，在语法上是不符合规范的。应改为“及时给出汗后的患者更换衣服”。

2. 搭配不当　搭配不当是护士书面语言中常见的缺陷，多属于逻辑上的不合理，部分是语意不合适或语法结构不当。

例：“患者尾骶部的创面逐渐恢复”。

这句话主谓搭配不当。“恢复”有“还原”的意思，“病好了”只能说“健康恢复了”，不能说“病恢复了”。“创面”只能“愈合”，不能“恢复”。因此，本句可改为“患者尾骶部的创面逐渐愈合”。

例：“评估患者咽部不适与口腔黏膜的状况。”

“咽部不适”与“状况”不宜搭配，本句改为“评估患者咽部不适的程度及口腔黏膜的状况”便可以了。“不适”与“程度”可以搭配。

例：“指导患者进行有效咳嗽的技巧。”

“进行……的技巧”搭配不当。“技巧”可以“掌握”，不能“进行”。本句改为“指导患者掌握有效咳嗽的技巧。”

3. 语序不当　句子的各种附加成分必须按照语法要求放在合适的位置，否则有可能产生歧义。

例：“大量事实证明，这种疗法不失为一种好的治疗压疮的方法”。如改为“这种疗法不失为一种治疗压疮的好方法”就顺畅多了。

例：“仅创面见少许脓性分泌物。”句中“见”是谓语，“创面”实际上应该是宾语，“见”应放在“创面”前面。

(四)缺陷矫正要点

1. 要有强烈的责任感和敏锐的观察力　护理人员身系病人的安危，必须有高度的责任感。如果护理人员对病人痛苦、生命安危麻木不仁，对工作不负责任，那么，所做的记录必然是言之无物，而且失真、失实。这样的护士不仅写不好护理记录，而且为护理专业的职业道德所不容。

要写好护理记录，还必须有敏锐的观察力，只有通过不断学习，努力提高自己的理论知识水平和技术操作能力，才能观察得法、处理得当、记录得体。观察病情是护士的基本功，也是护理记录素材的主要来源。对病情的观察应有计划、有步骤、有重点、全面、细致、及时，除抢救的危重病人外，观察要按预定的程序进行，不漏掉每一个观察项目，不放过每一个症状和体征，不错过每一次观察和时机。只有这样，才能及时发现病情的细微变化，预测病情的发展趋势，确定护理记录的书写内容及其重点。

2. 记录要重点突出、详略得当、前后连贯　所谓重点突出、详略得当，从宏观上要求对护理对象的病情变化、护理工作重点做详细、清楚的交代，次要的则省略书写，使记录的篇幅不长，但重点突出，各项问题无遗漏。从微观上则要求对每个病人的情况能抓住本质性的情况进行记录交代。这就要求护士不仅能深入细致地观察，而且要有一定的业务水平，特别是要熟悉常见病的主要症状和疾病发展的特点，才能有重点进行记录。

目前各医院的护理记录，主要是由值班护士轮流书写的，容易出现前后脱节、甚至前后矛盾的情况。因此，护士应注意到这一问题的重要性，在记录病人病情发展的过程时，应将发生变化的时间、症状体征、如何演变、采取了哪些治疗和护理措施、效果如何等，连续完整地记录下来，而不是断断续续、支离破碎的记录。否则记录将流于形式，使记录失去了真正的价值和作用。

3. 要注意记录病人的身心整体状态　新的医学模式要求护理记录连续地、全面地、动态地观察和记录病人在住院期间的整个身心状态，护士应改变过去只注重记录躯体疾病变化而忽视心理、社会因素对人产生影响的倾向。开展整体护理要求护理记录应从以下几方面进行了解、观察和记录。

(1)心理活动：应了解记录病人在想什么？如病人食欲差，应了解分析食欲差的原因，是病理生理的因素，还是因为担心疾病预后、担心医疗费用、挂念家事等原因影响食欲。护士应将这些情况记录下来，以便针对原因进行心理护理。如某病人家庭经济负担很重，住院后因担心无法支付医疗费用而拒医拒药，而护士在护理记录中写了“T、P、R、BP 正常，病情稳定，无特殊变化。”致使这一问题未能得到及时解决。

(2)病人对疾病的认识及社会支持系统对病人的影响：如一位患空洞型肺结核的病人，刚入院时认为自己的病虽属传染病，但不是绝症，是可治愈的。但由于家属及同事怕传染，嫌弃他，住院后几乎没有人来看望他，他失望了，改变了原来的看法，认为得肺结核还不如得绝症，生不如死，情绪极度低落。护士了解到这一情况后在护理病历上作了详细记录，各班护士在加强观察护理的同时，都注意对其进行疏导安慰，使他端正了对疾病的认识，树立起战胜疾病的信心。

4. 重视书写规范化和医学术语的使用　护理用文的写作，虽不要求像文艺作品那样用许多形容词、副词去修饰塑造艺术形象，但这不等于护理应用文就不需要在文字上下工夫。相反，护理应用文很讲究语法修辞，目的是能科学而客观地反映事物真相，务求语句通顺、语义准确、语法规范，这样才能准确传递信息。因此，护士应加强语言文字修养，手头应常备一本新出版的字典或词典，以便随时查正用字，简化字应严格按照国家语言文字工作委员会于 1986 年重新公布的《简化字总表》规范地简化。关于数字的使用，应按照国家语言文字工作委员会等单位公布的《关于出版物上数字用法规定》执行。关于医学名词术语的使用，应符合全国自然科学名词审定委员会公布、并由科学出版社陆续出版的《医学名词》《生理学名词》《人体解剖学名词》等工具书的统一标准，对于已有通用简称的名词(如“甲肝”、“流脑”等)在一篇文章中首次使用时宜用全称，并在括号内注明简称，后面再使用该词时便可用简称。在临床护理记录中一般少用简称。

【拓展阅读】

“博士”寻驴

从前，有一位老先生，号称学富五车、才高八斗，方圆百十里地享有很高的声望，人称“博士”。这一天，家人来向他报告：家里一头最精壮的黑驴莫名其妙地丢失了，博士想写个寻驴启事，也许还能找回来呢！于是磨墨铺纸，提笔运腕，一张寻驴启事一气呵成，墨迹未干就赶紧让家人拿出去，张贴在闹市口了。

可是，几天过去了，一点消息也没有，博士决定亲自看一看。来到闹市口，自己写的启事还在，还真有不少人在围观，博士心下得意，混入人群。只听得有好事者正摇头晃脑地给大家念着：“……我中华古国、历史悠久，文化灿烂、民风淳朴、文明教化……盘古开天……唐宗……宋祖……”“什么嘛！什么嘛！”“什么意思！瞎耽误工夫！”围观的人没等好事者念完，就已不耐烦地四下散去。原来,“博士”真不愧为博士,一个寻驴启事洋洋洒洒上万字下来,还没提到一个驴字,难怪他等了好几天没有任何消息呢!原来大家还没等他讲到驴就早已不耐烦读下去了!

【思考与练习】

练习一

改正下列词语中的错别字。

班点　色采　球旦白　参予　操作训炼　愈后不良　空气干躁　午蹈病　介决问题　付作用　皮肤搔痒　年令　予防针　委缩　心理咨讯　正理床铺　化浓性炎症　神经末稍　脉博　烦燥不安　加强营理　急性兰尾炎

练习二

下列语句如有不妥,请改正。

1. 尿潴留者遵医嘱给予留置导尿。

2. ……继而发生呕吐、腹泻、瞳孔缩小、视物模糊等症状。

3. 患者应多下床活动,以利疾病的早日康复。

4. 在护士的鼓励下,增强了他战胜疾病的信心。

5. 病区内的设备和护理水平都提高了。

6. 取血标本时患者避开心绞痛发作期。

7. 病室内要保持空气流通、温度适宜和卧位舒适。

8. 经检查,病房中床单平整、地面清洁、衣裤整洁、护理操作熟练、轻柔,患者很满意。

练习三

试描述一个你见过的患病的面孔和表情。

练习四

32岁的林女士入院行阑尾炎手术,她的病情并不重,但她从未住过院,她可能会有怎样的心理反应呢?你将如何去和她交谈?怎样记录呢?

【网上练习】

在班级共享的QQ群上,围绕“护理与写作”这一主题,每人用网名发表一篇小短文,然后评选出优秀短文。

【课堂游戏】

“连字成句”

1. 学习目标　练习汉语言文字的正确运用。

2. 游戏过程

(1)将学生分组,每组人数若干。小组合作,但小组内事先不能讨论。

(2)每人依次上台写一个字,最末一个人可写几个字,连成一句意思完整、表达清楚的话。

(3)要求语句通顺、具体、生动,与护理专业有关。

(4)游戏限时2分钟,超时的小组被淘汰,评出优胜组。

(黄谨耘　潘　颖)

第七章　护士的沟通礼仪

教学目标

1. 说出礼仪的概念、内涵与特点。
2. 阐述护士在护理实践和社会活动中应遵循的各种礼仪规范。
3. 简述求职应聘和涉外护理中的礼仪要求。

【关键概念】

礼仪、礼貌、礼节、致意礼、称谓礼、介绍礼、位次礼。

【导读提示】

走进新时代，我们的祖国在全球化的大背景下阔步前进：经济建设日新月异，内外往来日益增多，新朋老友互动频繁。然而，蓦然回首，我们突然发现，一个号称"礼仪之邦"的文明古国，却逐渐丧失文明优势，一些人竟然把粗野当豪情，把失礼当朴素，把无知当率真。护理工作中的礼仪也少有人提及。

人无礼不生，事无礼不成，国无礼不宁。现代文明程度的提高，呼唤着泱泱大国的气度和风采；人际交往的扩展，期盼着"礼仪之邦"的回归。

了解和熟悉人际交往中的礼仪规则，学习和践行中外礼仪，不仅是护理工作的需要，也是提升护理人员自身素质的需要。

本章的重点是护理职业交往礼仪；难点是求职应聘礼仪和涉外礼仪。

第一节　礼 仪 概 论

"国尚礼则国昌，家尚礼则家大，身尚礼则身正，心尚礼则心泰。"

——颜　元

礼仪是人类社会为维系社会正常生活而共同遵循的最简单、最起码的道德行为规范。它属于道德体系中的社会公德内容，是人们在长期共同生活和相互交往中逐渐形成的，并以风俗、习惯和传统等形式固定下来。

对于社会来说，礼仪是精神文明建设的重要组成部分，是社会的文明程度、道德和生活习俗的反映。对于护士个人来说，礼仪是思想水平、文化修养、交际能力的外在表现。从人际沟通的角度来看，礼仪是人际交往中的一种艺术，也可以说是一种交际方式或交际方法。学习必要的礼仪常识，有助于促进护士的社会交往，改善护士的人际关系。

一、礼仪的概念与内涵

何谓礼仪

1. 礼仪的概念　礼仪是在人际交往过程中得到共同认可的行为规范和准则，是对礼貌、礼节、仪表、仪式等具体形式的统称。

(1)礼貌：是指人们在交往过程中为表示尊重和友好，通过语言和动作表现出谦虚和敬意的行为规范，如尊称、主动打招呼、道谢等。

(2)礼节：通常用来表示为表达尊敬、祝颂、哀悼等行为活动而举行的仪式，是礼貌在语言、行为、仪态等方面的具体表现形式。

(3)仪表：是人的外在表现，包括容貌、服饰、仪态等。

(4)仪式：是在较为庄重的场合为表示敬意或隆重，举行具有专门程序的规范化活动，如各种会议、项目的开幕式或闭幕式、颁奖仪式等。

礼仪的含义包括四个方面：第一，礼仪是一种行为准则或规范；第二，礼仪受文化传统、风俗习惯、宗教信仰以及时代潮流的直接影响；第三，礼仪是个人学识修养、品质的外在表现；第四，礼仪的目的是通过社交各方的相互尊重，达到人际关系的和谐状态。

2. 对礼仪内涵的理解　我国是世界文明古国，富有悠久的礼仪传统，以“礼仪之邦”著称于世。关于礼的概念和内涵的界定，在中国古代和现代的许多文化典籍中能找出许多。新中国成立后出版的《辞海》和《新华字典》从更广泛的意义上对礼仪作了解释。《辞海》(1979年版)对礼的解释为：①本谓敬神，引申为表示敬意的通称，如敬礼、礼貌。②为表敬意或表隆重而举行的仪式，如婚礼、丧礼。③泛指奴隶社会或封建社会贵族等级制的社会规范和道德规范。④礼物。1992年出版的《新华字典》上对礼的概括则更为简单：其一，由风俗习惯形成的共同遵守的礼节，如典礼、婚礼等；其二，表示尊敬的态度和动作，如敬礼、有礼貌；其三，礼物，用来表示庆贺或敬意，如献礼、贺礼。

总之，礼是一个非常宽泛的概念，其含义十分复杂，但狭义来讲，礼作为礼貌、礼节、礼仪的通称，指人际的、社会的、乃至国际间的交往过程中，应该具有的相互表示敬重、亲善和友好的行为规范。

而“礼仪”，则是礼节和仪式的统称。可见所谓的礼仪，就是人们以一定的态度、动作、程式、物品等，所表达出来的内心对人对己的尊敬之情。在这里，动作、程式、物品等都是外在的形式，即“仪”；而对人对己的尊敬之情即态度则是内在的，即“礼”。也就是说，礼仪本身就含有内在的礼和外在的仪两个方面的含义。

就礼和仪的关系而言，二者既相互联系，又相互区别。一方面，礼是内在的，是人们对自己、对他人的尊重、敬意的态度，礼和仪是紧密

> **知识库**
>
> **西方礼仪的渊源**
>
> 英语表示礼仪的单词“Etiquette”来源于法语，其原意是法庭上的通行证。古代的法国法庭，为了显示司法活动的尊严和保证司法活动正常有序地进行，制定了许多规定，并将其印在一张长方形的通行证上，发给进入法庭的每一个人，这个通行证就叫“Etiquette”。进入英语后，这个词义有所扩大，不仅指法庭上的通行证，还泛指人际交往的通行证。所以，《新英汉辞典》在解释“Etiquette”时给出了两个义项：①礼节、礼仪；②(同业间的)规矩、成规、格式。

联系的；另一方面，礼和仪又是密不可分的。即内在的礼只有以外在的仪的形式表现出来时，才是真正的礼，只强调内在的礼，而忽视外在的仪，则礼无从体现；而只强调外在的仪，无内在的礼，则是一种虚假的礼。因此，礼和仪是同一事物的相互影响、相互渗透、相互制约的两个方面，只有礼和仪的完美结合，才是完整的礼仪。

二、护士礼仪的原则和特点

(一)护理礼仪的含义

护理礼仪是护理工作者在进行医疗护理和健康服务过程中，形成的被大家公认和自觉遵守的行为规范和准则。

(二)护理礼仪的原则

礼仪规范内容十分庞杂，又因民族、地域的不同而存在很大差异。但无论何人、何时、何地，在实施礼仪时应当遵循以下基本原则。

1. 自律原则　礼仪规范由“对待他人的做法”和“对待自己的要求”两部分组成，其中最重要的就是对自我的要求，对待个人的要求是礼仪的基础和出发点。护士在交往中需重视严于律己、自我约束、自我控制、自我检点、自我反省，“己所不欲，勿施于人”，正是自律的体现。

2. 敬人原则　“礼者，敬人也。”尊重是礼仪的核心。护士在交际活动中，要将对交往对象的重视、恭敬、友好置于首位，要做到敬人之心长存，不可伤害他人尊严，更不能侮辱他人人格，对交往对象要互谦互让、互尊互敬、友好相待、和睦共处。只有人与人之间彼此尊重，才能保持和谐、愉快的人际关系。

3. 遵守原则　在社会交往过程中，无论身份高低、职位大小、财富多寡，人人都应自觉自愿地遵守礼仪，用礼仪规范自己的言行举止。这是对行为主体提出的基本要求，也是人格素质的基本体现。

4. 宽容原则　人际交往中，难免与别人产生摩擦、误会、甚至仇恨，宽容自己的亲人和朋友容易，而宽容曾经伤害过自己的人则是很难的。护士在交往中，不仅要严于律己，更要宽以待人，在不违背原则的情况下，要多理解、体谅、容忍他人，而不要求全责备、过分苛求、咄咄逼人。不必强求他人与自己完全保持一致，也不能用一个标准去要求所有的人。

5. 平等原则　礼仪是在平等的基础上形成的，其核心问题是尊重及满足相互之间获得尊重的需求。对人应以诚相待，一视同仁，给予同等礼遇，不因交往对象之间的年龄、性别、种族、职业、地位、财富及与自己关系亲疏等方面的不同，厚此薄彼、区别对待。

6. 真诚原则　礼之以诚方为礼。真诚是人与人相处的基本态度，是一个人外在行为与内在道德的统一。真诚原则要求人们在运用礼仪时，做到诚实守信、表里如一、言行一致，不得口是心非、阳奉阴违。

7. 适度原则　应用礼仪时，要注意把握分寸、合乎规范、恰如其分，避免做过头或做不到位，不能准确表达敬人之意。在与人交往时，首先要感情适度，既要彬彬有礼，又不能低三下四；其次是要谈吐适度，既要坦率真诚，又不能言过其实；其三是要举止适度，简约大方而不草率疏略，既要优雅得体，又不能夸张造作。一般来说，关系越亲近，礼仪越简单；反之则越讲究。

8. 从俗原则　由于国情、民族、文化背景不同，“十里不同风，百里不同俗”，因而对礼仪的要求也不同。交往各方应尊重相互之间的风俗、习惯，了解并尊重各自的禁忌，遵守“入乡随俗，入境问禁，入国顺俗，入门问讳”的礼仪规范，而不要妄自尊大、自以为是，或简单地否定其他民族和国家的习俗。

(三)护理礼仪的特征

护士礼仪是礼仪大家族里的一个重要成员，它与商务礼仪、科技礼仪、体育礼仪、军事礼仪等礼仪相比，不但在适用对象、适用范围上存在着显著的差异，而且还具有以下重要特征。

1. 具有规范性　护士礼仪，本身就是护理人员必须严格遵守的行为规范的重要组成部分。在许多具体问题上，它都以各种规章、制度、守则等形式，对护士可以做什么，不该做什么，禁止做什么，给予明确的肯定或否定，为护士的待人接物、律己敬人提供了一个规定的模式或标准，护士必须无条件地加以遵守。各行其是，自搞一套，或是只遵守个人适应的部分，不遵守不适应自己的部分，都难以为社会和护理对象所接受。

2. 具有强制性　护士礼仪的许多内容既然是以规章、制度、守则等形式出现的，那么，对于全体护士就具有强制的约束力，对不遵守者就必须予以惩处，以确保护士礼仪的尊严。如因出言不逊对病人造成伤害甚至事故者，应根据有关规定，给予处分。

3. 具有可行性　护士礼仪注重的是切实有效，可行实用。因此，它绝非言之无物、不着边际的泛泛空谈，而是“言之有物”“行之有礼”的具体规范，能够被护士广泛地运用于护理实践，并受到护理对象的认可。

4. 具有综合性　护理礼仪作为一种专业文化，是护理服务科学性与艺术性的统一，是人文与科技的结合，是伦理学与美学的结合。在护理活动中，体现出护士的科学态度、人文精神和文化内涵。

5. 具有适应性　护士对不同的服务对象及不同的文化礼仪应具有适应能力。在护理工作中，护士应充分尊重患者的信仰、文化、习俗，并在交往中相互融合适应。

第二节　护理职业交往礼仪

“礼貌无须花钱，却能赢得一切。”

——蒙塔古

交往礼仪是人们在社会交际场合中形成的，并被大多数人所认同的交际准则和规范。交际礼仪深受历史、文化、宗教、时尚等因素的影响，是一种极其丰富的文化现象。社会交际礼仪是任何一个步入社会交际生活的护士所必须掌握的基本礼节。护士在工作和社会交往中所需要的礼仪主要包括以下几个方面。

一、致意礼仪

人们在日常的社会交往中，见面时要相互致意，通常称为打招呼。礼貌地致意不仅是人们见面时必须遵守的礼节，而且这种礼节的动作规范程度如何，会给人或友好、愉快的感觉，或生硬、冷漠的印象，如果严重失礼则会被对方斥责为缺乏文明或没有教养。世界各民族由于长期以来形成的习惯不同，以及宗教信仰的差异，其致意的礼仪也是各不相同的。其中，普遍的、较为常用的致意礼节有握手礼、注目礼、点头礼、鼓掌礼、鞠躬礼、拥抱礼、脱帽礼、作揖礼、亲吻礼、叩手指礼等。

(一)握手礼

握手是一个十分常用的动作,然而却贯穿于人们交往、应酬的各个环节。人们在日常交往过程中,习惯以握手相互致意。据考证,握手起源于古代人们见面时要伸出双手,互摸右手,以表明自己没有握着武器,是一种友善的表示。这种见面摸手的习惯沿袭至今就成了今天的握手礼。护士在病房工作时一般不用握手礼,而在日常交往的其他场合,则应遵守握手礼的一般规则。

1. 握手的基本规则　在比较正式的场合,行握手礼最为重要的礼仪问题,是握手的双方应当由谁先伸出手来"发起"握手。倘若不懂规则地轻率地先伸出手去,却得不到对方的回应,是令人非常尴尬的。因此,握手时要遵循"尊者决定"原则,即双方握手时,先确定握手双方彼此身份的尊卑,然后以此决定伸手的先后。应由位尊者首先伸出手来,即尊者先行。位卑者只能在此后予以响应。

遵守这一原则,既是为了恰如其分地体现对位尊者的尊重,也是为了维护在握手寒暄后位尊者的自尊。因为,握手往往意味着进一步交往的开始,如果位尊者不想与位卑者深交,他是大可不必伸出手与之相握的。换言之,如果位尊者主动伸手与位卑者相握,则表明其有深交之意。

按照这一原则,晚辈、下级、学生见到长辈、上级、老师时,应当先行问候,待后者伸出手来,再趋前握手。社交场合的先到者与后到者握手,应由先到者首先伸出手来;女士与男士交往时,应由女士先伸手。若女士无意握手,可以微微欠身,或用点头、寒暄来代替。当然,如果男士已经伸出手来,女士则应予以响应,因为对已经表达出来的友好不予理睬是极为无礼的。在接待来访者时,客人抵达后,应由主人先伸出手来与客人相握,而在客人告辞时,则应由客人首先伸出手来与主人相握。前者表示"欢迎",后者则表示"再见"。

应当强调的是,上述握手的规则可用以律己,却不必处处苛求他人。要是当自己处于位尊者之位,而位卑者抢先伸手要来相握时,最得体的做法,还是要与之配合给予回应。若是过分拘泥于礼仪,对其置之不理,使人进退两难,当场出丑,也是失礼的。

2. 握手的顺序　在社会交往中,如果一个人需要同许多人握手,那么最有礼貌、符合礼节的握手顺序是:先女士后男士,先长辈后晚辈,先老师后学生,先上级后下级、先已婚者后未婚者。在官员之间接待场合,握手的顺序应当是:按照行政职务由高到低排列顺序,依此一一握手。总之,在公务场合,握手的先后次序取决于职位、身份;而在社交、休闲场合,则主要取决于年纪、性别、婚否。

3. 握手的姿态　向他人行握手礼时,只要有可能,就应起身站立。除非是长辈或女士,否则坐着与人握手是不合适的。握手时彼此之间的最佳距离为1m左右,若双方握手时距离过近,手臂难以伸直,不甚雅观;若距离过远,显得一方有意冷落另一方。

握手时需用眼睛注视对方,面带微笑,口道问候,自然大方,腰板挺直。只有遇到长者、身份较高者,上身才略为前倾,头要微低一些。

用右手握手是历史上沿袭至今并约定俗成的,最常用的握手方式是手掌垂直于地面,它称为"平等式握手",表示自己不卑不亢;握手时掌心向上,表示自己谦恭、谨慎,这一方式叫"友善式握手";掌心向下,则表示自己感觉甚佳,自高自大,这一方式叫"控制式握手"。一般情况下,一只手握手足矣,只有在遇到长者、身份较高者,最受人们尊重的人,才可以双手捧接握手,即用右手握住对方右手后,再以左手握住对方右手的手背。这种方式有时亦称为"手套式握手",

也适用于亲朋故旧之间，用以表达自己的深情厚谊。

一般人握手时要脱去手套，否则将是十分失礼的表现。按国际惯例，身穿军服的人可以戴着手套与人握手；地位高的妇女可以戴手套与人握手。

4. *握手的力度和时间*　握手时，握力要适中。从握手的力度和时间中，我们可以揣测出一个人的情绪和意向，还可以推测出一个人的感情浓烈程度。要避免“死鱼式”握手和“钓鱼式”握手。“死鱼式”握手，即将手像“死鱼”一样伸出，没有热情和诚意，对方感到握住的是一只软绵绵冷冰冰像死鱼一样的手，会产生一种被冷落或无情无义之感；“钓鱼式”握手是手指刚与别人相握就急如钓鱼一样抽回自己的手，这意味着对对方的轻视，会对进一步交往产生负面影响。相反，如果拼命用力，握住对方的手不放，则显得虚情假意。因此，在交往时，如果是一般关系、一般场合，双方见面握手时只须稍稍用力握一下即可放开，握手的全部时间控制在3秒钟以内；如需要向交往对象表示友好，应当稍许用力，握力约2千克为宜；如果关系亲密，场合隆重，所用的力量可稍许大一些，并上下轻摇几下，但时间不宜过长。而在与异性及初次相识者握手时，则千万不可用力过猛。

（二）点头礼

点头作为一种致意的方式，它适用于肃静的公共场所，如病房、图书馆、音乐厅、会场、剧院等不宜与人交谈之处；也用于比较随便的场合，如在病区走廊上行走遇到相识的人或在同一场合已多次见面者，此时即可点头为礼；此外，对仅有一面之交者在社交场合相遇，也可点头或微笑示意。

点头致意的正确做法是：面向对方，面部表情自然大方，头部向下微微一动即可。

（三）注目礼

注目礼是以注视受礼者，并用目迎、目送来表示敬意的一种礼节。在升国旗、接受检阅、开业挂牌、教师上课走进教室、上级领导进入室内等场合，在场的人员应行注目礼。行注目礼时，行礼者应面向受礼者，或将头转向受礼者，呈立正姿势，抬头挺胸，双手自然下垂或贴于身体两侧，表情庄严，注视受礼者并目迎目送，待受礼者还礼后目光平视或将头转正，至此礼毕。

（四）招（挥）手礼

招（挥）手作为一种致意的方式通常适用于与人打招呼和迎送时。招手的正确方法是：伸出右手，右臂伸直高举，掌心向对方，轻轻摆手。招（挥）手时，一般应空手，送行时，当被送者渐渐远去，也可挥动帽子、纱巾等物，以使受礼者容易看见。

（五）鞠躬礼

鞠躬礼是东方国家常用的礼节，是人们在生活中用来表示对别人恭敬而普遍使用的礼节。它既适用于严肃或欢乐喜庆的仪式，又适用于一般社交场合。在我国，鞠躬礼用于演讲或领奖前后、举行婚礼、悼念活动、演出谢幕等场合。

鞠躬礼分为两类，一类是最恭敬的鞠躬礼，即三鞠躬，应脱帽，身体立正、目光平视，双手自然下垂，行礼时身体上部向前倾15°～90°，具体的前倾幅度依行礼人对受礼人的尊敬程度而定，鞠躬后即恢复原态，这样连续三次。另一类是日常见面使用的鞠躬礼。行礼时，微笑低头，双手自然下垂，男性双手放在身体两侧，女性双手合起放在身体前面，面向受礼者，距离为两三步远，以腰部为轴，整个身体上部向前倾。①15°礼，常用于表示欢迎，此时视线由对方脸上落至自己的脚前1.5米处；②30°礼，用于表示感谢，此时视线落至自己的脚前1.0米处；③45°礼，一般用于道歉，眼睛要注视对方的脚部。礼毕抬起身时，双眼应有礼貌地注视着对方。对行礼者，受礼者应随即还礼，但长辈对晚辈，上级对下级还礼可用欠身、点头即可。

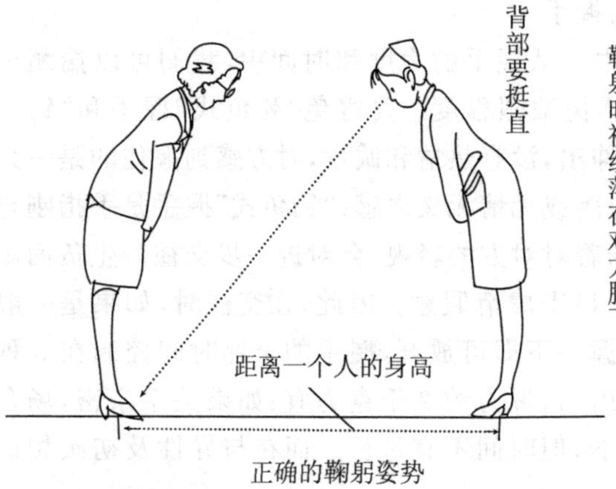

正确的鞠躬姿势

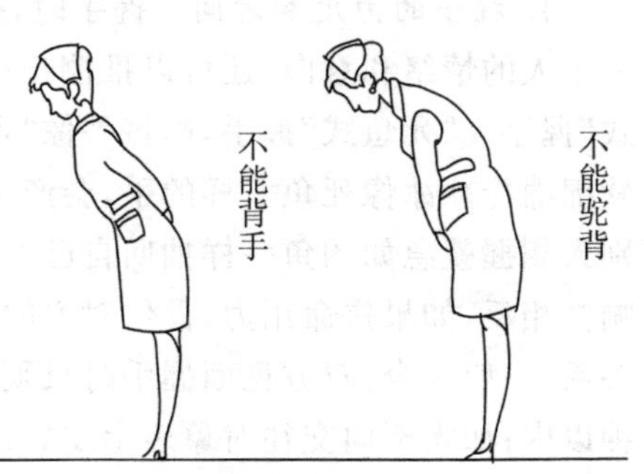

错误的鞠躬姿势

(六)鼓掌礼

鼓掌作为致意的一种礼节，是表示赞许、欢迎、致谢、祝贺、钦佩的礼貌举止。在社交场合或其他正式场合里鼓掌，通常有一定的规范。一般两臂抬起，手掌放在齐胸高的位置，张开左掌，用合拢的右手四指轻拍左手手掌中部。节奏要平稳，频率要一致，应随众自然终止。鼓掌要热烈，但不可“忘形”，一旦“忘形”，鼓掌的意义就发生质的变化而变成喝倒彩，鼓倒掌。如果这样，是极为失礼的。

二、称谓礼仪

称谓，指人们在日常交往应酬中所采用的彼此之间的称呼。在人类交往活动中，无论是以口头语还是书面交往，称谓都是开路先锋，它是沟通人际关系的第一座桥梁。心理学家研究表明，人们对别人如何称谓自己是十分敏感的。适当的称谓，能使交往双方产生心理相容感，交往起来就顺利；如果称谓不当，彼此间的心理距离就会拉大，产生沟通障碍。在人际交往中，选择正确适当的称谓，反映着自身的教养、对对方的尊敬程度，甚至还体现着双方关系发展所达到的程度和社会风尚。

(一)国内习用的称谓礼仪

1. 通称　我国人民在交往中历来十分重视称谓。在中国改革开放前，最常用的称呼是“同志”，不论对方年龄、性别、职业、地位如何，均可用此称呼，在前面加上姓氏或名字即可。在前东欧社会主义国家，也有这种称呼的习惯。改革开放以来，“同志”这一称呼显得太单调，与当今社会纷繁复杂的人际关系不相适应，涉外行业(如旅游、饭店、合资企业、独资企业、新闻界、体育界等)多改用“先生”“小姐”“女士”等国际称呼惯例，“同志”的称呼渐渐少用。在中国、日本等亚洲国家，对某些身份较高的女性，也可以称之为“先生”，如我们称原中华护理学会理事长林菊英女士为“林先生”。

2. 敬称他人及家人　交往中体现对他人的尊重和自己的礼貌修养，在称呼他人及其家人时，常用您、尊、贵、令、兄、公、玉、金等词，以表明说话人的谦恭和客气。如称对方单位为贵校、贵院、贵厂；称对方身体为贵体、玉体；称对方亲属为令尊(父亲)、令堂(母亲)、令郎(儿子)、令爱(女儿)、令正(妻子)；称对方的意见为“尊见”等。

3. 谦称自己及家人　在敬称对方的同时，中国人讲究谦虚地称谓自己和家人。如称自己为“卑职”；称自己的见解为“愚见”“鄙见”；称自己的著作为“拙文”；称自己的住处为“寒舍”“斗室”“陋室”；称比自己辈分高、年长的家人，常冠以“家”字，如“家父”“家兄”；称比自己辈分低、年龄小的家人，则常冠以“舍”“犬”“小”字，如“犬子”“小女”“舍弟”；称与自己关系较远的长辈和平辈时，常用“敝”字，如“敝表兄”。

4. 职业称　在与一些职业特征比较明显的对象交往时，为了表示对对方职业和劳动技能的尊重，通常称其职业或姓氏后加职业。如“李医生”“方护士”“王老师”“胡师傅”。

5. 职衔称　对国家干部和有明确职衔的人士，交往双方通常都用职衔称。如局长、处长、科长、厂长、书记、主任、上校、警官、法官、老板等。

6. 姓氏称　这是我国在称谓方面与国际惯用称谓又一不同点。即在称谓对方时，若对方与自己比较熟悉且是同辈人，常用“老＋姓”呼之，如老刘、老孙；若对方比自己年龄小、身份低，则称“小＋姓”，如小林、小周；若对方是比自己年龄大的男性，且属德高望重者，则称“姓＋老”，如钱老、徐老。

7. 亲属称　在非正式场合的民间交往中。有时对非亲属人士以亲属称谓称之，如“董奶奶”“苏爷爷”“江大妈”“李姨”“吴姐”等，能给人以亲切、热情、敬重之感。在临床护理工作中，对年长者使用亲属称，使人倍感亲情。这种称谓，还常常反映出人们之间的亲密程度。

护理人员在工作中，应参照上述惯例，礼貌地称谓护理对象。

(二)称谓避讳

恰当地使用称谓可体现出一个人懂礼节、有礼貌。有些称谓在特定的场合使用可能是亲切的、自然的，而在其他一些场合使用则被认为是无礼的或令人不快的，所以应当有所避讳。

1. 忌用绰号　绰号，又叫“外号”“诨号”，“绰”有宽余之意，绰号即为人的多余之号，是人本名以外别人根据其某个特征另起的名字，大多以比喻的手法，精练地概括出该人的特征，故生动、形象、易传。如“黄胖子”“李结巴”“吴大侃”“张老蔫”等。绰号大都含有憎恶、调谑、嘲讽之意，有时也有亲昵、敬畏之意。俗话说：足怕走斜道，人怕起绰号。给别人起绰号并公开或私下称呼是对他人的不尊，是极为无礼的行为。

2. 忌用小名　小名，又叫乳名，使用的权力只在长辈，而且只限于家庭范围，成年之后，便不应再唤其小名。公共场合尤其应避讳，此时称他人的小名，是对他人的不尊重。

3. 慎用昵称　昵称，是一种亲热的称呼，一般用于长辈对晚辈，朋友、恋人、夫妻之间称呼，大多是取名字中的一两个字，或另有约定，只限用于特定场合或特定时间，在正式场合不宜使用。

4. 禁用蔑称　蔑称，是蔑视交往对象的一种称谓，如称农民为“土老帽儿”，称军人为“大兵”，称外国人为“洋鬼子”“鬼佬”等。使用蔑称，虽然未必称在其人当面，但也产生恶劣影响，在正式场合应绝对禁止。

(三)准确把握称谓的要求

1. 请记住别人的名字　一位心理学家说过，在人们的心目中，唯有自己的名字是最美好、最动听的。如果连别人的名字都记不住，那么所谓“尊称”等也就成了虚妄空洞的东西。护士在从事护理工作时，应努力记住护理对象和其他交往对象的名字，并在此基础上冠以尊称，做到了这一点，无异于在人际沟通中加上了一个成功的砝码。

2. 使用称呼就高不就低　例如某人在介绍一位教授时会说：“这是……大学的……老师”。学生尊称自己的导师为老师，同行之间也可以互称老师，所以有这方面经验的人在介绍他人时往往会用受人尊敬的衔称，这就是“就高不就低”。

3. 要根据双方交往的深度、关系远近有区别地选择称谓　一般说来，交往时间越长，程度越深，关系越近，对称谓就越讲究，因为此时的称谓，已经成为人们之间关系的“晴雨表”或“温度计”。

4. 要注意称谓的感情色彩，给不同交往对象以亲切和被尊重之感　称谓的不同，其所包含的感情色彩就不同。如对同一交往对象，用通称、职衔称、敬称、亲属称等分别称之时，其感情色彩是截然不同的。在这里，亲属称给人既亲又敬之感；敬称则敬之有余而亲情不足；而职衔称和通称，则只是公事公办的惯称，其中的亲和敬就大打折扣了。

5. 要注意民族和区域的界限，根据交往对象的称谓习惯选择称谓　由于民族、宗教、文化等因素的不同，人们对不同称谓的感受会有所不同，人们总喜欢按自己的习惯被他人称呼。另外，由于交往场合的不同，也要求人们因地制宜，采取合乎时宜的称谓。

三、介绍礼仪

由于人际关系日益广泛，在社会活动中就会经常结识一些新的交往对象，这就离不开自我介绍、为他人介绍等。无论哪种介绍，都必须遵守一定的礼仪规范。

（一）介绍的方式

在社交场合中，介绍有多种方式：按社交场合来区分，有正式介绍和非正式介绍；按介绍者主体来区分，有自我介绍和他人介绍；按被介绍的人数来区分，有集体介绍和个别介绍；按被介绍者的地位、层次来区分，有重点介绍和一般介绍；按被介绍对象的性质和介绍采取的形式来区分，又有社交性介绍、商业性介绍、家庭成员介绍等。现就护士常用的介绍方式进行阐述。

1. 自我介绍　自我介绍，就是由自己担任介绍的主角，将自己介绍给其他人，以使对方认识自己。

(1)自我介绍的时机：护士在接触新的护理对象时，应首先进行自我介绍。在社交场合，如护士本人希望结识他人，或是护士本人认为有必要让他人了解或认识自己时也可主动进行自我介绍。

(2)自我介绍的内容：自我介绍的具体内容，应根据实际需要、所处场景，具有鲜明的针对性，切不可“千人一面”，一概而论。

在一般性的社交场合，介绍内容要少而精，往往只介绍姓名一项即可。例如：“您好！我叫张媛。”

工作中的自我介绍，是以工作内容为介绍的中心，包括本人姓名、工作单位、担任的职务或从事的具体工作三项，即工作式自我介绍的“三要素”。如“你好，我是广州市人民医院外二科护士范秀君。”或“您好！我叫张苹苹，是您的责任护士。”

如果希望寻求与交往对象进一步交流与沟通，希望对方认识自己、了解自己，与自己建立联系的自我介绍，其介绍内容就应广泛些，包括姓名、工作、籍贯、学历、兴趣、与交往对象某些熟人的关系等。介绍内容不一定要面面俱到，而应依照具体情况而定。例如：“你好！我叫彭娜，在485医院工作，我是第一军医大学98届的毕业生，听说我们是校友，对吗？”

2. 他人介绍　他人介绍又称第三者介绍，是经第三者为彼此不相识的双方引见、介绍的一种方式。他人的介绍通常都是双向的，即将被介绍双方均作一番介绍。有时，也可进行单向的他人介绍，即只将被介绍者中的某一方介绍给另一方，其前提是前者了解后者，而后者不了解前者。

(1)介绍的顺序：介绍的顺序在介绍礼仪中十分重要。我们所处的时代，虽然不是“三纲五常”的时代，公关场合所有人的人格都是平等的，但是，人与人之间仍然有许多必不可少的先后关系的礼节。按国际惯例，在介绍过程中，先提某人的名字乃是对此人的尊敬。如“×××，请允许我来介绍一下，这位是×××。”在这里，前一个×××即为尊者，而后一个×××则是被介绍的对象。也可以使用虽不正式但属于正确的介绍词。如“××小姐，您认识××先生吗？”“小×，来见见×××先生好吗？”

在为他人介绍时，先把谁介绍给谁是一个比较敏感的礼仪问题。处理这一问题时，要遵守“尊者优先了解情况”这一国际公认的规则。它的含义是，在为他人作介绍时，先要确定双方地位的尊卑，然后先将位卑者介绍给位尊者，后将位尊者介绍给位卑者。这样可以使位尊者优先了解位卑者的情况，以便在交际中掌握主动权。根据这一规则，介绍的顺序应是：①先将男士介绍给女士；②先将年幼者介绍给年长者；③先将职务低的介绍给职务高的；④先将客人介绍给主人；⑤先将晚到者介绍给早到者。在这五个顺序中，如果被介绍者之间符合其中两个以上的顺序，一般应按后一个顺序介绍。例如，当一位年轻女性来拜访一位年长的男性的时候，就应先将这位年轻的女性介绍给年长的男性主人，而不是相反。在集体场合(如会场)向公众作介绍，则应先介绍位尊者，后介绍位卑者。根据以上原则，在为医生和患者作介绍时，应先将医生介绍给患者。护理人员应意识到，介绍顺序不是可有可无的形式问题，而是涉及个人修养与单位形象的问题。

(2)介绍的内容：在为他人作介绍时，介绍者对介绍的内容应当字斟句酌，慎之又慎。倘若掉以轻心，词不达意，敷衍了事，很容易给人留下不良印象。根据实际需要不同，为他人介绍时的内容也会有所不同，以下五种形式可供参考：

1)标准式：适用于正式场合，内容以双方的姓名、单位、职务为主。例如：“我来给两位介绍一下，这位是××医院护理部刘主任，这位是××医学院护理系张主任。”

2)简介式：适用于一般的社交场合。其内容往往只有双方姓名一项，甚至可以只提到双方姓氏，接下来则由被介绍者见机行事。例如“我来介绍一下，这位是赵小姐，这位是王小姐，你们认识一下吧。”

3)强调式：它用于各种交际场合。其内容除被介绍者的姓名外，往往会强调一下其中某位被介绍者与介绍者之间的特殊关系，以便引起另一位被介绍者的重视。例如“李院长，这位是林燕，在贵院小儿科工作，是我战友的女儿，父亲是烈士，请院长多多关照。”

4)推荐式：它适用于比较正规的场合，多是介绍者有备而来，有意将某人举荐给另一方，因此，在内容方面，通常会对前者的优点加以重点介绍。例如：“王院长，这位是××医院的郑玉总护士长，是一位护理管理方面的专家，有许多管理论文在专业期刊上发表，常受邀到其他医院去讲课。”

5)礼仪式：适用于正式场合，是一种最为正规的他人介绍，其内容略同于标准式，但语气、表达、称呼上都更为礼貌、谦恭。例如“×局长，您好！请允许我把×××医院的×××院长介绍给您。×院长，这位就是××市卫生局的×××局长。”

(二)介绍的礼仪要求

1. 在做具体介绍时，应有礼貌地平举右手掌示意，且眼神要随手势投向被介绍者，而不应用手指指划划，或眼手不协调。

2. 介绍时，除长者、尊者可就座微笑或略欠身致意外，一般均应起立，微笑致意并伴有“认识你很高兴”之类的话语。

3. 在宴会桌、会议桌前也可不起立，被介绍者只需略欠身微笑、点头有所表示即可。

4. 作为介绍者，介绍时应熟悉被介绍双方的情况，否则就是失礼行为。万一有所遗忘，则可这样处理：“许先生，请您认识一下这位钟先生，钟先生的工作单位在……”这时被介绍者往往会主动把自己的工作单位告诉对方。当然，作为介绍者应尽量避免出现这种被动、尴尬的场面。

(三)名片介绍

现代名片是一种经过设计，能表示自己身份、便于交往和执行任务的卡片，是当代社会人际交往中一种最经济实用的介绍性媒体。

1. 递交名片的礼仪　名片一般由本人当面递交，递交时，应郑重其事，最好是起身站立，双手持名片两端，将名片正面朝向对方，上身呈15°鞠躬状，将名片交给对方。不可用左手递交名片，不可将名片举得高于胸部，不可以手指提夹着名片给人。将名片递给他人时，口头上最好有所表示，可以说“请多指教”“以后保持联系”“我们认识一下吧”。

与他人交换名片，应讲究先后次序，或由近到远，或由尊而卑，切勿挑三拣四，采用“跳跃式”。当然也没有必要广为滥发自己的名片。

2. 接受名片的礼仪　当他人表示要递名片给自己或交换名片时，应立即停止手中所做的一切事情，起身站立，面含微笑，目视对方，接受名片时，应双手捧接，或以右手接过，切勿单用左手接过。

接过名片后立即要用半分钟左右的时间，从头至尾认真看一遍，若有疑问，则可当场向对方请教，此举意在表示重视对方。若接过名片后看也不看，拿在手里折叠，或弃之桌上，或装入衣袋，都算失礼。

接过他人名片时，应口头道谢，或重复对方使用的谦词敬语，如“认识您很高兴。”“以后我会多向您请教”。不可一言不发。

若需要当场将自己的名片递过去，最好在收好对方名片后再进行，不要左右开弓，一来一往同时进行交换。

3. 索取名片的礼仪　如果没有必要，最好不要强索他人的名片。需要索取时，可采用下列方法：①主动递上自己的名片，此所谓“欲将取之，必先予之”。②询问对方：“今后如何向您请教？”此法适用于向尊长者索要名片。③询问对方：“以后怎样与您联系？”此法适用于向平辈或晚辈索要名片。

四、电话礼仪

电话已经成为现代人不可缺少的交际工具。要正确利用电话，不只是熟练地掌握使用电话的技巧，更重要的是自觉维护自己的“电话形象”，即注意打电话的语言、内容、态度、时间等，自觉做到知礼、守礼，待人以礼。

(一)打电话的礼仪

使用电话时，发起者一方称为发话人，通常居于主动、支配地位。发话人在打电话时要注意以下几方面。

1. 时间适宜

(1)通话时间：选择通话的最佳时间一般应按照国际惯例，除非十分必要或事先有约定，早晨7时以前、晚22时以后和用餐时间都不应给别人打电话，以免影响别人的休息和进餐。如果确有急事要事迫不得已在上述时间打了电话，一定要在通话开始的时候向受话人道歉："对不起，请原谅打扰了您的休息。"或者说："实在抱歉，在此时打扰了你。"这样的电话，通话时间越短越好。

打公务电话，尽量要公事公办，不要在他人的私人时间里，尤其是节假日去麻烦对方。反之，在他人上班时间内，原则上不要为了私事通话而妨碍对方工作。在开始通话时，先问一下对方，现在通话是否方便，倘若对方不方便，可约另外的时间，届时再将电话打过去。

(2)通话长度：每次通话的长度应有所控制，基本的要求是：以短为佳，宁短勿长。在电话礼仪里，有一条"三分钟原则"，它的主要意思是：在打电话时发话人应有意识地将每次通话的长度限定在3分钟内，尽量不要超过这一限定时间。倘若通话时间较长，应先征求一下对方的意见，并在结束时略表歉意。

2. *表现文明*　发话人在通话的过程中，自始至终都要待人以礼，文明礼貌，尊重自己的电话形象。在通话时，发话人首先要向受话人问候一声"您好！"切勿一上来就以"喂"与对方打招呼。在问候对方后要自报"家门"。自报有四种模式可以借鉴：①报本人全名；②报本人所在单位；③报本人所在单位和全名；④报本人所在单位、全名和职务。其中第一种模式主要用于私人交往，后三种模式适用于公务交往，最后一种模式最为正规。在准备终止通话时，应先说一声"再见"，使自己待人以礼的形象显得有始有终。

碰上要找的人不在，需要接电话的人代找或代为转告，留言时态度更要文明礼貌，不可使用"让×××听电话！"这样的命令句。若拨错了电话号码，应对接听者表示歉意，不要一言不发挂断了事。

通话时，声音应尽量放轻一些，尤其是在病区值班时接听电话，音量要适中，语气应当热情。也许是受老式电话的影响，有的人养成了打电话大喊大叫的习惯，这样既不文雅，也没必要。

3. *内容简练*　在通话时，要求发话人内容简练。每次通话前，应做好准备，将通话要点理清楚，接通电话问候完毕即开宗明义，直言主题，不说废话，不搞故弄玄虚的"捉迷藏""猜一猜"。

由发话人终止通话，是电话礼仪的惯例，也是发话人的一项义务。发话人不放下电话，受话人是不能那么做的。因此，发话人切勿"当断不断"。

(二)接电话的礼仪

电话一响，接话人应立即停止手中的活，尽快接听。不要让铃响过许久才去接听，显得妄自尊大；也不要铃声刚一响起就接听，显得操之过急。在电话礼仪中，有一条"铃响不过三"的原则，即接听电话时，以铃响三次左右拿起电话最为适宜。

1. *本人受话*　所谓本人受话，是指由本人亲自接听他人打给自己的电话。拿起话筒后，即应向发话人问好，然后自报"家门"。例如："您好！这里是内一科。"一则出于礼貌，二则说明在接听，同时也可让发话人验证一下是否拨错了号。自报"家门"所说的内容，可参照发话人自报家门的模式酌定。在私人寓所接电话时，为了自我保护，可以用电话号码作为自报家门的内容，或者不必自报家门。

通话时，要聚精会神地接听，随时视情况用"嗯""好""是的""知道了"这类的短句作答，以示有效的呼应，表示你在专心聆听。不要边听电话边与人交谈、看书报、看电视、听广播、吃东西，不要对发话人表示"电话来的不是时候。"万一在不宜接听电话的时候有人来电话，应向对方说明原因，表示歉意，并再约一个具体时间，由自己主动打电话过去。约好下次通话时间后，即应遵守，在下次通话开始时，勿忘再次致歉。

在接听电话时，适逢另一个电话打进来，切忌置之不理，可先对通话对象说明原因，要其勿挂断电话，稍停片刻，然后去接另一个电话。

通话结束时，不要忘记说声“再见”。若接到误打进来的电话，要耐心向对方说明，如有可能，应向对方提供帮助。

2. 代接电话　在日常生活中，经常会为他人代接代转电话，这时也应礼尚往来。接电话时，假如对方所找非己，不要口出不快，拒绝对方的请求，或托词不找。在代接电话时，不要充当“包打听”，如询问“你们两人是什么关系？”“你找她有什么事？”等。这是一种刺探他人隐私的行为，即使是出于好奇，也是应该避免的。当发话人要求转告某事给某人时，要守口如瓶，切勿广而告之；当别人通话时，不要在旁倾听，更不要插嘴。

若发话人要找的人不在，可在向其说明后问一下对方是否需要代为转达。例如：“对不起，张医生手术去了，今天上午不会回来，需要我转告些什么吗？”如对方有请求，即应热情相助。对发话人要求转达的具体内容，最好认真做好笔录，在对方讲完之后，再重复一遍，以验证自己的记录是否正确。接听后要尽快设法找到本人传达电话内容，以免误事。

五、迎送接待礼仪

迎来送往是社交活动中不可缺少的重要内容，也是护理人员每天要进行的实践活动。了解和掌握迎送的基本礼仪，不仅能够赢得别人对我们的尊重，而且能够创造一种有利于护理工作开展的氛围。

（一）办公室接待礼仪

1. 接待的礼仪　办公室是工作和接待的重要场所，因此，办公室的布置不仅要充分考虑工作人员的兴趣爱好和文化修养，也要充分考虑到各种层次的来访者对办公室环境的看法。应保持办公室优雅、整洁，并备好茶叶、水具、开水，不要待客人来访时才匆忙去打开水或买茶叶，这样不仅耽误时间，而且也显得对客人不够尊重。

对来访的客人，无论职务高低、是否熟悉，都应一视同仁，热情微笑相迎。请客人坐下时，应让其坐上座，主人在一旁陪同。上茶时要浓度适中，量度适宜。通常说“浅茶满酒”就是要求上茶时不要倒满杯，一般要求在六七成满较为合适。端茶时要用双手；交谈时，办公室工作人员应当不时为客人续茶。

在接待客人时应尽量使用接待敬语，有时称之为客套话。如“您好！请问……”。若是较为熟悉的来访者，则可以使用有规则的客套话，如表现对对方关心的客套话，表达对对方了解的客套话，表现对对方赞赏的客套话，等等。

2. 送客的礼仪　对已表示要离开的客人，工作人员要起身热情相送。若客人要到其他场所去，要告知其详细的地点，如有可能可电话事先联系。客人辞行时，应与客人握手道别。根据来访者的身份、地位和背景，来具体决定送至办公室门口还是大楼门口等。

（二）接待门诊、急诊患者

门诊是医院的窗口，门诊护士特别是分诊、接诊、导医、咨询护士更是医院形象的使者。当患者来到门诊就诊时，护士应热情迎接，诚恳地作自我介绍。如“阿姨，您好！我是门诊的导诊护士，请问您哪里不舒服？”“需要我为您做些什么吗？”面对站立的患者应起立回答患者的问题，指出方位时要等对方明白了，才能回工作地点，必要时应将患者送达目的地或介绍给另一位工作人员。

对重症患者或用轮椅、平车推入的患者,护士应立即上前迎接。对危重病人,护士要迅速而镇静地将病人推入抢救室,果断地采取措施,尽快向家属或知情人询问有关情况,同时做好亲属的解释安慰工作。

(三)迎送住院患者

接待入院患者时,护士要起立面对患者,微笑相迎,边安排患者落座,边予以亲切的问候和自我介绍:"您好!我是值班护士×××,今天由我来接待您,请您先把病历交给我。"同时双手去接病历,以示尊重。如果同时还有其他护士在场,也应抬起头来,面向患者,亲切微笑,点头以示欢迎。

得知患者痊愈出院时,应予以真诚的祝贺,比如:"×××先生,祝贺您康复出院,您气色显得更好了,真为您高兴。""出院后如何进行康复锻炼您还记得吗?希望您还能按护士指导的方法,坚持锻炼和调养,您会恢复得更好的。"患者离开时,热诚地送上一段距离,并嘱托:"请走好""请慢走""请多多保重"等,但切忌说"欢迎下次再来"。一般可送至病区门口,待病人走出视线;或送至电梯待梯门关闭;或送至汽车上待马达发动时方可转身返回。

第三节 日常生活礼仪

"礼仪修养是一个人全部品德的基础,在生活中受欢迎的人,往往是那些有礼貌有教养的人。"

——斯宾赛(英国教育家)

一、日常交际礼仪

(一)位次礼仪

位次,一般是指人们或其使用之物在人际交往中,彼此之间各自所处的具体位置的尊卑顺序。位次安排,指的是依照惯例为人际交往预先安排位次。在不同情况下,位次安排的具体做法往往互不相同。在正常情况下,位次的尊卑早已约定俗成,并广为人们所接受。

礼仪的核心在于向交往对象表达自己的尊重之意。位次问题就是表达尊重的重要细节问题。位次问题之所以重要,不仅仅因为它关系到交往双方的舒适感,而且还关系到一个尊重与否的问题。

1. *行进的位次* 行进中的位次,中央高于两侧,前方高于后方,内侧高于外侧,右侧高于左侧(这里讲的左和右,是当事人的左和右)。即在行进之中,如果并排行进,两人同行时右者尊,三人同行时中者尊;如果纵向行进,一般是前者高于后者。但上下楼梯略有不同,上楼时前者尊,下楼时后者尊。有些具体情况要区别对待,比如,引导患者出入电梯时,如果电梯是专人控制的,护士要后进去,后出来;如电梯是无专人控制的,护士则需先进去,后出来。出入房门时,位高者先出入房门,陪同者要为位高者开门;有特殊情况,如室内无灯而暗,陪同者应先进入打开照明措施;如果房门向内开,陪同者也应先进门。

2. *合影的位次* 在正式的交往中,宾主双方通常要合影留念,以示纪念。在合影时,宾主一般均应站立。必要时,可安排前排人员就座,后排人员是梯级站立。通常不宜要求合影的参加者蹲着参加拍照。若安排其参加者就座,应先期在座位上贴上便于辨认的名签。国内合影的排位一般讲究居前为上、居中为上和居左为上。

3. 会议的位次　举行正式会议时，通常应事先排定与会者，尤其是其中重要身份者的具体座次。在实际操办会议时，由于会议的具体规模多有不同，因此其具体的座次排定便存在一定的差异。小型会议的排座，目前主要有如下三种具体形式：①面门设座。一般以面对会议室正门之位为会议主席之座，其他的与会者可在其两侧自左而右地依次就座。②依景设座。是指会议主席的具体位置，不必面对会议室正门，而是应当背依会议室之内的主要景致之所在，如字画、讲台等。其他与会者的排座，则略同于前者。③自由择座。是不排定固定的具体座次，而由全体与会者完全自由地选择座位就座。

4. 乘车的位次　在交往中，人们经常会利用各种交通工具。尽管人们很少把交往的正式地点放在车上，但作为交往双方非正式接触的地点，我们还是要讲究相应的乘车规范，其中就包括乘车的位次安排。由主人亲自驾驶轿车时，一般前排座为上，后排座为下；以右为尊。由专职司机驾驶轿车时，通常仍讲究右尊左卑，但一般以后排为上，前排为下。乘中型或大型交通车时，以前排位置为尊。

5. 宴会的位次　人们希望受到尊重之意是随时随地存在的，即使是在饭桌上也不例外。因此，在参加或组织宴会时，同样要把对对方的尊重表现出来。宴会的位次安排就是重要的一环。在宴会上，倘若所设餐桌不止一桌，排列桌次的具体讲究有三：其一，以右为上。当餐桌分为左右时，应以居右之桌为上。此时的左右，是在室内根据“面门为上”的规则所确定的。其二，以远为上。当餐桌距离餐厅正门有远近之分时，通常以距门远者为上。其三，居中为上。当多张餐桌并排列开时，一般以居中央者为上。

(二)宴请礼仪

一次合乎礼仪的宴请，其本身常常就是一次成功的交际活动。而要使宴请办得成功，就必须做大量的、细致的工作。在准备宴请、进行宴请和赴宴方面，有很多应当熟悉和遵循的礼仪要求。因为就整个宴请的过程而言，“吃”只是手段，而“吃”背后的交际才是宴请的真正目的。在这一点上，遵守约定俗成的餐饮礼仪就显得更为重要，作为宴席的安排者千万不能本末倒置。

按照国际礼仪的惯例，安排宴请的商务礼仪主要应遵守所谓的“5M”原则。“5M”原则是指在人际交往中安排宴会时有五大基本问题需要兼顾，因这五个基本问题的英文第一个字母都是M，所以称为“5M”原则。

1. 约会(meeting)　约会的具体时间与对象，一定要三思而行。①宴请对象是指邀请哪些方面的人士出席，请多少人出席。范围过大，造成浪费；范围太小，则会得罪某些人。总的原则是在照顾各方面关系的前提下，尽量控制范围，减少人数。②确定宴请时间，最好先征求被邀主宾的意见，选择主、宾双方都适宜的时间，以示尊重。不要选择对方工作繁忙的时间，涉外宴请也应避开对方国内重大节假日。

2. 环境(mode)　宴请地点恰当与否，体现着主人对宴请的重视程度。宴请地点可依据宴请目的、规模、形式和经费能力来确定。通常应选择环境优雅、卫生方便、服务优良、管理规范的饭店或宾馆。

3. 费用(money)　在费用的使用上，既要热情待客又要量力而行，反对浪费。商务交往既要有档次，又不主张奢侈浪费，所以要注意少吃少餐，少餐而精，也就是说既要强调宴请内容的少而精，又要避免大吃大喝，铺张浪费的做法。

4. 菜单(menu)　在菜单的安排上关键是要了解客人尤其是主宾不能吃什么，排除个人禁忌、民族禁忌与宗教禁忌，而不是问他爱吃什么。具体安排菜单时，既要照顾客人口味，又要体现特色与文化，即吃文化、吃特色。

5. 举止(manner)　在餐桌上，宾主均应举止优雅、文明、规范。赴宴要准时，赴宴前应修整仪容以及装束，力求整洁大方。当先生和女士们一起赴宴时，先生们应该为女士们拉开椅子，请他们先入座，自己才能坐下。在宴请排位时，客人要听从主人的安排。入座后，主人招呼，即可开始进餐，取菜时不要盛得太多，如不够，可以再取。如果主人为你夹菜，要说"谢谢"。就餐时，坐姿必须端正，有条理地将食物送入口里，而不是用口去接食物。吃东西时要文雅，闭嘴，细嚼，慢咽。不要发出声音。嘴内有食物时切勿讲话。席上咳嗽、打喷嚏难以避免，应注意用手或自己的手帕捂住鼻子和嘴，离开座位一会儿，这样就不会失礼。剔牙时，要用手或餐巾遮住口。当主人起身祝酒时，应暂停进餐，注意倾听。碰杯时，主人和主宾先碰。人多时可同时举杯示意，不一定碰杯。饮酒不要过量，可敬酒，但不要硬劝强灌。离席时，适当清理桌上的餐具，轻轻拉开椅子，互相祝愿再离开。

(三)舞会礼仪

参加舞会时仪表、仪容要整洁大方，尽量不吃葱、蒜、醋等带强烈刺激气味的食品，不喝烈性酒，不大汗淋漓或疲惫不堪地进入舞场；患有感冒者不宜进入舞场；尚不会跳舞者最好不在舞场现学现跳，应当待学会后再进舞池。

一般情况下，男士应主动有礼貌地邀请女士；如果是上下级的关系，不论男女，下级都应主动邀请上级跳舞。跳舞时舞姿要端庄，身体保持平、直、正、稳，切忌轻浮鲁莽；男士动作要轻柔文雅，不宜将女士搂得过紧、过近；万一触碰了舞伴的脚部或冲撞了别人，要有礼貌地向对方致歉。一曲终了，方可停舞。男舞伴应送女舞伴至席位，并致谢意；女舞伴则应点头还礼。除此之外，还应讲究文明礼貌，维护舞场秩序，不吸烟，不乱扔果皮，不高声谈笑，不随意喧哗，杜绝一切粗野行为。

(四)赠花礼仪

随着人们生活的不断改善，如今很多人在交往中都喜欢赠送鲜花。一束鲜花，不仅给人们带来精神上的愉悦，而且使生活充满浪漫的情调。然而，赠花也有学问，应该根据不同的对象，选择不同的鲜花。如：为朋友祝贺生日，送石榴花、象牙红、月季花等，有火红年华、前程似锦的祝愿。亲朋远行，情侣暂别，送勿忘我花最合适，因为它表达了相互依恋、依依不舍之情。热恋中的青年男女，一般是互送玫瑰花、蔷薇花或者桂花，因为这些花都是以其美丽、雅洁、芳香而成为爱情的信物和象征。

> **知识库**
>
> **赠花礼仪**
>
> 1. 庆祝结婚一般送菊花、大丽花、一串红、牡丹花，这些花有团圆和睦、永久相爱的含义。
>
> 2. 对爱情受波折的人送秋海棠，因为秋海棠又名相思红，寓意苦恋，赠之以示安慰、鼓励。
>
> 3. 对乔迁新居、开张吉庆，一般是送月季花或紫薇花，象征安居乐业，生意兴隆。
>
> 4. 对长辈宜送兰花、万年青或君子兰等，这些花寓意青春不老，健康长寿。
>
> 5. 探望病人时，宜选择素雅、恬静的马蹄莲、满天星等，使人怡情静心。

(五)网络礼仪

随着Internet在我国的迅速发展,国际互联网络已逐步成为人们生活中的一部分。由于Internet的特殊性,网络交往也就有别于我们日常生活中的迎来送往而独具特色。所谓“网络礼仪”,就是人们在使用互联网时应共同遵守的、约定俗成的一些规则,即在网上交流信息时被嘉许的各种行为。其中准确、简单、清晰、礼貌是在Internet交往中最基本、最重要的原则,所有的基于Internet的活动都应遵守。

1. *文雅礼貌* 互联网给予来自五湖四海的人一个共同的地方聚集,这是高科技的优点,但往往也使得我们面对电脑屏幕时忘了我们是在跟其他人打交道,容易忽略礼仪及对自己的行为约束。如果当着面不宜说的话在网上也不要说。

2. *网上网下行为一致* 网上的道德和法律与现实生活是相同的,不要以为在网上与电脑交易就可以降低道德标准。

3. *入乡随俗* 同样是网站,不同的论坛有不同的规则。比方说在聊天室打哈哈发布传言和在一个新闻论坛散布传言是不同的。

4. *尊重别人的时间和带宽* 在提问题以前,先自己花些时间去搜索和研究。很有可能同样的问题以前已经问过多次,现成的答案唾手可得。不要以自我为中心,别人为你寻找答案需要消耗时间和资源。

5. *给自己网上留个好印象* 因为网络的匿名性质,别人无法从你的外观来判断,因此你的言语成为别人对你印象的唯一依据。如果你对某个方面不是很熟悉,找几本书看看再开口,发帖以前仔细检查语法和用词。不要故意挑衅和使用脏话。

6. *分享你的知识* 除了回答问题以外,还包括当你提了一个有意思的问题而得到很多回答,特别是通过电子邮件得到以后,你应该写一份总结与大家分享。

7. *平心静气地争论* 争论是正常的现象。要以理服人,不要人身攻击。

8. *尊重他人的隐私* 别人与你用电子邮件私聊(ICQ/QQ)的记录应该是隐私一部分。如果你认识某个人用笔名上网,未经同意将他的真名在论坛公开不是一个好的行为。

9. *不要滥用权力* 管理员版主比其他用户有更多权力,应该珍惜使用这些权力。

10. *宽容* 当看到别人写错字,用错词,问一个低级问题或者写篇没必要的长篇大论时,不要在意。

E-mail(电子邮件)是Internet中使用范围最广、最方便的服务。在使用电子邮件的时候,应该注意的是您书写的语气要谦虚委婉,如果你收到一封毫无意义、态度蛮横的信件,不要发火,这也体现了您的风度和气量。当您收到一封电子邮件之后,应当及时处理。及时回复信件,是一个非常良好的习惯。如果信中的问题您不能解决,应将信转给您这方面的专家,并通知原信作者,这样,下一次,人们还会乐于与您交往,即便这一次您帮不上他的忙。另外,如果您希望收到或终止一个邮件列表,您应以简洁、礼貌的言语及时通知邮件管理员。

二、公共场所礼仪

(一)特定场所礼仪

1. *影剧院* 观众应尽早入座。如果自己的座位在中间应当有礼貌地向已就座者示意;通过让座者时要与之正面相对,切勿让自己的臀部对着人家的脸,这是很失礼的。应注意衣着整洁,即使天气炎热,袒胸露腹,也是不雅观的。在影剧院里不可大呼小叫,笑语喧哗,也不可把影院当成小吃店大吃大喝；演出结束后观众应有秩序地离开，不要推搡。

2. 图书馆、阅览室　图书馆、阅览室是公共的学习场所。①要注意整洁，遵守规则。不能穿汗衫和拖鞋入内。就座时不要为别人预占位置；查阅目录卡片时，不可把卡片翻乱或撕坏，或用笔在卡片上涂抹画线。②要保持安静和卫生。走动时脚步要轻，不要高声谈话，不要吃有声或带有果壳的食物。③图书桌椅板凳等属于公共财产，应该注意爱护，不要随意刻画，破坏。

3. 旅游观光场所　旅游观光者应爱护旅游观光地区的公共财物。对公共建筑、设施和文物古迹，甚至花草树木，都不能随意破坏；不能在柱、墙、碑等建筑物上乱写、乱画、乱刻；不要随地吐痰、随地大小便、污染环境；不要乱扔果皮纸屑、杂物。

旅客在任何宾馆居住不要在房间里大声喧哗，以免影响其他客人。尊重服务员的劳动，对服务员应谦和有礼，当服务员忙不过来时，应耐心等待。对于服务员工作上的失误，要善意提出。

(二)交通工具礼仪

1. 骑自行车　要严格遵守交通规则。不闯红灯，骑车时不撑雨伞，不互相追逐或曲折竞驶，不骑车带人。遇到老弱病残者要主动避让。

2. 乘车(船)礼仪　乘公共汽车，车到站时应依次排队，对妇女、儿童、老年人及病残者要照顾谦让。上车后不要抢占座位，更不要把物品放到座位上替别人占座。遇到老弱病残孕及怀抱婴儿的乘客应主动让座。

上小轿车时除了遵循各行其道(即右侧座位右进右出，左侧座位左进左出)的原则外，年轻人对年长者、男士对女士、下级对上级，前者应一边开门问候嘱咐，一边手扶门框，引导后者入座，并注意是否安全地关闭了车门后，再绕车而行，到自己的座位上入座，以表示尊敬。

能否保持良好的姿态坐车，体现了一个人文明、修养的高低。进出小轿车也应注意礼节和姿势，要稳重中见轻盈。进轿车时，身体主要部分先进入坐定，然后双腿再收进移入。出车时，双脚先伸出落地，然后低头弯腰，整个身体再出来。上车后要注意行车安全，应按规定系好安全带；要保持车内环境整洁，不要乱扔杂物和吸烟，不随地吐痰和不随手涂抹。在泥泞、灰土较多的场合，进车前尽量把鞋上的泥土擦干净些再进车内。车内使用的香品要清新淡雅，不要粗俗。坐车切忌东倒西歪。

3. 乘飞机礼仪　去厕所之类的事情，要尽可能在飞机起、降之前完毕，减少在飞机上走动。在飞机上不应与人大声聊天，以免影响其他乘客。在飞机上用餐，吃东西时要轻一点儿。坐飞机最好不要喝酒。

4. 乘电梯礼仪　新加坡总统吴作栋在他发起的全民礼仪运动中强调，讲礼仪要从乘坐电梯这样的小事做起。乘电梯时要做到：①伴随客人或长辈来到电梯厅门前时，先按呼梯按钮。②轿厢到达，厅门打开时，若客人不止一人，可先行进入电梯，一手按“开门”按钮，另一手按住电梯侧门，礼貌地说“请进”，请客人们或长辈们进入电梯轿厢。③进入电梯后，按下客人或长辈要去的楼层按钮。若电梯行进间有其他人员进入，可主动询问要去几楼，帮忙按下。电梯内可视状况决定是否寒暄，若没有其他人员时可略作寒暄；有外人或其他同事在时，可斟酌是否有必要寒暄。④在电梯里尽量侧身面对客人。一般说来，眼睛看电梯门上的楼层的显示屏，这比较合乎人的生理及心理在这种特殊的环境中的需求。千万不要盯着身边的人看，否则对方会感觉你在侵犯他。⑤到达目的楼层时，一手按住“开门”按钮，另一手做出请出的动作，可说：

“到了,您先请!”客人走出电梯后,自己立刻步出电梯,并引导行进的方向。

在大型商场、地铁、火车站、飞机场等公共场所乘坐手扶电梯时,有一个重要的礼仪规则是:乘客一律靠右站立,上下排成一列纵队,空出左边的小道给有急事的人上下跑动,这是国际惯例。

第四节　求职应聘礼仪

“礼节乃是一封通行四方的推荐书。”

——伊丽莎白

在招聘、受聘过程中,求职面试是一个极其重要的环节。一个人的礼仪举止虽然与工作能力不一定有必然的联系,但不少有经验的职业咨询专家告诫求职应试者,在许多面试主考官对应聘者在面试的头两分钟,就几乎做出了决定。礼仪举止是其中的关键因素。它不仅反映出你的性格、教养等,而且直接影响主考官对你的印象,从而最终决定是否录用你。一个注重求职面试礼仪的人,能给人以有教养、有风度、有魅力的感觉,从而使求职面试活动进展顺利,能够更好地帮助你抓住机会,顺利找到自己理想的职业。

一、面试的形象

知识库

美国总统竞选的故事

仪容能给人造成直接而敏感的“第一印象”,美好的仪容总能令人敬慕和青睐。1960 年尼克松和肯尼迪竞选美国总统,尼克松带病参加竞选,结果观众在电视屏幕上看到的尼克松是两眼深陷、面颊苍白、汗流如注、声嘶力竭的形象。相反,肯尼迪经过电视导演的精密筹划,养精蓄锐,精心彩排,则显得意气风发,红光满面,从容论道,挥洒自如。这是美国历史上第一次总统电视竞选,选民们注意的并不是双方政见,而是他们的仪表风度。对“形象”的好恶在一定程度上决定了选票的投向,最终尼克松在竞选中败北。可见仪容对事业的成功具有举足轻重的作用。

面试是一个严肃的公务场合,应聘者必须重视仪表修饰,要使自己的仪容、化妆、服饰、佩饰等都符合礼仪规范,做到整洁、庄重、正规。求职面试时,你的形象越好,你就越自信,得到别人敬重的程度也越高。面试时,一定要做到仪表端庄,仪容整洁。因为主考官首先通过求职者的仪表仪容来认识你,判断你是否是合适人选。如果求职者注重仪表仪容,能以美好的形象容光焕发地出现在面试场上,就会给主考官留下鲜明的印象。

(一)化妆

面试时一定要注意自己的仪容美,赢得面试官员的好感,促使面试成功。美容化妆对于人的仪容有画龙点睛的作用。

化妆是接受面试的重要礼仪要求。研究表明,自然适度的化妆,比不修边幅的人来说,能增加 20% 的成功机会。化妆应该与形体、肤色、服饰、发型、年龄、性格、身份相协调,而且要与面试的目的和要求有机结合起来。护理人员面试应以淡妆为宜,以自然真实为度,以协调、高雅、精神、舒适为美，以清洁健康为旨，塑造出一副淡雅清秀、健康自然、鲜明和谐、富有个性的容貌，使你焕发出青春的光彩，增强自信心，在面试的过程中增强魅力。

(二)发式

头发的造型是仪容美的重要部分，美容学家认为："发式是人的第二面孔。"恰当的发型会使人容光焕发，风度翩翩。有人说："女人的美一半在头发。"的确，女性有一头秀发，能增添无限的风韵和魅力，"头上青丝如墨染"就是形容中国美女的千古佳话。

首先，选择发型要与自己的风度、气质相一致。举止端庄稳重的人要选择朴素、沉稳的发型；活泼直爽的人要选择线条明快、造型开朗的发型；潇洒奔放的人要选择豪爽浪漫的发型。

其次，选择发型必须适合自己的脸型。椭圆的脸型是标准脸型，可任选发式；长脸型的发式应该稍大些，设计的发型应该两侧蓬松，顶部头发遮住前额，即采用阔轮廓的发型；圆脸型的发式不宜过大，设计的发型额角和顶角部分要隆起，采取高轮廓的发型；方脸型的发式宜采取弧轮廓的发型；菱形脸型的发式两侧要厚些，设计的发型两侧隆起呈椭圆形。总之，发型的设计只有与你的风度、气质、脸型相一致、相协调，才能达到和谐的美。另外，面试前一定要精心梳理、洗净梳齐，不必涂抹得过于油腻。护士面试时一般不留披肩发，不染发，不佩戴艳丽发卡。

(三)服饰

日本的著名推销大王齐腾幸之助在他的《高明的推销术》中说："服饰虽然不能造出完人，但是，初次见面给人印象的90%产生于服装。"服饰是面试中的主要知觉对象之一，服饰不仅反映了求职者的个性、习惯、爱好、审美情趣、鉴赏能力、是否成熟，而且反映了道德、礼仪修养水平、文化修养及对工作环境的理解能力等。所以面试着装，一定要三思而后行。"为获胜而着装"是你穿着的准则。

求职者的仪表仪容要与自己的年龄、体型、气质，特别是要与应聘的职业、职位相协调，与主考官的习惯相符合。首先，你应了解你将应聘的工作内容和性质，根据工作的内容和性质选择服饰。医院工作岗位是正规而严肃的，着装应该规范一些，男士可穿一身西装，女士可穿款式简单大方的裙装或套装。

服饰是一种感情符号，聪明而有经验的主考官都很注意这方面的表现，从一个人所穿的衣服上看出你的态度，到底是重视还是不重视，是热情还是冷淡。但如果由于经济原因，不能很好地装饰自己，至少也应保持服饰整洁。另一方面，即使经济条件许可，也不能过于讲究，如一身名牌或伪名牌，则可能弄巧成拙。也尽量不要戴戒指、耳环、项链、手镯等高档装饰品。另外，在一些细节方面也应特别注意，如皮鞋是否光亮，鞋带是否系上，纽扣是否扣好，丝袜有无抽丝，领带是否齐整，衣领是否翻卷等，在主考官看来也可能很刺眼，会功亏一篑。

(四)表情

应试者要面带微笑。微笑是一种善意的标志，成功的桥梁。它不仅能沟通情感，融洽气氛，以柔克刚，而且还能给人以力量，增强人的自信，掩饰和战胜自卑和胆怯。在面试中，面带微笑，不仅能增强自己的自信心，而且微笑是一种渲染剂，可温暖考官的心，引起他对你的注意和好感。

(五)仪态

仪态是指人的姿态和动作，是一种无声的语言，它自然流露了一个人的气质、风度、礼貌、修养和要传达的信息。无论男女，面试站立时从整体上要给人挺、直、高的感觉。进门时，应抬头、挺胸、面带微笑，目光注视考官，不瞻前顾后，不左顾右盼。男士步伐矫健、端庄、自然、大方，给人以沉着、稳重、勇敢、无畏的印象；女士步伐轻盈、敏捷，给人以轻巧、欢悦、柔和之感。然后站直身子，精神饱满，面带微笑，挺胸收腹，两脚并齐，双臂自然下垂或交叉于体前，两腿靠拢，像松树一样伟岸挺拔，男士显得刚毅洒脱、舒展大方；女士显得婷立端庄、秀丽俊美。要防止身体东倒西歪，摇头晃肩，弯腰驼背，无精打采，双手叉在腰间或衣袋内，也不可抱在胸前。走姿最忌左摇右摆，俯首驼背，扭腰摆臀，八字步等不良姿势。

二、面试的礼仪

(一)面试的基本规则

1. 准时赴约　求职面试者应注重获得良好的“首因效应”，因此，一定要遵时守信，切忌迟到，让接见你的人等候，那样会给人留下办事不牢、不守信用的印象。面试前关掉手机，以免干扰；入场时不要吸烟，更不要嚼口香糖等。

2. 礼貌进场　进入面试现场要先敲门，切勿冒失推门而进。如果你是登门造访的不速之客，则应将右手握成半拳状，用中指轻轻叩门，得到许可后方可进入；如果是约定好面试时间，当被叫到名字时，以爽朗的声音应答。

3. 举止得体　进门后求职者应主动向主考官点头问好，但不要贸然伸手与主考官握手，若主考官站起来与你握手，你则热情地把手伸过去与之相握。即应是主考官先伸手，然后你单手相迎，右手相握，并做到有请才坐，略表谢意。

就座时应轻轻落座，上身正直，微向前倾，注视考官以示尊重；双手放在扶手上或交叉于腹前，双腿自然弯曲并拢，双脚平落地面；若是软绵绵的沙发靠椅，也尽量控制自己，不要陷下去；要挺腰坐直，不要弓腰屈背，抓耳挠腮，高跷“二郎腿”；女士忌双腿分开，身体各部位都不要抖动。一般情况下，要面向居中的考官，回答他首先提出的问题。当旁边的辅助考官提问时，应调整坐姿，面向他，以示认真对待。因为，他是辅助考官，你一听他的提问就马上面向他，会使他觉得你对他重视和尊重，能赢得他的好感。

4. 自我介绍　面试一般从自我介绍开始。自我介绍是展示自我的重要机会。虽然你的求职信和个人材料考官已看过，但面试时考官可以通过它考察你的口才和气质。自我介绍一般很短，两三分钟就够了，主要包括姓名、毕业学校、专业、学习成绩、担任职务、获奖情况、特长、社会实践经历等。自我介绍时要充满自信，落落大方，内容有针对性，态度诚恳。表述时可适当融入幽默。对于缺点点到为止，不必过分夸大以示“谦虚”，但也切忌自我炫耀，得意洋洋。需递个人资料时，应站起身双手呈上，表现出大方、谦逊和尊敬。

(二)面试的应答礼仪

1. 听清问题　面试者须让主考官先开口发问，认真听清题目及要求，然后针对问题做正确得体的回答。面谈时应尽量减轻压力，放下包袱，保持轻松自如的状态，尽自己所能发挥到最好水平。

2. 冷静应答　主考官为了考察你的应变能力，常常采用较为特殊的方法和询问极敏感的话题，求职者要充分体现你的修养，保持情绪的稳定。

若考官问你面试的目的和动机，如你为何要找这份工作？你找工作最重要的考虑因素有哪些？这一类问题主要是想了解你的工作态度，是为了生计、赚钱，还是为了理想、事业。你的回答应该使考官觉得你的工作态度、志气，对自己的希望和评价都适合你所申请的工作。

若问你的申请条件，是考官想知道在众多的应聘者当中为什么要选择你。从理论上来说，被通知面试的应聘者基本条件都符合，都有机会被录用。考官需要从面试的表现中，来判断谁最合适。而你的任务就是说服主考官你是最适合的人选。这就需要你镇定、自信、清醒、诚恳，一语中的，言之有物。

若问你的特长、兴趣、爱好，如你认为你有哪些优点和缺点？你业余时间有什么消遣？这一类问题意在了解你的素质是否与应聘的工作相适应，你应尽量突出你的长处，而且这些特长非常适合工作的要求。你的兴趣、爱好也要服从于和服务于应聘工作的性质，使考官觉得你的素质很适宜他的工作。

对意想不到的提问必须迅速回答，提出这类问题的目的是考察你的应变能力，最容易留下不良印象的莫过于你以尴尬的表情无以应对或坐着发呆。应抓住问题的症结所在，一边分析一边思考对策，作出不同的回答，即使出现一点小差错，也关系不大。

3. 争取主动　求职者应善于思考，把握机会，充分展现自己的才能，赢得主考官的重视，因为用人单位不希望录用只能照章办事，工作呆板，遇事无措，缺乏主动，缺乏创新精神的人员。与此同时，应答也要诚实坦率，切忌不懂装懂，滔滔不绝，贬低他人，出言不逊。

4. 随机应变　面试者还要仔细观察主考官员的面部表情，并根据他的表情变化及时调整自己的面试内容。当他对你的谈话心不在焉时，你应立即中止谈论，采用提问形式，让他讲解；当他对你所谈论的某一话题不感兴趣时，你应转换话题；当他对面试有疲劳厌倦情绪时，你应起身告退，再约时间……总之，要善于观察，仔细“阅读”考官的面部表情，洞悉他的内心情感，迎合他的情绪变化，顺应他的感情迁移，以避免引起他的反感，给他留下轻松愉快的印象。

5. 礼节告辞　有礼节的告辞是面试的最后一个重要环节。很多时候面试结束时你的冷静与否，恰恰是决定是否录用你的关键。当所有考官的问题都提问完毕，主考官告知或示意面试者结束时，应聘者不管对自己的回答是否满意，都应道声“谢谢”，一边面带微笑地依次与主考官及其他人员握手告辞，力争做到失聘不失态。走出房间时，应轻启轻关房门。此时的大忌乃是对考官说上一些“拜托你啦”“请多关照”之类的话，也不要在站起身的同时，使桌椅发出响声，这可能表明你因缺乏信心而造成的慌乱；如果一声不吭就离开，并在出门的同时“砰”的一声带上了房门的人，只能是一个没有礼貌没有教养、自高自大的狂妄者。

总之，一个求职者如不懂得、不讲究礼仪行为规范，首先就缺乏尊重人的前提，招聘者往往不会与之深谈，也很难进一步了解其知识与技能。在当今社会，一个人不会因为不懂礼貌被判刑，但不懂礼仪，不注重礼仪，却可能损害求职者的良好形象，使求职者丧失就业的机遇和交往中赢得尊重的可能。一个注重求职面试礼仪的人，在求职面试中通过他的一言一行，仪表、仪容、仪态、文明用语等表现出良好的综合素质，既反映了他个人的文明修养，又给人以美好的印象，使人乐于与之交谈，从而有助于面试获得成功。

第五节　涉外礼仪

“入境而问禁，入国而问俗。”

——孔　子

涉外礼仪对于涉外工作人员来说是一种职业素质、文化修养，它不仅可以凸显个人魅力，还关系到一个医院的形象，乃至民族尊严和整个民族的精神面貌。随着我国对外交往的增多，护理事业正迅速与世界接轨，因而要求我们了解世界各国各民族的礼仪常识，这对我们顺利开展多元文化护理有着十分重要的意义。

一、涉外礼仪的概念和基本原则

(一)涉外礼仪的概念

涉外礼仪是指在对外交往活动中，用以维护自身和本国形象，向交往对象表示尊重和友好意愿的国际通用礼节规范。它是全世界各国人民共同遵守的准则。

世界各民族在其发展的历史过程中，形成了各自的风土人情和习俗，同时又受文化背景、生活习俗、宗教信仰等多种因素的影响，使得各个民族、各个国家的礼仪同中有异，异中有同。如有触犯或不恭，就会引起不快，甚至发生纠纷。

(二)涉外礼仪的原则

国际交往礼仪十分复杂，并且随着社会的发展和文明程度的提高而不断演变、发展。我国对外交往中提出坚持“和平共处五项原则”，即“互相尊重主权和领土完整、互不侵犯、互不干涉内政、平等互利、和平共处”。这不仅是我国处理国与国之间双边关系的基本原则，也是组织和个人在涉外交往活动中应遵循的基本准则。

1. *相互尊重的原则* 各国之间在交往中要相互尊重主权和领土完整、尊重国家的尊严；尊重国旗和国徽；尊重各国的宪法、法律；尊重各国的风俗习惯等，不可将自己国家的礼俗套用在外宾身上。因此，护士在护理外国籍的患者时，事先要了解该患者是哪个国家的公民，这个国家的公民普遍具有哪些习俗，以便满足患者的需求，更好地体现护理的价值。

2. *平等相待的原则* 在对外交往过程中要遵循“平等”原则，即在接待外宾中，不论国家的大小、强弱，接待的礼仪程序、规模规格等应一视同仁。充分体现联合国宪章中明确规定的“大小各国具有平等的权利”这一原则。交往中还要注意自身的国格、人格，始终坚持对人热情但不卑躬屈膝、点头哈腰，不卑不亢，也不盛气凌人。

3. *维护形象原则* 个人形象在涉外护理中之所以深受重视，主要是因为：①每一个人的个人形象，都真实地体现着护士的个人教养和品位，都客观地反映了她的精神风貌与生活态度。②每一个人的个人形象，都如实地展现了护士对交往对象的重视程度。③每一个人的个人形象，都是其所在单位的整体形象的有机组成部分。当人们不知道某一个人的归属时，他个人形象方面所存在的缺陷，顶多会被视为个人方面存在着某些问题。但当人们确知他属于某一单位，甚至代表着某一单位时，则往往将其个人形象与所在单位的形象等量齐观。④每一个人的个人形象，在涉外护理中还往往代表着其所属国家，所属民族的形象。

4. *谨慎对待原则* 所有的涉外活动都要认真谨慎对待，凡熟知涉外护理工作的护理人员都知道“涉外无小事，细微见风貌”。对患者治疗护理饮食起居都要照顾周到，谨言慎行，不能出现丝毫纰漏；稍有差池便覆水难收，难以弥补，既败坏了本人形象，也容易引起外交上的问题。

5. *内外有别原则* 与外宾的来往是有分寸的，热情友好并不等于什么都可以告诉对方，特别是涉及机密的有关科研课题、科研成果、文件记录、统计数据等均要注意保密，以免造成不可挽回的损失。

(三)西方国家的主要习俗

1. *女士优先* 所谓“女士优先”，是国际社会公认的一条重要的礼仪原则，它主要适用于成年异性社交活动。“女士优先”的含义是：在一切社交场合，每一名成年男子都有义务主动自觉地以自己实际行动，去尊重妇女，照顾妇女，体谅妇女，关心妇女，保护妇女，并且还要想方设法，尽心竭力地去为妇女排忧解难。倘若因为男士的不慎，而使妇女陷于尴尬、困难的处境，便意味着男士的失职。上层人士尤为重视这一礼仪。人们发表演说，开场称呼总是要先说“女士们”，再说“先生们”；进出电梯，出入门厅，男士要抢先一步把门打开，然后让女士先行；与女士一同进餐，男士应把椅子从餐桌下往外拉开，女士站到位后再把椅子推回，让她坐下；上楼梯时，是女先男后，下楼梯则是男前女后，以防发生意外时，男士可以设法保护女士。总之，男士应当尽可能地为女士效劳，尽量为她们提供方便。

2. 尊重隐私　一般的交谈，尽量不要涉及敏感的政治问题、私人生活问题和疾病、死亡等话题，也要避免语带讥讽，不要说些庸俗的俏皮话，但适度的幽默和风趣则很受欢迎。一般而论，在国际交往中，下列八个方面的私人问题，均被海外人士视为个人隐私问题。其一，是收入支出。其二，是年龄大小。其三，是恋爱婚姻。其四，是身体健康。其五，是家庭住址。其六，是个人经历。其七，是信仰政见。其八，是所忙何事。要尊重外国友人的个人隐私权，首先必须自觉地避免在与对方交谈时，主动涉及这八个方面的问题。为了便于记忆，它们亦可简称为“个人隐私八不问”。对方不愿回答的问题也不应究根寻底。对对方反感的问题应表示歉意或立即转移话题。在谈话中一定不要批评长辈或身份高的人，不要议论当事国的内政，不要耻笑、讽刺对方或他人，不要随便议论宗教问题。

典型案例

美国人为何对李鸿章不满

据说清朝政府官员李鸿章有一次宴请美国官员，在一家美国大饭店备下了十分丰盛的酒菜，然后按中国习惯对来客说：“粗茶淡饭，薄酒一杯，不成敬意，多多包涵。”来宾看着满桌的酒菜，对他的话大惑不解，美国老板也不满意，这岂不是影响酒店声誉，非要李鸿章说出饭菜“粗”在哪里，酒又“薄”在哪里。这虽然是一则轶闻趣事，但也说明了东西方礼仪习俗的不同。

3. 谈话求实　对一些表达心意的话，西方人喜欢直率的谈吐，而忌讳客套。在涉外护理中涉及自我评价时，虽然不应该自吹自擂，自我标榜，一味地抬高自己，但是也没有必要妄自菲薄，自我贬低，过度地对外国人进行谦虚、客套。如我们中国人作报告或发言，总要来一段谦虚词，说“准备不充分”“水平有限”。完了还要补充说明是“抛砖引玉，请批评指正”。而美国人上来先自我表扬一番，特别说明准备得如何充分，讲完了还要对别人的恭维话进一步发挥，“我确实讲得很清楚……”。如果中国人学美国人，或是美国人学中国人，在自己的沟通对象面前说话就会引起反感。

4. 爱护环境　作为涉外礼仪的主要原则之一，“爱护环境”的主要含义是：在日常生活里，每一个人都有义务对人类所赖以生存的环境，自觉地加以爱惜和保护。在涉外交往中，之所以要特别讨论“爱护环境”的问题，除了因为它是作为人所应具备的基本的社会公德之外，还在于，在当今国际舞台上，它已经成为舆论关注的焦点问题之一。与外国人打交道时，在“爱护环境”的具体问题上要好自为之，严于自律。具体而言，中国人在涉外交往中特别需要在“爱护环境”方面备加注意的细节问题主要有：①不可毁损自然环境；②不可虐待动物；③不可损坏公物；④不可乱堆乱挂私人物品；⑤不可乱扔乱丢废弃物品；⑥不可随地吐痰；⑦不可到处随意吸烟;⑧不可任意制造噪声。

二、涉外礼仪的基本规范

(一)见面礼

1. 称谓礼　不同的国家有不同的称谓习惯,外国人姓名与我国的姓名区别很大,姓名中的字词含义、组成、排序都有明显不同。按其排列顺序基本上有以下3种:①姓前名后,如在中国、朝鲜、越南、日本、蒙古、阿富汗、匈牙利和一些非洲国家。②名前姓后:如在欧美各国、中东和亚洲的印度、泰国、菲律宾等地区。③有名无姓,如在缅甸、印度尼西亚和我国的蒙古族。

(1)通称:国际上不论其年龄长幼,通常称成年男士为先生;对已婚女士称夫人、太太或女士;对未婚女子称小姐;对戴有结婚戒指的可称夫人;对不了解婚姻状况的女子也可泛称小姐或女士。在西方,女士们普遍喜欢用比自己的实际年龄更显年轻的方式被人称谓。

(2)职衔称:对医生、教授、法官、律师、博士等具有明确职衔者,可单独称其职务或学位,如“秘书小姐”“护士小姐”。也可加上姓氏和先生,如××法官先生、××医生、××教授等;对军人、警察等,一般称其军(警)衔或军(警)衔加先生,如少校先生、警官先生。

(3)习惯称:对来自君主国家的贵宾,则按其国内的习惯称呼。如××国王(王后)、××国王陛下、×××公主、××王子殿下;对有爵位称号的,可称其爵位,也可称阁下或先生。

有的国家还有习惯称呼,如称公民等。在日本对妇女一般称女士、小姐,对身份高的也称先生,如中岛京子先生。

(4)其他称谓:对服务人员一般可称服务员,如知道姓名的可单独称名字。但现在很多国家越来越多地称服务员为先生、夫人、小姐。

对教会中的神职人员,一般可称教会的职称,或姓名加职称,或职称加先生。如福特神父、传教士先生、牧师先生等。有时主教以上的神职人员也可称阁下。

2. 问候礼　问候、寒暄用语反映了一个民族的文化:中国人拿“吃饭”问候是因为在我们这个世界上人员最多的国度里“吃饭”是人人关注的问题,反映了中国“民以食为天”的心态,而英国人以“Lovely weather, isn't it?”谈论天气的话与人搭讪,与英国的地理环境有关。中国人见面打招呼除说像英语的问候语“你好”“你早”外,最常用的是“上哪儿去?”“吃了吗?”这两句若用英语直译出来成为打招呼的句式的话,则会使以英语为母语的人感到不快,因为:“Where are you going? What are you doing? Where have you been?”均属私事,旁人没有必要打听。他们的内心反应的潜台词可能是:“It's none of your business!(你管得着吗?)”而“Have you eaten yet?”或“Have had your lunch?”他们可能理解为:“我也没有吃,走吧!我们一起去吃点东西吧!”或者听到此话后会不高兴地说:你们为什么老问我吃了没有?我不是没有钱呀!

3. 吻手礼　属拉丁语系的国家及欧洲多数国家,行吻手礼的风俗甚为普遍。所谓吻手礼,是指一般高层社会的妇女,尤其是贵族,遇见男士时,稍倾其上身,伸手,手指下垂,此时男士须谦恭地执其手指,稍提起,吻其手,或作轻吻状,这就是吻手礼。

行吻手礼应注意:①吻手多为表示意思,轻吻即可。②女士未先表示,男士不可强行。③不可对未婚女士行吻手礼。④吻手礼多在正式场合用,一般公共场所不行吻手礼。

4. 亲颊礼　欧美国家行亲颊礼也很普遍。一般而言,只亲吻其右颊,表示友谊。很亲密的至亲好友,也可亲了右颊,再亲左颊。行亲颊礼,男女皆可主动。

5. 拥抱礼　拉丁美洲、中东乃至东欧，男士间或女士间相见，多行拥抱礼。拥抱礼多用于官方、民间的迎送宾客或祝贺致谢等社交场合。两人相对而立，上身稍稍前倾，伸开双手，右手高伸，搭对方左肩上方，左手从对方右肋往背后轻轻环抱，彼此头部及上身向右相互拥抱，再向左拥抱一次，并用手轻拍对方的背，表示重逢的喜悦和亲密。离别时行拥抱礼表示珍重，稍作寒暄或道别，再松手复原。注意事项：行拥抱礼切忌紧抱或搭错位。

(二)服饰礼仪

在涉外社交场合，服饰表征了一种无言的文化，着装体现了一种精湛的艺术。所以，人们常常将穿戴什么、如何穿戴作为评价涉外社交礼仪的一个重要尺度。

1. 服饰原则　服饰原则除遵循第五章所述"TPO"原则外，还需遵守以下原则。

(1)"PAS"原则："PAS"是 profession(职业)、age(年龄)、status(地位)的缩写。意即在涉外社交场合，我们的服饰要符合职业、年龄、地位这些特质。因为外国人普遍认同只有尊重自己的职业、年龄、地位，才能去尊重他人的观点。由于电影和小说对西方社交舞会的大肆渲染，使许多人在现实的涉外社交场合，或穿得暴露性感，或一味堆砌自己的权威感、大谈创业奇迹，或模仿他人的穿着，而事实上，这都是非常失礼的，外方会认为你的服饰是表演，是掩饰，合作必然缺乏诚意，毫无疑问，令人反感。

(2)"NC"原则："NC"是 nation(民族)、character(个性)的缩写。在涉外社交场合，精心穿着体现民族风情文化、富有个性美和自然美的服饰，并不完全是出于自尊，也是为了尊重他人的文化和审美，这是服饰礼仪的内在道德要求。

2. 服饰禁忌　在任何涉外社交场合，女士不能穿超短裙，男人不能穿短裤；西方女性可以穿袒胸露背的长裙或透明装进入社交场合，而东方女性因传统文化习俗的羁绊，不可盲目仿效。

参加一些盛大的典礼时，发现仪容不整或需调换衣服，应到盥洗室；在涉外社交场合，男士提裤子，女士隔着裙子提长袜都是大不雅；无论天气如何炎热，不能当众解开纽扣，敞开外衣；小型便宴，如主人请客人宽衣，男宾方可脱下外衣。男士任何时候在室内都不应该戴帽子、手套；通常在室内不要戴黑色眼镜，就是在室外，遇有隆重仪式或迎送等礼节性场合，也不应戴黑色眼镜。

参加各种涉外活动，进入室内场所均应摘去帽子和手套，脱掉大衣，风雨衣等。西方妇女的纱手套、纱面罩、帽子、披肩、短外套等，作为服装的一部分允许在室内穿戴。

(三)西餐礼仪

吃西餐讲究文雅，进入餐厅，不要直冲入自行找位，而应先在接待处等候，再由侍应带领入座。就餐时，要求坐姿端正，不可以手托腮或臂肘交叉放在餐桌上。坐定后将餐巾打开，平铺在腿上，不能将餐巾拥在腰间或吊在领口(婴幼儿除外)。落单时应由头盆、汤、主菜顺序逐样点，甜品及咖啡可在吃完主菜后才点。西餐餐具与中餐不同，一般有刀、叉、匙、盘、杯等，刀叉的握法一般是左叉右刀。欧陆式方法是以右刀切食物，用左叉将食物送进口内，直至吃完才放下刀叉；美式方法则是以右刀切开食物，然后放下刀，换右手拿叉才吃。选择哪一种方式都可以，但应"从一而终"。吃面包时，应用刀切成片或用手撕成片后送入口中，不能拿起整块面包用嘴直接啃。喝汤时，应用汤勺舀起一勺一勺地喝，不能端起汤碗直接喝，最重要的是千万不要喝出声来，汤太烫时，不能用嘴吹，要想冷得快，唯一的方法是用小勺轻轻搅拌。喝酒或饮料要先擦擦嘴再喝，以免将嘴上的油渍遗留在杯口上。

进餐时,一面嚼东西一面交谈是不礼貌的。同桌人可相互敬酒,但绝对不能劝酒。用餐时也不能吸烟。万一有东西嵌入牙缝,可以用餐巾遮住嘴偷偷取出,如果不能简单取出,就借故去一下洗手间再想办法,千万不可当桌用手指或叉子掏剔。喝茶或咖啡如愿加牛奶和糖,自取后用小茶匙搅拌,搅好后将茶匙放在小碟内,不要插在杯中。喝时应端起杯子就口慢慢喝,不要用勺舀,也不要端起杯子一饮而尽。

进餐中途离座或吃完饭离去时,应将餐巾略折,放于左边台面。吃到一半欲暂停时,可将刀叉呈"八"字左右两边放在碟上,吃完后刀叉则应平衡地斜放右边,叉尖向下。自助式西餐,取食时应沿菜台按顺时针方向移动,以免与人发生碰撞。吃好后暗示服务生收拾餐具的方法是:将刀叉合拢并列放在盘子中间。

【拓展阅读】

材料一

各国风俗习惯

中东信奉伊斯兰教的国家,伊斯兰教徒都视未放血的动物为禁品,禁食猪肉、狗肉、猫肉,一般也禁食鱼肉、马肉、驴肉。伊斯兰教徒不吃猪肉,也忌谈猪,在斋月里日出之后、日落之前不能吃喝;佛教徒不吃荤;印度教徒不吃牛肉;多数的阿拉伯人不喜欢吃海参、螃蟹等食物,也不食无鳞鱼。接待来访伊斯兰教徒客人一定要安排清真席,特别要注意冷盘中不要出现猪肉和他们不吃的其他食物。古兰经规定,伊斯兰教徒在正式场合严禁饮用含酒精的一切饮料,但在公开场合各国对酒的忌讳程度是不同的。有的国家在餐桌上可以摆酒杯,酒杯里可以放矿泉水、橘子汁等饮料代替酒。有的国家自己不喝,但其他人饮用他们不反感。但有的国家要求桌子上只能摆水杯,不能出现酒杯。有的不喝烈性酒,有的连啤酒也不能喝。在接待不同国家的客人时要事先了解清楚。

信奉伊斯兰教的国家每年有斋月,斋月是按回历推算的。在斋月里日落之后、日出之前不能吃喝,所以来访、出访时都要尽量避开这个时期。虔诚的伊斯兰教徒每天都要面向圣城麦加方向祈祷5次,就是说有晨礼、有晌礼、有晡礼(每天3点到5点)、有昏礼、宵礼。他们(伊斯兰教徒)都自带小地毯,到了钟点就朝麦加方向做礼拜。碰到这种情况应给予理解,不要新鲜好奇,看热闹或笑话人家,避开他们朝拜的方向。伊斯兰国家规定星期五为休息日,一般要到清真寺做礼拜,如果正好碰到星期五要注意人家的这个习俗。注意安排时间让人做礼拜。进入清真寺前要脱鞋,在参观清真寺时不要穿破损的袜子。

伊斯兰教徒一般都认为左手是脏的,忌讳用左手给人传递物品,特别是食物。在伊斯兰教徒家里做客,主人有时用右手抓一些肉、米饭分给大家,这时不要拒绝,不能表现出为难的样子。接受主人递茶的时候,一般都认为用双手接比较文明,但在伊斯兰教徒国家不要双手接,要用右手接。给伊斯兰教徒递东西时,千万注意不要上左手。有些伊斯兰国家,如伊朗、沙特,妇女外出时必须要穿恰兜(这是一种能将头部及全身罩住的黑色长袍)。现在一些年轻的姑娘不太喜欢穿这种服装,因为它不方便,她们就穿"man tong",这是一种类似风雨衣的宽松袍子。对于外国妇女虽然不一定要穿恰兜或"man tong",但一定要戴头巾,头巾一般为黑色、白色、咖啡色,把整个头发要包起来。如果穿连衣裙,必须要长袖的,不能穿紧身的,不能露出线条,而且要穿素色的。穿裙子的话,要穿深色的长筒袜,如果是浅色的,不能是透明的。另外,女士不能与男士握手,如果说一时忘了把手伸出来了,可以就势把手变成致意的一种姿势。

信仰印度教的国家(比如印度、尼泊尔等国)奉牛为神,牛在大街小巷上走行,人与车辆一定要避让。在印度、尼泊尔很多人不吃牛肉,而且也忌讳用牛皮制成的皮鞋、皮带。在尼泊尔黄牛被视为国兽,颈后带驼峰的牛被视为神牛,受到尼泊尔人、特别是印度教徒的尊重。尼泊尔的法律规定,神牛和母黄牛受到法律保护,一律不得宰杀。一位印度的专家解释了印度教禁牛的由来,他说:"牛的奶汁哺育了幼小的生命,牛耕地种出的粮食养育了人类,牛就像人类的母亲一样,所以我们非常敬牛。"

在信奉佛教的国家里如缅甸、泰国等东南亚国家,人们非常敬重僧侣。僧侣乘车、坐船,人们都要起立、让位。家家户户都要奉斋,黎明时准备好饭菜,等待僧侣的光临。男子一生至少要剃度一次,当过和尚才算成人,连王储也不例外。僧侣和虔诚的佛教徒一般是素食者。他们非常注重头部,忌讳别人提着物品从头上掠过。长辈在座,晚辈不能高于他们的头部。所以,经常看到他们把姿势压得很低。小孩子头部也不能随便抚摸,有些中国人喜欢摸小孩的头部,这是犯忌讳的。他们认为,除了佛和僧长,或是父母能摸小孩的头,算是祝福,别人摸了就不吉利。泰国人还比较忌讳跷二郎腿,把脚底冲着他人;睡觉时头不能朝西,因为日落西方象征着死亡。

各国对数字还有一些忌讳,比如日本人忌讳 4 字,因为 4 字与死的读音相似,意味着倒霉和不幸。在日常生活中礼品不送 4 件,剧场不用 4 号。天主教徒忌讳"十三"这个数字,尤其是"十三日星期五",遇上这种日子,一般不举行宴请活动。

同一个手势、动作,在不同的国家表示不同的意义,比如拇指和示指合成一个圈,其余三个手指向上立起,在美国这表示 OK,但在巴西,这是不文明的手势。在中国,我们对某一件事、某一个人表示赞赏,我们会跷起大拇指,真棒!但是在伊朗,这个手势是对人的一种侮辱,不能随便使用。在我国一般摇头表示不赞同,但在保加利亚、尼泊尔正相反,摇头表示很高兴、很赞同,点头表示不同意,他一晃脑袋你就知道他很高兴。东南亚一些国家忌讳坐着跷大腿。使用筷子进食的东方国家,用餐时不可用一双筷子来回传递,也不能把筷子插在饭碗中间。

世界是很大的,风俗习惯繁多,要想同他们打交道,就要了解他们。否则会使人误以为对他们不尊重或闹出笑话。新到一个国家或初次参加活动,应多了解,多观察,不懂或不会做的事,可仿效别人。

材料二

常用的花语

附子——敬意	牵牛花——爱情永结	紫菀——回忆
黑桑——生死	向日葵——敬慕	红玫瑰——我爱你
罂粟——安慰	秋牡丹——失恋	水仙花——尊敬
康乃馨——母爱	大丁香——神秘	芍药——恐惧
菊花——高尚	风铃草——温柔的爱	乌不宿——慎重
豆蔻花——别离	铁线莲——高洁	勿忘我——永恒的爱
杜鹃花——节制	洋绣球——自私	梅花——高洁
鸡冠花——多色的爱	紫茉莉——小心	野蔷薇——悔过
百合花——纯洁	凤仙花——惹人爱	雪割草——忍耐

陆莲花——谴责
大岩桐——欲望
千日草——不朽
橙花——贞洁
翠菊——远虑
桃花——疑惑
文竹——永恒
矢车菊——雅致
飞燕草——轻薄
芦荀花——常变的爱
长春花——快乐的回忆
紫罗兰——贞节
雏菊——清白
睡莲——清净
剑兰——性格坚强
石楠花——庄重
美人蕉——坚实
鹿子草——亲切
牡丹——富贵
延龄草——美貌
樱草花——青春
郁金香(白)——纯情、纯洁
金鱼草——愉快
棕榈——胜利
鹤望兰——吉祥胜利
李花——纯洁
金盏花——悲哀
麒麟草——警戒
紫丁香——初恋
桔梗——气质高雅
白茶——无瑕
郁金香——魅惑
玉蝉花——信任
栀子——清雅
香橼——刻毒之美
百日草——思考
燕竹花——友谊
三轮草——想念
三色槿——思念
荷花——默念
福寿草——回忆
大丽花——华丽
金缕梅——灵感
白山茶——真爱
樱花——淡泊
春番红花——青春之乐
羽扇豆——幸福
星辰花——永不变心
火鹤花——热烈豪放
圣诞红——祝福
败酱——纯洁的恋情
波斯菊——纯洁
米红康乃馨——伤感
杏花——疑惑
蝴蝶兰——初恋
红山茶——天生丽质
溪苏——愤慨
月见草——魔力
海芋——热情
花菖蒲——优雅
黄郁金香——绝望之爱
林檎——引诱
白头翁——命运
红花——差别
金雀儿——谦逊
石竹——谦逊
玛格烈菊——预言
风信子——游戏
满天星——真心喜欢
金鱼草——爱出风
铃兰——幸福
泰山木——威严
白丁香——愉快
石斛兰——父亲之花
翠竹——胸怀坦荡
勿忘我衬满天星——友谊永存
剑兰衬孔雀草——宏图大展
康乃馨衬满天星——温馨慈爱
红玫瑰衬情人草——情有独钟

【思考与练习】

练习一

你是否了解在公共场所应遵循的礼仪规范？你能列出主要的人际交往中的礼仪禁忌吗？

练习二

护士小英毕业刚满1年便被安排到门诊当导医护士。请你告诉她，接待各种各样的病人或来访者时应怎样称谓才显得文明礼貌？

练习三

病区值班护士小秦正与实习护士交谈，电话铃响了。她不想中断自己的话，待铃响多次后才拿起话筒。

小秦：“喂，你找谁？”

对方：“我是门诊值班护士，是泌尿外科吗？怎么你们这么长时间不接电话？”

小秦:“我们忙着呢。”

对方:“马上给你们科送一名泌尿系结石的男病人,58 岁。”

小秦:“知道了!”放下电话。

请回答:小秦在接电话的过程中有哪些不妥之处?护士在打电话和接听电话时要注意什么?

【实践演练】

模拟面试

在近两年工作的学姐中开展一个小范围的调研,收集面试时面试官提问的内容,整理后以大组为单位,作一次现场模拟面试。每人自我介绍 1 分钟,回答考官提问 1 分钟。在面试中全面考查学生的仪表、举止、语言、礼仪及应变能力。

【网上练习】

利用网络资源,获取医疗机构招聘面试的有关信息,并对如下问题进行分析思考。

1. 医疗机构主要用何种方式进行新员工的招聘面试?

2. 医疗机构如何从众多的简历中遴选参与面试者?

3. 医疗机构在面试时主要考察求职者哪些素质?

4. 面试成功者的主要经验有哪些?主要使用了哪些礼仪?

【课堂游戏】

“言不由衷”

1. 学习目标　复习常用的护理礼仪规范。

2. 游戏过程

(1)人数队形:将学生随机分为两大组并排序,两组人数相等。

(2)游戏前各组拟订向对方提问的问题,问题须围绕礼仪规范展开,题量不限。

(3)游戏中先由 A 组 1 号向 B 组 1 号提问,答对则换由 B 组向 A 组提问。

(4)此游戏是用“是/对”“不是/不对”回答的游戏。但回答必须要言不由衷,颠倒事实来回答。如对一位男护生问:“你上班前要擦口红?”男生必须回答“是”。

(5)答对时答题组得分,答错时则提问组得分,统计两组得分情况,评出获胜组。

(翟惠敏　刘宏华)

附录　习题与案例

习题部分

一、A_1 型题(单句型最佳选择题)

1. 对人际关系理论的理解,下列哪项是错的(　)
   A. 人际关系是人与人之间心理上的距离
   B. 人际关系是人与人空间上的距离
   C. 人际关系理论是研究人与人之间社会关系一般规律的科学
   D. 处理人际关系是人文修养的重要内容
   E. 研究护士人际关系有利于提高医疗护理质量
2. 人际关系主要的特点是(　)
   A. 单纯性　B. 灵活性　C. 稳定性　D. 多重性　E. 随意性
3. 在护理人员的各种人际关系中,最主要的是(　)
   A. 护理人员之间的关系　B. 护士与患者的关系　C. 护士与医生的关系
   D. 护士与患者亲友的关系　E. 护士与各种人群的关系
4. "先入为主"反映了人际交往中的(　)效应
   A. 首因效应　B. 近因效应　C. 晕轮效应　D. 移情效应　E. 社会刻板效应
5. 人们常说"嘴上没毛,办事不牢",这是一种(　)效应
   A. 社会刻板效应　B. 首因效应　C. 晕轮效应　D. 移情效应　E. 近因效应
6. "宁与君子同贫,不与小人同财"说明(　)是人际吸引的重要条件
   A. 经济状况　B. 个性品质　C. 能否互利　D. 熟悉程度　E. 特征的相似性
7. 护士上班时应常到病房巡视,因为在人际交往中(　)会增加人际吸引
   A. 相近　B. 才能　C. 相似　D. 互补　E. 美感
8. "敬人者,人恒敬之",说明人与人交往须遵循下列哪一原则(　)
   A. 信誉原则　B. 情境控制原则　C. 相容原则
   D. 交互原则　E. 自我价值保护原则
9. 下列哪项不是沟通的基本结构因素(　)
   A. 信息的发出者和接受者　B. 信息的内容　C. 沟通的背景
   D. 沟通的方式　E. 信息反馈过程
10. 对沟通的基本结构因素,理解错误的是(　)
    A. 信息背景是引发沟通的"理由"　B. 信息形成者又称为"编码者"
    C. 信息接受者又称为"译码者"　D. 确定沟通是否达成的因子是"反馈"

E. 传递信息的途径越多,接受者越无法理解信息

11. 美国心理学家摩根对纽约州退休老人做调查,发现凡是在人际关系方面保持较多往来并较为协调的老人,比那些很少与人交往的老人有更多的幸福感,而后一种老人更多地体验到悲伤感和孤独感,这体现出了人际沟通的哪种功能(　　)

A. 认知平衡作用　B. 协调作用　C. 保健作用
D. 决策作用　E. 工具作用

12. 治疗性沟通要以(　　)为中心

A. 护理工作质量　B. 病人满意率　C. 护士满意率
D. 医院长远利益　E. 病人的健康

13. 口语沟通的特点是(　　)

A. 信息易保留　B. 容易出现失误　C. 效率高
D. 不受时空的限制　E. 反馈不及时

14. 语言沟通的主要媒介是(　　)

A. 表情　B. 眼神　C. 文字
D. 手势　E. 姿势

15. 下列哪种情况属于非正式沟通(　　)

A. 护士长向护士布置工作　B. 护士向护士长汇报差错经过
C. 小张和小李商量修改论文　D. 下班后护士长找护士谈话了解情况
E. 刘护士下班前向李护士交代病情

16. 双向沟通的特点是(　　)

A. 接受者范围广　B. 几乎没有回馈　C. 易造成误解
D. 不利于联络感情　E. 信息传递速度慢

17. 影响沟通效果的客观环境因素不包括(　　)

A. 噪声因素　B. 氛围因素　C. 背景因素
D. 认知因素　E. 距离因素

18. 影响人际沟通效果的环境因素是(　　)

A. 沟通者情绪烦躁　B. 沟通者听力障碍　C. 沟通双方距离较远
D. 沟通双方信仰不同　E. 沟通双方价值观不同

19. 影响人际沟通的隐秘性因素是指(　　)

A. 沟通场所阴暗　B. 沟通者双方距离较远　C. 沟通者一方情绪悲哀
D. 沟通者一方性格内向　E. 沟通过程中有其他人员在场

20. 对护患关系的性质与特点理解正确的是(　　)

A. 护患关系是护士个人与患者个人的关系　B. 护患关系是以护士为中心的关系
C. 护患关系的实质是互相满足对方的需要　D. 护患关系中相互影响作用是对等的
E. 护患关系多方面、多层面的专业性互动关系

21. 护患关系的实质是(　　)

A. 满足患者健康需求　B. 促进患者的配合　C. 规范患者的遵医行为
D. 强化患者自我护理能力　E. 帮助患者熟悉医院规章制度

22. 护理人际关系的复杂性主要是由下列哪个因素决定的(　　)

A. 护士的专业职能　B. 护理任务的特定时间跨度　C. 护士的角色及功能
D. 护理服务对象的特殊性与复杂性　E. 健康服务工作的整体性及系统性

23. 下列有关护患关系的内容中，哪一项构成了护患关系的基础(　)
A. 道德关系　B. 技术性关系　C. 利益关系
D. 法律关系　E. 文化关系

24. 指导一合作型护患关系适用于(　)
A. 脑出血患者　B. 老年痴呆患者　C. 精神疾病发作期患者
D. 阑尾炎术后患者　E. 病理性黄疸的新生儿

25. 下列有关"指导-合作型"护患关系模式的说法，错误的是(　)
A. 是一种微弱单向的模式　B. 是以生物医学模式为主导思想的护患关系
C. 模式原型是"父母-儿童"　D. 模式的特征是"护理人员教会患者做什么"
E. 模式适用于所有恢复期患者

26. 医护关系模式应是(　)
A. 指导合作型　B. 紧密联系型　C. 并列互补型
D. 相互监督型　E. 主导从属型

27. 建立良好医护关系的原则是双方应相互(　)
A. 依存　B. 独立　C. 监督
D. 尊重　E. 补充

28. 护理人员对数名患者进行健康教育时，需要运用的沟通方式是(　)
A. 个别交谈　B. 小组交谈　C. 跨个体沟通
D. 大众传播　E. 个体内部沟通

29. 在护理工作中，护士与患者进行小组交谈时，患者数量最好控制在(　)
A. 1～2人　B. 3～7人　C. 8～10人
D. 10～15人　E. 16～20人

30. 在护患交谈过程中，为了给自己提供思考和观察的时间，护士可采用的最佳技巧为(　)
A. 倾听　B. 核实　C. 沉默　D. 鼓励　E. 共情

31. 对护理人员交谈类型的认识，错误的是(　)
A. 评估性交谈目的是获取或提供信息
B. 治疗性交谈目的是为患者解决健康问题
C. 治疗性交谈包括指导性交谈与非指导性交谈
D. 在指导性交谈中，患者与护理人员处于平等地位
E. 在非指导性交谈中，患者有较多的自主权

32. 语言交谈沟通层次由低到高依次分为(　)
A. 一般性交谈、陈述事实、分享感觉、交流看法、沟通高峰
B. 一般性交谈、交流看法、陈述事实、分享感觉、沟通高峰
C. 一般性交谈、陈述事实、交流看法、分享感觉、沟通高峰
D. 一般性交谈、交流看法、分享感觉、陈述事实、沟通高峰
E. 一般性交谈、分享感觉、交流看法、陈述事实、沟通高峰

33. 与不同对象交谈时沟通层次的不同，主要取决于(　)

A. 双方有无血缘关系　B. 双方有无经济利益关系　C. 双方交往时间的长短
D. 双方的信任程度　E. 双方对谈话内容的兴趣

34. 给患儿做治疗时，应多采用哪种开场白（　）
A. 问候式　B. 启发式　C. 关心式　D. 夸赞式　E. 言他式

35. 提问引导时，哪句问话不合适（　）
A. 你为什么不早点来看病？　B. 您什么时候开始头痛的？
C. 头痛的时候有呕吐吗？　D. 头痛的时候还伴有哪些异常感觉？
E. 来医院前自己在家里吃了什么药吗？

36. 下列哪句属于封闭式提问（　）
A. 您觉得哪里不舒服？　B. 你的痰中带血吗？
C. 您对做手术有什么担心？　D. 整天躺在床上，您是不是觉得……？
E. 在发病之前有哪些异常表现？

37. 倾听病人说话时，正确的做法是（　）
A. 面向患者，保持站立姿势　B. 病人谈话时多插话作引导
C. 注意非语言行为　D. 全神贯注，目光要一直看着对方
E. 尽快做出评论

38. 倾听时的"重述"是指（　）
A. 说出病人的言外之意　B. 不加任何判断的重复　C. 倾听信息后发表的意见
D. 帮助患者领悟自己真实情感和意图　E. 将含糊不清和不完整的陈述弄清楚

39. 能协助表达说话者情感，被称为"副语言"的是（　）
A. 语音　B. 语义　C. 语法　D. 语速　E. 语调

40. 下列哪种情况宜用安慰技巧（　）
A. 患者向护士倾诉自己的观点时　B. 患者对疾病恐惧担心时
C. 护士进行护理操作前　D. 患者希望护士提出建议时
E. 患者欲了解出院后注意事项时

41. 在护患交谈中，护士"共情"是指护士（　）
A. 同情患者　B. 怜悯患者　C. 鼓励患者
D. 表达自我感情　E. 理解患者感情

42. 下列不属于非语言沟通范围的是（　）
A. 呻吟　B. 流泪　C. 微笑　D. 手机短信　E. 拥抱

43. 下列哪项违反了护士的仪态美（　）
A. 护士化淡妆　B. 头发不披肩　C. 工作服清洁平整无污迹
D. 衣服上佩戴自己喜爱的饰物　E. 上班前不宜进食气味刺鼻的食物

44. 着装应遵循 TPO 原则，其中"O"的含义是（　）
A. 服饰要与穿着地点相适应　B. 服饰要与穿着场合的氛围相和谐
C. 服饰要与季节、时间相对应　D. 服饰要与环境条件相一致
E. 服饰要与个人容貌、肤色相和谐

45. 护士的举止哪项正确（　）
A. 站姿挺拔、抬头傲视　B. 坐姿向后倚靠椅背

C. 遇抢救时需在病区内快跑　　D. 端治盘时上臂要外展
E. 走路步速略快

46. 下列哪项不符合护士站姿的要求(　　)
A. 头平颈直　　B. 肩夹背挺　　C. 挺胸收腹
D. 手放背后　　E. 直腰绷腿

47. 下列哪项不符合护士坐姿的要求(　　)
A. 上身端直微向前倾　　B. 两肩平正放松　　C. 双膝并拢
D. 低头注视地面　　E. 手自然放在双膝

48. 下列哪项不符合护士蹲姿的要求(　　)
A. 一脚在前,一脚在后　　B. 两腿靠紧下蹲　　C. 不要面对他人或背对他人
D. 臀部向下　　E. 低头弯腰

49. 对体触的应用,错误的是(　　)
A. 要根据不同情景采用不同的体触形式　　B. 要根据患者特点采取易于接受的体触形式
C. 要根据沟通双方关系程度选择体触方式　　D. 对婴幼儿可多用体触
E. 当对方情绪激动时可多用体触

50. 护士的体触行为哪项是错误的(　　)
A. 护士拥抱啼哭的婴儿　　B. 护士用纸巾为产妇擦汗
C. 护士抚摸高热病人的额头　　D. 病人恐惧时护士握一握病人的手
E. 护士在接诊新病人时主动与之握手

51. 护士的沟通礼仪错误的是(　　)
A. 接触新病人时应主动作自我介绍　　B. 在病房里少用握手礼多用点头礼
C. 对病人可使用职业称和职衔称　　D. 打电话时应问候对方并自报"家门"
E. 在病房里见到上级应主动伸手与之相握

52. 社交场合中的鞠躬错误的是(　　)
A. 表示问候:15°2 拍为宜　　B. 表示谢意:30°3 拍为宜　　C. 表示歉意:45°4 拍为宜
D. 鞠躬时背要弯,以显诚意　　E. 鞠躬时手不能放在背后

53. 工作式自我介绍"三要素"的内容是(　　)
A. 单位、姓名、职称　　B. 单位、姓名、职务　　C. 单位、部门、姓名
D. 姓名、职称、职务　　E. 单位、部门、职衔

54. 介绍两人相识的顺序一般是(　　)
A. 先把上级介绍给下级　　B. 先把女士介绍给男士　　C. 先把病人介绍给医生
D. 先把早到的客人介绍给晚到的客人　　E. 先把晚辈介绍给长辈

55. 电话礼仪中错误的是(　　)
A. 一般不在对方休息和进餐时打电话　　B. 通话长度一般控制在 3 分钟以内
C. 发话人首先应向受话人问好　　D. 若拨错了电话应表示道歉
E. 电话礼仪的惯例是由受话人提出终止通话

二、A_2 型题(病历摘要型最佳选择题)

56. 张护士看到某急性胰腺炎患者的病床旁围着好几位家属,便走过去主动与家属们打招呼,并耐心解答他们的疑问,然后恳请他们尽快离开病房让病人安静休息,几位家属欣然接受

了护士的劝告。此护士较好地运用了认知效应中的( )

A. 首因效应　　B. 近因效应　　C. 晕轮效应

D. 先礼效应　　E. 免疫效应

57. 护士甲因为孩子患病最近经常请假,护士长认为其影响了工作而不满。护士甲则认为护士长对她不体谅,缺乏人情味,两人关系比较紧张。影响她们关系的主要原因是( )

A. 经济压力过重　　B. 期望值差异　　C. 角色压力过重

D. 角色权利争议　　E. 角色责任模糊

58. 患者,男性,46岁,突发心肌梗死急诊入院,抢救无效死亡。患者家人指责接诊护士动作太慢,延误抢救导致患者死亡;护士坚持自己已尽职尽责。为此,双方发生争执,其主要原因为( )

A. 理解差异　　B. 角色期望冲突　　C. 经济压力过重

D. 角色责任模糊　　E. 角色权利争议

59. 某患者因慢性肾衰竭接受了肾移植手术,术后恢复良好,心怀感激,多次向责任护士打听捐肾者家庭住址,想登门致谢,面对患者的请求,责任护士正确的做法是( )

A. 建议电话致谢　　B. 婉拒患者的请求　　C. 建议给予经济补偿

D. 宣传捐献者事迹　　E. 与患者一道登门致谢

60. 患者对章护士说:"我每天都要喝一点酒。"章护士:"请问您每天具体喝多少?"章护士使用的沟通技巧是( )

A. 叙述　　B. 重复　　C. 澄清　　D. 反映　　E. 反馈

61. 患者,男性,67岁,退休干部,有听力障碍,住大病房。护士在病房内与其沟通时,不妥的方式是( )

A. 注意核实信息　　B. 倾听时身体位置与患者同高

C. 用手势和表情加强信息传递　　D. 提高讲话声音与其交流

E. 可适当使用文字交流

62. 王女士昨天刚刚做了双下肢截肢手术。晚间护士进病房时发现她躺在床上暗暗流泪,此时护士的最佳做法应该是( )

A. 佯装没看见　　B. 悄悄离开病房　　C. 询问同室病人

D. 静静地坐在床旁陪陪她　　E. 让病人说出伤心的原因

63. 某肝癌晚期患者住院期间情绪激动,常常指责或挑剔家属和医护人员,护士正确的护理措施是( )

A. 给患者正确的死亡观和人生观教育　　B. 让患者尽可能的一个人独处

C. 认真倾听患者的心理感受　　D. 诚恳地指出患者的不恰当做法

E. 减少和患者的语言交流

64. 一位明天即将动第二次大手术的患者对护理人员说:"一想到上次术后我所经历的刀口疼痛,我就害怕得不得了。"请问:这种沟通属于下列哪一种层次( )

A. 一般性交谈　　B. 陈述事实　　C. 分享感觉　　D. 交流看法　　E. 沟通高峰

65. 一位护理人员在走进患者的房间时想,"他看上去不太舒服,我要向他表示出我对他的关心。"这种沟通属于( )

A. 公共沟通　　B. 小组沟通　　C. 跨个体沟通

D. 人际沟通　　E. 个体内部的沟通

66. 患者，女性，44岁，敏感多疑，怀疑单位同事有意与她作对，故意给其工作设置障碍，近期经常听到耳边有人说话，对其行为进行评论。护士对其心理护理中，正确的是(　)

A. 经常与患者讨论单位同事对她的评价　B. 明确告诉患者没有人陷害她

C. 与患者争辩其说话的对象不存在　D. 耐心倾听患者诉说，尽量满足患者合理要求

E. 在患者面前应低声交谈，以免引起患者猜疑

67. 患者，男性，65岁。心脏瓣膜置换术后并发急性呼吸窘迫综合征，必须使用呼吸机治疗。患者家庭经济负担大，其家属很担心费用问题，询问护士是否可以不使用呼吸机，护士最佳的做法是(　)

A. 强调使用呼吸机的重要性　B. 告知使用呼吸机的费用　C. 让其直接去问医生

D. 告诉其若放弃治疗则后果自负　E. 与医生讨论是否使用其他治疗方法

68. 患者，男性，19岁。尿道损伤后出现排尿困难。护士遵医嘱为其置尿管。患者表情紧张问："会不会很疼呀？"下列回答较妥当的是(　)

A. "放心，一点儿也不疼！"　B. "当然会疼，谁让你受伤了呢！"

C. "不太清楚。"　D. "为了治病，疼也得忍着！"

E. "会有点不舒服，我会尽量帮你减轻痛苦。"

69. 患者，男性，69岁，农民，文盲，肾癌术后，由女儿陪护。护士与其进行健康指导过程中，患者感到伤口阵阵疼痛，并很烦躁，最终交谈无法进行下去。导致此次交谈失败的个人生理因素是(　)

A. 患者文化水平较低　B. 患者情绪烦躁　C. 患者年龄较大

D. 患者伤口疼痛　E. 女儿在场

70. 陈女士，36岁，因乳腺癌住院，准备手术治疗，患者焦虑万分，常暗自流泪，沉思，最重要的护理是(　)

A. 报告主管医生前来处理　B. 给予镇静药以缓解症状

C. 通知患者家属来医院探视　D. 允许患者家属陪住，以避免焦虑

E. 鼓励患者倾诉并给予疏导和安慰

71. 孕妇钱太太来找刘护士咨询，刘护士在与之交谈时应看对方什么部位(　)

A. 对方的双眼　B. 对方的额头至两眼之间　C. 对方的眼部到胸部

D. 对方的两眼到嘴之间　E. 对方的眼部至腿部

72. 患儿，詹某，3岁，因肺炎入院治疗，时常哭闹不安，此时护士应采取哪种沟通技巧(　)

A. 仔细倾听　B. 细语安慰　C. 亲切抚摸　D. 沉默不语　E. 不予理睬

73. 冠心病患者老胡忽然感觉心慌心悸，按下呼叫器，护士应怎么走过去(　)

A. 慢步走　B. 快步走　C. 大步跑　D. 小跑　E. 快速跑步

74. 患者，女性，78岁。既往有高血压和糖尿病病史，因右侧肢体活动不便4小时入院。入院时神志清楚，呼吸18次/分，脉搏90次/分，血压165/95mmHg，右侧肢体肌力2级。护士对该患者及其家属进行入院宣教，重点是(　)

A. 请不要到医生护士办公室翻看病历　B. 主治医生的专业方向

C. 应该尽早开始进行康复锻炼　D. 应该每天进行身体清洁

E. 当前应该卧床休息，不可自行起床活动

75. 朱护士为刘阿姨进行肌内注射，由于药液刺激性强，刘阿姨感觉很痛。当刘扭头想看看注射器还有多少药液时，看见护士正在对他笑，刘阿姨顿时觉得心里不舒服，非常不高兴地说："我都疼成这样了，你还有心思笑！"朱护士违反了微笑艺术中的（ ）

A. 真诚 B. 自然 C. 适度 D. 随时 E. 适宜

76. 新入院男性病人，32岁，重体力劳动者，因"高血压性心脏病，心力衰竭"入院，第一次住医院，病情重，精神压力大，焦虑不安。在交谈过程中，下列哪种做法是错误的（ ）

A. 使病人理解无误
B. 对病人的不良情绪立即批评
C. 不打断病人的思路
D. 不强迫病人回答有关隐私问题
E. 对病人提出的问题要给予适当的解释

77. 某患者将要进行阑尾切除手术，术前患者问护士："我这手术有风险吗？"较合适的回答是（ ）

A. "哦，这手术简单，包你没事。"
B. "这可不好说，手术嘛，总要冒风险的。"
C. "手术虽小，但并发症很可怕的。"
D. "这是普外科最简单的手术了，没事的，放心！"
E. "手术总会有风险，但这种手术我科经常做，经验丰富，如无意外，应该是顺利的。"

78. 郑护士在护理评估时，患者李伯诉说了许多，其中哪项陈述需要郑护士进一步澄清（ ）

A. "我每天抽2包烟，已经5年了。"
B. "我觉得这次发病与我每天喝很多酒有关。"
C. "我痰中带有血丝已1个星期了。"
D. "我饮食控制得很好，每天只吃2两米饭。"
E. "我住院前已经在社区卫生院打了5天针了。"

79. 程先生明天结婚，今晚发生输液过敏反应满脸肿胀，怒气冲冲找值班护士说，"如果知道会这样就不输液了！"此时护士正确的沟通是（ ）

A. "这个药物不可能发生过敏。"
B. "用药不良反应是正常的，没关系。"
C. "医生怎么知道你是这种体质？"
D. "晚几天办婚礼吧！这是没办法的事。"
E. "别着急，我们马上为你进行处理！"

80. 程护士到社区对患者进行家庭访视，敲门后的沟通错误的是（ ）

A. 根据是否熟悉，介绍自己和同行者
B. 根据病人的状况调整自己的开场白
C. 察言观色——患者表情暗藏着对来访者的态度
D. 说明此次来访的目的，大约占用的时间，需要给予的配合
E. 进门后就开门见山，直接进入正式的访问

81. 实习护士小丽准备为一老年患者进行静脉输液，患者提出不愿让实习生操作。此时小丽的沟通方法哪项错误（ ）

A. 说明自己对输液的理解，证明自己非常了解此项操作
B. 说明自己已经多次顺利完成输液，完全可以胜任
C. 说明自己会更加谨慎操作，风险相对更小
D. 说明如果穿刺不成功会反复操作，直到成功
E. 说明会有老师在旁指导和"保驾"，减少病人顾虑

82. 某老年卧床患者家属，因对某护士多次更换床单动作过慢，造成老人难受而强烈不满，该护士无歉意且态度生硬，该家属情绪激动，冲到办公室找护士长"告状"，要求处分该护士。护士长与患者家属沟通方式错误的是（ ）

A. 请病人家属坐下,为其倒水　　B. 请病人家属慢慢说清经过,理解病人的感受
C. 表示一定不讲情面,处分当事护士　　D. 表示会根据具体情况适当调整护理人员安排
E. 达成共识,以治病为重,不要矛盾激化

83. 患者,男性,55 岁,小学文化,来自山区。护士与他沟通中应特别注意(　)
A. 少与患者沟通,直接与患者家属沟通　　B. 病人文化程度低,建议让医生替病人做主
C. 使用通俗易懂、病人能够理解的词语　　D. 尽量使用医学术语,以保证沟通的科学性
E. 告诉病人,只要遵医嘱治疗便可,不需多问

84. 小赵护士正在接听电话时又有病人来到面前,赵护士处理时错误的是(　)
A. 立即放下电话接待病人　　B. 向来访者点头示意打招呼
C. 尽快结束电话以免病人久等　　D. 放下听筒先向病人道歉
E. 如电话未完,待处理完事情后再回拨

85. 责任护士小吴陪同病人王奶奶去做检查,出入电梯时的顺序是(　)
A. 出入无人电梯时,吴护士先进后出,王奶奶后进先出
B. 出入无人电梯时,吴护士后进先出,王奶奶先进后出
C. 出入无人电梯时,吴护士后进后出,王奶奶先进先出
D. 出入有人电梯时,吴护士后进先出,王奶奶先进后出
E. 出入有人电梯时,吴护士先进先出,王奶奶后进后出

三、A_3 型题(病历组型最佳选择题)

(86－88 题共用题干)

患者,女性,21 岁,在校大学生。因急性腹痛就诊,诊断为异位妊娠破裂出血,拟急诊手术。

86. 护士希望了解更多患者对其疾病的真实感觉和治疗的看法。最合适的交谈技巧为(　)
A. 认真倾听　　B. 仔细核实　　C. 及时鼓励
D. 封闭式提问　　E. 开放式提问

87. 术前护理人员向患者介绍病情及预后,体现了护理人员的(　)
A. 保证患者权益的义务　　B. 及时救治患者的义务　　C. 维护患者治疗安全的义务
D. 保护患者隐私义务　　E. 认真执行医嘱的义务

88. 护士与患者交谈前应做好准备,以下哪项是不需要的(　)
A. 选择交谈时间　　B. 记录患者的治疗护理要点　　C. 了解患者一般情况
D. 确定交谈目的　　E. 选择交谈环境

(89－91 题共用题干)

新入院患者,男性,42 岁,中学教师,刚被查出患晚期肝癌。其家属建议不要告诉患者,而患者怀疑自己患癌,找到责任护士,希望护士如实告诉自己。

89. 此时护患关系处于(　)
A. 准备期　　B. 初始期　　C. 工作期　　D. 结束期　　E. 熟悉期

90. 此时责任护士与患者沟通错误的是(　)
A. 如实告诉患者目前的诊断　　B. 告知治疗方案,希望配合
C. 提供成功先例,提升患者信心　　D. 饮食方面健康教育
E. 告知患者治疗中可能出现的不良反应,如何应对

91. 此时责任护士与患者家属沟通错误的是(　　)

A. 争取家属同意在适当时候将情况告诉病人

B. 批评家属,如果隐瞒病情就是侵犯病人的知情权

C. 告诉家属,后续治疗中患者迟早会发现肿瘤情况

D. 患者疑惑不利于配合治疗,更加恐慌、恐惧,影响睡眠

E. 相信患者在了解情况后,可以努力完成心愿,提高生活质量

(92—94 题共用题干)

一位实习护士在换补液瓶操作中,因采用的动作不当,致使刚换上的满瓶补液滑落,正好掉在产妇旁边的婴儿头左侧颞额,导致婴儿局部皮肤擦伤、充血,惊哭不止。陪伴产妇的家属当即找到护士长提出抗议,要求立即处理好此事件。

92. 护士长在倾听患方诉说时,哪项是不可取的(　　)

A. 集中精神,全神贯注　　B. 不轻易插话　　C. 双方保持合适的距离

D. 不随便打断对方的诉说　E. 交谈时不必保持目光的接触

93. 对此明显的护理操作过失,护士长与家属沟通中不妥的是(　　)

A. 共情,表达能够体会家属心情　　B. 道歉,承认失误

C. 替实习护士进行必要的辩解　　D. 注意后续观察及婴儿必要的治疗

E. 视最终结果进行补偿

94. 与患者家属沟通后,护士长在全科交班会时强调护理安全。开交班会时,采用的是人际距离是(　　)

A. 亲密距离;沟通者双方距离＜50cm　　B. 常规距离;沟通者双方距离＜50cm

C. 个人距离;双方者距离 50cm～1.2m　　D. 社交距离;沟通者距离 1.2～4m

E. 公众距离;距离＞4m

(95—97 题共用题干)

妇科患者,外来务工人员,曾多次住院治疗,怀疑自己患了性病,但又不敢咨询性病相关情况,责任护士去与她交谈。

95. 责任护士的提问中下列哪句属于封闭式提问(　　)

A. 你觉得哪里不舒服?　　B. 你的白带有异味吗?　　C. 你对治疗有什么担心?

D. 住院时间长了,你是不是觉得……?　　E. 在发病时还有哪些异常表现?

96. 当病人拒绝提供护理评估所必需的资料时,责任护士最宜选择哪条途径获取信息(　　)

A. 强行要求病人提供　　B. 放弃向病人获取,询问其家人或朋友

C. 根据病人表情动作猜测信息　　D. 根据医生病历和实验室检查进行推测

E. 向病人说明资料的重要性,消除其顾虑,自愿提供

97. 在与此患者交谈时,护士应特别注意(　　)

A. 沟通场所光线是否充足　　B. 沟通场所是否安静、舒适

C. 患者的情绪状态　　D. 沟通过程中是否有其他人员在场

E. 沟通者双方距离是否合适

(98—100 题共用题干)

患者,男性,52 岁,研究所工程师,因冠心病而住院。入院后,实习护士小吴连续两天为其进行静脉输液时都是穿刺 2 次均失败,更换陈护士后方成功。患者非常不满,抱怨不止。从

此，患者拒绝吴护士为其护理。

98. 导致患者从此拒绝吴护士为自己护理的心理效应是( )

A. 首因效应 B. 近因效应 C. 晕轮效应 D. 社会刻板效应 E. 投射效应

99. 患者不再让吴护士为自己护理的主要原因是( )

A. 角色压力 B. 责任不明 C. 角色模糊 D. 信任危机 E. 理解差异

100. 护士长去找患者谈话，化解矛盾，沟通应在下列气氛中进行，除了( )

A. 沟通时要有良好的语言艺术

B. 沟通时要文明礼貌，尊重病人

C. 沟通时要有关心、细心和同情心

D. 沟通时要举止端庄、态度和蔼

E. 沟通必须在有第三方在场的情况下进行

习题答案

1. B	2. D	3. B	4. A	5. A	6. B	7. A	8. D	9. D	10. E
11. C	12. E	13. B	14. C	15. C	16. E	17. D	18. C	19. E	20. E
21. A	22. D	23. B	24. D	25. B	26. C	27. D	28. B	29. B	30. C
31. D	32. C	33. D	34. D	35. A	36. B	37. C	38. B	39. E	40. B
41. E	42. D	43. D	44. B	45. E	46. D	47. D	48. E	49. E	50. E
51. E	52. D	53. B	54. E	55. E	56. D	57. B	58. B	59. B	60. C
61. D	62. D	63. C	64. C	65. E	66. D	67. A	68. E	69. D	70. E
71. D	72. C	73. B	74. E	75. E	76. B	77. E	78. B	79. E	80. E
81. D	82. C	83. C	84. A	85. A	86. E	87. A	88. B	89. B	90. A
91. B	92. E	93. C	94. D	95. B	96. E	97. D	98. A	99. D	100. E

（史瑞芬 金松洋）

案例部分

案例1：初上大学的小茹为什么感到很孤独？

【资料】 小茹在上大学之前没有集体生活的经验，一切都由父母照顾，学习成绩很好，高中老师很喜欢她，父母也很高兴。可上大学后这些优势都不复存在，在学习和生活的压力之下，小茹感到自己处处不如人，尤其是同室的5个能说会道的广东同学，她不会说广东话，不能与她们交流，她感到很孤独，很寂寞，觉得自己万分痛苦，快要发疯了。

【点评】 小茹进入大学以后，离开昔日的中学好友和师长及家乡、亲人，来到新的集体中生活，面对陌生的城市、陌生的校园、陌生的面孔，生活需要自理、学习需要自主、大量的学习时间要求自己安排等，感到无所适从，此时特别需要帮助，需要理解。小茹感到孤独，是由于不适应新的学习生活环境，出现人际关系的交流障碍。由于缺乏独立生活和集体生活的能力，既不善于让别人了解自己，也不善于接近他人，缺少新的朋友，“寂寞感”和“孤独感”油然而生，陷入烦恼和痛苦之中。

【建议】 小茹要摆脱这种烦恼，首先要树立自信，大胆热情地与他人进行交往；其次，主动参加集体活动，热情帮助他人，扩大自己的交往范围，从而结识新同学，结交新朋友，消除孤独之感。

案例2:为什么周围的同学都不喜欢我?

【资料】 王某，女性，20岁，某卫生职业技术学院护理专业二年级学生。自入学后苦恼不断加重，认为周围的人都不喜欢自己，感觉有的同学一见到自己就掉头走开，好像还在背后嘀嘀咕咕议论自己。于是终日烦躁，总在苦恼不明白为什么周围的人不喜欢自己。

【点评】 小王的苦恼属于人际关系的心理问题。同学关系处不好，不为别人接纳，认为大家都不喜欢自己，为此心烦。这说明一方面她有与同学处理好关系、得到同学喜欢的愿望，但另一方面又缺乏必要的知识。

【建议】 小王要学习和掌握一些人际交往的基本原则和必要知识，如人际交往的原则、人际吸引的规律等，同时要冷静地从自己的性格特征、为人方法、处世态度等方面查找原因，也可主动诚恳地找几个熟悉的同学聊聊，请她们帮自己找找原因。

案例3:小郭同学该如何克服社交焦虑症?

【资料】 某护理学院三年级学生小郭自小性格内向，不善言辞，小时候父母的同事、朋友或亲戚到家里来，不敢开口说话，总是想办法回避，怕自己说错话得罪人。尤其不敢和男同学讲话，一讲话就脸红。读大学之后稍微好点，但在集体场合还是不敢讲话，一般的同学聚会、社团活动都不参加;她朋友特别少，只跟自己同宿舍的两个同学接触较多，大三了班里还有好多同学不认识。她把大部分时间都用在学习上，虽然成绩很好，但内心很孤独、苦闷。

【点评】 人是一种群体动物，需要与他人、与社会保持密切的联系，才能得以成为一个正常的社会人。小郭的行为是社交焦虑症的表现。社交焦虑症主要表现为在与他人交往过程中表现出不自然、严重害羞的心理，脸红，心情紧张，举止表情不自然，口干，盗汗等。如果回避交往，对于减轻社交焦虑症无异于“饮鸩止渴”。

【建议】 小郭一方面要加强社交技能的学习和强化，另一方面应学会自我调节，用放松疗法放松自己，缓解焦虑情绪，比如采用“深呼吸放松”和“想象放松”;不断提高自我意向，积极看待自己;以及增加自己的交往吸引力等;也可通过药物治疗克服社交时的紧张、恐惧及躯体不适，轻松地面对各种社交场合，克服回避行为。

案例4:护生小王为什么会应聘失败?

【资料】 护理专业毕业生小王，在一次应聘当中，理论考试成绩优秀，用人单位对其较扎实的专业基础基本满意。面试时，考官注意到小王染成金黄色的头发，一身紧身的时装，戴着一条粗粗的珍珠项链，手上还涂着粉红色的闪亮指甲油。当主考官问为什么要应聘本院时，小王低着头，声音很低，吞吞吐吐半天不知道说什么。用人单位决定不予聘用。

【点评】 求职面试的中的第一印象是影响整个面试成败的一个关键元素，而影响第一印象的关键元素则是一个人穿着打扮和行为谈吐。护士的仪表修饰强调的是端庄淡雅，但小王把头发染为金黄色，紧身的时装，粗粗的珍珠项链，闪亮的指甲油，这些都给面试考官留下不好的印象。当主考官问为什么要应聘时，小王又吞吞吐吐不知道说什么。这些是小王面试失败的主要原因。

【建议】 小王应注意面试时的服饰要求及沟通技巧。在面试的时候应注意:服饰得体，讲究卫生;遵守时间，宁早勿迟;表情自然，动作得体;注意细节，树立形象;充满自信，表现自我。

案例5:护士不让产妇提前出院对吗?

【资料】 一产妇剖宫产后第6天,医生看没什么问题,说周一可以出院。周日,其丈夫和婆婆与产妇商量后,想周日当天出院回家。医生不在,产妇的丈夫向护士提出能否先回家,等周一再回来办出院手续。护士说不可以,说得把钱结清。产妇丈夫说已经押了单位的支票,不会欠医院钱的,而且已通过电话与住院部证实。但护士仍不让产妇走,把孩子抱到了另一个房间,产妇想抱回自己的孩子,护士不给,遂与护士争吵起来。

【点评】 产妇的身体状况没什么问题,产妇和家属要求出院,只是没有正式的出院单,所以护士依规章制度不同意产妇出院,把产妇的孩子抱走。这个案例中的护士从情感表达判断层次来讲做得不妥。发生护患矛盾的责任主要在护士,护士在整个事件的处理过程中没有与产妇及家属进行有效沟通。

【建议】 护士不应抱走产妇的孩子,以此作为阻止其出院的手段,也不应与产妇争吵。护士此时应遵循人际交往的道德规范:满足患者的合理要求,尊重病人的权利,保护患者免于不必要的伤害等。如果患者不存在欠费的情况,且在身体状况许可,并强烈要求回家情况下,尊重病人的决定是此时最符合病人利益的行为。此例告诉我们,沟通在建立和谐护患关系的重要。沟通看似小事情,实则意义重大。沟通顺畅,工作效率自然就会提高;忽视沟通,工作效率势必下降。

案例6:护士如何与蛮横的病人交往?

【资料】 小杨护士,工作刚1年,家在农村,自幼胆小。一次给患儿徐小宝输液时未做到一针见血,得罪了小宝家长徐某,徐某当场摔了小杨护士的治疗盘,从那天起处处和护士过不去。他说:“谁给我家小宝多打一针,我就要谁不痛快!”他常常在小杨护士面前说难听话,不断要求小杨护士做这做那,晚上还常常故意把病房门反锁不让护士查房……为此,小杨只要进徐小宝的病房就害怕。

【点评】 在人群中,总会有个别特别横、特别难相处的人。对这类人既不能得罪又无须讨好,在一般人际交往中,最好的方法是敬而远之。但护士因为治疗护理的需要,碰上这种人又不可能回避或远离,对着干或者一味忍让都不能解决问题。本案例中的小杨护士本身性格胆小,更不可能与这种蛮横的病人家属对着干。

【建议】 对蛮横者,最好的沟通方式是“无为而治”,不理睬,管他怎样凶,既不与他“对着干”,也不“服软”。护士在与蛮横者交往中,应注意维护自己的尊严。要克服懦弱个性,从理念上强化自己作为一个人的权利和尊严。病人耍横时,护士既要做出适时的、有分寸的忍让和妥协,但这一定要有限度,过多的退让会强化对方不适宜的行为和态度,相当于教会对方不把当事人的感受放在眼里。护士重要的策略的是要与病房中的其他病人搞好关系,不要因一个病人蛮横而对其他病人疏远回避。这样,蛮横不讲理的人就会受到孤立而收敛。

案例7:“谁快完了?!”

【资料】 患者吴先生输液瓶的液体快输完了,他请一位刚要离开的患者家属带个口信给护士站的护士,请她们来接瓶。李护士闻后走进病房。

李护士:谁快完了?(无人应声)谁快完了?(还是无人应声)

李护士:(看到吴先生的液体快输完了)哦,是你快完了,怎么不吭声?

吴先生:你这是什么话!大家都好好的,谁“快完了”?

李护士:我说的是药液快输完了。

吴先生:那你为什么不说清楚？有你这么说话的吗?!

【点评】 本例护患冲突原因是护士语言不规范引发了患者的误解和不快,属于"期望与现实"的冲突,与护士的语言不当有关。语言是交际的工具,是医护人员与患者沟通感情的桥梁,因此一个优秀的护士必须掌握语言沟通技巧,语音要清晰、语气要温和、语意要准确,语法要规范。

【建议】 护士应明确自身的责任,减轻这类责任冲突对护患关系的影响;一要注意使用语法规范的语言,二要注意在言语不当造成误会或冲突时使用歉语。

案例8:病人为什么对小康护士的评价比较高?

【资料】 护士小康每当患者想同她谈话的时候,她都很注意听。一天晚班,小康与一位术后患者刘师傅交谈,忽然,刘师傅说:"康护士,我觉得你对我们特别好。"小康十分感动,便问道:"为什么会有这种感觉？其实每个护士对你们都很好。"刘师傅答道:"不是这样的,我这么说,是因为我发现无论什么时候我同你讲话,你都放下正在做的事,很注意听我讲。"

【点评】 倾听不仅在社交上很重要,在护理工作中也同样重要。其重要性表现在:①倾听有助于获得患者更多的诊断信息;②倾听有助于建立良好的护患关系;③倾听有助于患者的心理疏泄。

【建议】 当病人倾诉时,护士要:①用心倾听;②听清楚,听完整;③不要打断对方;④要及时给病人以适当反馈;⑤必要时认真记录。

案例9:病人为什么出院之后会投诉护士?

【资料】 一位65岁的老先生,因"急性肠梗阻"入院急诊手术,手术过程顺利。第二天晨间护理的时候,当护士为患者更换床单时,老先生便问道:"护士,我什么时候可以吃东西?""放屁!"护士果断地回答道。老先生听到护士无缘无故骂自己,感到十分不解,觉得作为患者,询问何时进食完全是符合常情的,这位护士怎么能恶语伤人,一时竟不相信自己的耳朵,但还是强忍不悦,又追问了一句:"不好意思,我们不是学医的,不太懂医学专业知识,我想问问我什么时候可以吃东西?""放屁!"护士再次毫不犹豫地回答。当时,老先生的气不打一处来,但是考虑到仍然要在医院继续治疗,而不敢得罪护士,无奈咽下了这口气。患者出院后向医院有关部门投诉了这位护士。

【点评】 护士之所以被投诉是护患在沟通过程中对同一事物的理解不同所造成的。消化系统手术病人术后可以进食的指征是胃肠蠕动恢复,肛门排气,通俗讲就是"放屁"。护士认为病人放屁后就可以进食了,但是病人听后以为护士在骂人。护士在与病人沟通过程中没有注意技巧和方式,造成了病人的误解。

【建议】 同样的一件事物,不同的人对它的概念与理解的区别是非常大的,医护人员与病人的沟通当中亦然。当护士说出一句话来,自己认为可能已经表达清楚了意思,但是不同的听众会有不同的反映,对其理解可能是千差万别的,甚至可能理解为相反的意思。这将大大影响护患沟通的效果。所以护士进行沟通的时候,需要细心体会对方的感受,做到真正用"心"去沟通。

案例10:小孙护士如何顺利做到让病人接受要求?

【资料】 患者许先生,因饮食不当导致急性胃肠炎,由家人陪同到医院看病。就诊时许先生忽然感到一阵恶心,想去洗手间,但刚到走廊上便忍不住大口呕吐起来。护士小孙见此情景马上走了过去搀扶病人,并轻轻叩拍病人的后背,然后将病人搀扶到椅子上坐下,关心地询问:

"你一定很难受吧?"接着将纸巾递给病人,让他擦嘴角,并用一次性杯子倒水让病人漱口。家属十分感动,连声说:"真不好意思,把地弄脏了。"小孙说:"我马上请清洁工来处理。不过,病人可能还会呕吐,你最好做些准备,不要让病人再吐到地上了。你有塑料袋吗?"病人家属马上从挎包里找出一只塑料袋,递给了病人。小孙说:"再想呕吐的话就吐在塑料袋里。"病人家属见清洁工来清扫地面,就主动上前帮忙。

【点评】 护士小孙在向对方提出要求(要求病人不要再将呕吐物吐在地上)之前,做到了"先礼",这样对方会产生一个反省的心理,对于小孙提出的要求便容易接受了。反之,如而直接指责对方,缺乏"先礼",此时对方会首先感觉到护士态度恶劣,产生抵触情绪,对护士提出的要求往往不能接受。即使按要求去做,心中也不会很舒服。

【建议】 人际交往的心理效应很多,除"先礼效应"外,护士应学习掌握人际交往的各种心理效应,并在临床护理实践中灵活运用,这样方能处理好各种人际关系。

案例 11:护士介绍住院须知,病人及家属为何听不进去?

【资料】 退休老干部张某因高血压危象急诊收治入院。三位家人神色紧张地将其用平车推到护士站。当班护士拦住说:"这里是护理站,不能入内。"然后带领家人将患者推到了病房,一边安顿患者一边对患者家属说:"这里不许抽烟,晚上只能留一人陪护,陪护不能睡病房里的空床,下午 3 点到晚上 9 点是探视时间……"此时,一位家人很不满意的说:"你还有完没完?

【点评】 沟通要充分考虑当时的情境。该护士对沟通时机掌握不适宜,只考虑遵守医院的规章制度,缺乏灵活机动性,当患者病重或病痛不安难以接受外来信息的情况时,不合时宜地自顾自说教,反而达不到沟通效果。

【建议】 护患之间存在着看问题角度不同以及信息不对称的问题,要学会站在患者的角度考虑问题,在沟通中要让患者感觉到护士是在用心服务,而不仅仅是为了完成工作任务。对新入院的危重患者,应尽快处置病情,此时切忌使用说教式语言,否则易导致病人和(或)家属的反感。对待一般新入院患者,护士应主动迎接,使用尊称,热情接待和介绍,使病人的渴望得以满足,痛苦得以安抚,恐惧得以安慰,焦虑得以缓解。要根据病人的年龄、资历、个性、心理特征,调节自己的言语表达方式和表达能力,要把握说话的语调、语气、语速,使病人产生亲近感,提高病人接受治疗护理的信心,也为今后的沟通、交流打下基础。

案例 12:护士如何向病人催款?

【资料】 病人程师傅的住院押金用完了,这天需要用的药必须先付款,药房才给发药。护士甲来到病房:"老程,要拿药了,你什么时候去交钱?"程师傅烦躁地答:"又要我交钱,上个星期才交的,怎么又要交钱? 你们医院是怎么回事!" 护士甲:"你不交钱就拿不到药,你自己负责哦! 你去跟医生说吧!"

护士乙来到病房:"程师傅,今天医生给你换了一种新的消炎药,听说效果不错,需要 300 多元钱就可以把三天的药拿回来了,您什么时候去交钱呢? 我可等着米下锅啊!"程师傅配合地说:"哦,好吧,我这就去交!"

【点评】 催款要账,不管在哪个行业都不是件愉快的事,在临床工作中也是一件令护士头痛的事情。患者对这类问题非常敏感,话说不好,常常遭到患者的冷眼冷语令护士难堪,且达不到沟通目的。

【建议】 虽然催款令人感到不愉快,但如果在语气、语调上下点工夫,也可收到相对较好的效果。本案例中护士乙的说话方式使患者更能理解和配合。

案例13:患者对小黄护士的敌意来自何方?

【资料】 某医院妇科病房住着两位女患者,一位是开服装店的老板刘某,一位是小学教师江某。前者常有成群亲友探视,且其亲友的行为较为随便,如大声说话、抽烟、随地吐痰、乱丢果皮等,责任护士小黄虽对之很反感,但并未与之发生冲突,只是面露愠色,避之唯恐不及,而与另一位患者江某则沟通得较多。一段时间后,患者刘某常常指责小黄,甚至出言不逊。当护士长出面调解时,刘某反映小黄护士对她爱理不理,给她脸色看,因而使得她恼羞成怒。

【点评】 患者表现的敌意行为,是由不满和愤怒引起的。但其愤怒可能源于该患者所认知的"护士的不公平对待"而指向护士宣泄。对患者一视同仁,是处理护患关系中应遵循的重要原则,但真正做到却不容易,尤其当患者的文化素质、生活习惯存在差异时,护士常不自主地对素质较低、生活习惯较差的患者产生反感,一旦把反感溢于言表,便容易伤害患者自尊,引发冲突。

【建议】 在护理工作中,难免会遇到个别缺乏修养的患者或家属,不能因患方素质差而冷淡对方。在不被理解或被误解的时候,护理人员要用理智控制自己的不良情绪,本着不伤害原则、公平原则和有益于他人的原则,耐心、细致地做好解释工作,真诚地关心帮助患者,相信最终会得到患者的理解。多数情况下,患者愤怒会有一定的原因。此时护士沟通的重点是对患者的愤怒做出正面的反应,不要对患者采取任何个人攻击性或指责性行为,可应用倾听技巧,了解患者的感受及愤怒的原因。

案例14:小敏护士该如何克服"小心眼儿"的毛病?

【资料】 护士小敏,女性,在心内科工作3年了。由于爱计较,也就是有些"小心眼儿",平时往往为了一点小事哪怕是科里护士的一句话生气,在与其他人的交往过程中常闹些小别扭,弄得大家都很不开心,自己也很烦恼,总想着那些细枝末节,放也放不下,为其所累。她自己也不想这样,但又不知道该如何改变与科里护士的关系。

【点评】 有小心眼儿的人,多半是由于神经系统过于敏感,杞人忧天,小题大做,庸人自扰。"小心眼儿"的人往往患得患失、吃一点亏就如鲠在喉;特别计较别人的一言一行,总感到是针对自己的。本案例中的小敏,也认识到了自己的问题,有主动求变的意愿。

【建议】 小敏首先应懂得人际交往的互利原则,不能只想到自己的利益;其次,应遵守人际交往的宽容原则,学会"待人以宽",豁达大度,只要不是原则性的问题,就不必过于计较;再则,要避免"自我中心",不要凡事都先想到自己,一旦触及自己就觉得别人是有意针对自己的,即使确是与己有关,也不妨"左耳进,右耳出",免得烦心;另外,应充实自己的知识、拓宽知识面、开阔眼界,因为人的"心眼"与其知识修养有密切联系。

案例15:两个好朋友关系为何疏远?

【资料】 护士小马和小陈是一对要好的朋友,在校时是同学,毕业后又入职同一家医院,同租一间房子住宿,下班后经常是形影不离。近来小马觉察到小陈常常周末晚上不在宿舍,问她去做什么,小陈不肯说。小马则很不高兴,认为两个好朋友之间应该无话不谈,否则就不是真正的友谊;而小陈则担心小马多心,影响两人的关系,内心很矛盾苦恼。两人关系逐渐疏远。

【点评】 个人隐私是个人存在感的重要体现,没有个人隐私也就无所谓个人了。隐私之所以重要,在于它接纳了每个人私生活的合法性和独立性。小马和小陈没有掌握好友谊和个人隐私的分寸,因而两人都苦恼。

【建议】 两位护士应认识到,个人隐私如同每个人的"内衣",其中包含的大部分秘密属于生活中不可言说的部分，所以不能与人随意分享。尊重、真诚、宽容、信任是人际交往中非常重要的原则。在人际交往中，无论是同性或者是异性之间，都应尊重他人，保护他人的隐私，不能强迫别人暴露，哪怕是最好的朋友。

案例16：小勤该如何搞好与室友的关系？

【资料】 护生小勤，今年20岁。学习很刻苦，成绩较好，除了学习没有其他的爱好，因性格内向也没什么朋友。到医院实习后，护理部看小勤的成绩好，就安排她当寝室长，她也想好好与寝室同学相处。但时间一长，她发现自己与室友们的关系越来越糟。小勤比较爱整洁干净，但有2个同学却喜欢乱丢乱放；小勤习惯早睡，她们却喜欢聊到深夜。小勤以寝室长的身份给她们提出一些要求，但她们口头答应，行动上却继续我行我素。就这样，小勤与室友经常因一些琐事发生争执，小勤分配的寝室值日也没人理睬。

【点评】 小勤的问题主要是在与室友相处的过程中，由于性格内向只顾学习而缺乏人际交往的锻炼。在集体宿舍，各自生活习惯的不同，导致生活节奏无法与室友保持同拍，产生一定差距，需要大家一起慢慢磨合。而在磨合的过程中，小勤担任寝室长，可能没有较好地遵循人际交往的"平等""尊重"及"宽容"等原则，致使沟通受阻、误会加深，甚至发生人际冲突，受到孤立，导致人际关系僵化。

【建议】 大学生的特点决定了其人际交往的基础只能是人格平等，以诚相待。因此，小勤在与同学相处时应特别注意真诚相处，应用共情技巧去理解同学的习惯和生活方式，当同学有困难时，注意互帮互助，注意心理互换与相容。站在别人的位置看问题时，就容易理解别人的言行，缩短心理上的距离。另一方面，每个人都有保留自己意见和按照自己意愿去生活的权利，彼此只能去影响别人、说服别人，而不可能强制改变别人。如果时时处处尊重和理解别人，不过高地要求别人，就可以减少误解，达到心理相容。

案例17：小萍该如何调整与科里护士们的关系？

【资料】 外科新护士小萍，大专学历，在学校时成绩优秀，能歌善舞，与同学相处融洽，受到老师和同学的喜爱，是一位出色的女孩。自从毕业进入医院后，业余时间都花在了读夜大（护理专升本）和医院业余艺术团的活动上，很少与科里护士交往，认为别人的理念与自己相差太大。久而久之，在科里受到大家的冷落。小萍感到自己并没有做错什么，很委屈，也常常为此烦恼。

【点评】 首先，小萍应认识到进入医院后，环境发生了变化，人际圈也随之扩大，自己需要有一种心理准备来接受这个多元的世界。要知道这个世界并不是非黑即白的，而是连续的，当环境发生变化之后，自己就需要调整心态适应。这也正说明了一句话：当环境无法改变的时候，我们唯一能做的就是改变自己。只有这样，才能适应学习和生活，更好地与他人交往。其次，当意识到别人与自己理念不相同时，不应简单地否定别人。而是要认识到在这个社会中，每个人的理念都可能不同，不能仅凭自己的想法对别人评判对错。有些事情是没有对与错，只是需要从不同的角度加以思考。

【建议】 小萍已经意识到自己与其他护士出现了交往障碍，就应该反省一下自己的行为。回想平时的生活和学习中，别人邀请自己时所做出的反应和态度，是否从一开始就冷漠地拒绝别人？是因为自己对此不感兴趣，还是没有时间……不管是什么原因，都应考虑别人的感受，积极回应同事们的邀请。人际关系是需要花时间来精心经营和维持的。因此，小萍应努力改变自己，积极、乐观地融入集体，多与他人交流。

案例 18:为什么小李竞选教学组长会失败?

【资料】 某医院竞聘病区教学组长,准备举办竞选演讲。护士小李拿着写好的演讲稿,兴冲冲地登上 6 楼,脸上的汗珠未及擦一下,没有敲门便直接走进了科护士长的办公室,正在处理业务的张护士长被吓了一跳。“张护士长,这是我写好的演讲稿,请您过目”,护士小李说。张护士长停下手中的工作,接过小李的演讲稿,随口赞道:“写得真快!”并请小李坐下,倒上一杯茶递给她,然后拿起演讲稿仔细看起来。小李看到张护士长对自己写的演讲稿如此认真,如释重负,便往沙发上一靠,跷起二郎腿,一边喝茶一边悠闲地环视着护士长的办公室。这时,护理部来电话找张护士长,护士长让小李暂候。小李等了一会,感到无聊,便随手拿起办公桌上的电话,同一个朋友聊起来。这时,门被推开,进来的张护士长无奈地摇了摇头。结果在竞选中小李被淘汰了。

【点评】 小李竞选教学组长失败的原因在于忽视了人际交往中的基本礼仪。未敲门直接走进护士长的办公室;进去后坐姿和行为不妥;当护士长有事外出时随便使用办公电话聊天,这些都是导致小李竞选失败的原因。

【建议】 人际交往中的基本礼仪,是一个人仪容、仪表、言谈、行为举止的综合体现,是个人性格、品质、情趣、素养、精神世界和生活习惯的外在表现。小李应该学习一些人际交往的基本礼仪和必要知识,例如进入房间,要先轻轻敲门,听到应答再进;进入后,回手关门,不能大力、粗暴;进入房间后,如对方正在讲话,要稍等静候;站、坐、走都要有注意保持庄重,尤其是在就座以后,不要跷二郎腿,也不要把腿晃来晃去;在等候的过程中不要随便使用办公电话闲聊。

案例 19:新护士小秦辞职为哪般?

【资料】 秦某,23 岁,护理本科院校毕业后进入一家三甲医院妇产科工作。小秦文笔出众,写得一手好文章,还弹得一手好钢琴,但她性格内向,孤僻,很少与人交往。工作后,与科里护士相处得不融洽,跟同宿舍人发生过几次冲突,关系紧张,后来她搬出医院的护士公寓,到外面租住。她认为在这家医院自己没有一个能相互了解,相互信任,谈得来的知心朋友,这样的环境不适合自己,心境和身体也越来越坏,工作越来越没劲,这天竟然接错了瓶,被病人投诉。她开始厌倦工作,厌恶环境,一天也不愿再在这里待下去了。于是,她听不进护士长的劝告,也不顾家长的劝阻,坚持要求辞职。

【点评】 小秦由于内向,不愿交往、不善交往,与周围同事关系紧张,无法融进新的集体,不仅搞僵了人际关系,心理上感到孤独,而且搞垮了身体,工作质量受影响,失去自信。人对环境的适应,主要是对人际关系的适应。有了良好的人际关系,人才有支持力量,有归属感和安全感,心情才能愉快。

【建议】 人际关系问题是新护士存在的常见问题,由于多方面原因,许多新护士都存在不同程度的人际关系障碍问题。这会影响护士的正常工作和生活,妨碍护士的健康成长和顺利成才,是造成辞职的原因之一。护士在进入职场后,应高度重视人际关系的适应。建议小秦护士培养广泛的兴趣爱好,加强品德修养;培养豁达大度的胸怀,宽以待人,求同存异;培养良好的竞争意识;改变性格弱点,学会调适自己的情绪;学习一些基本的心理学知识,掌握人际交往的艺术。

案例 20:哪位护士的沟通方式最合适?

【资料】 周先生,65 岁,患慢性支气管炎、冠心病 20 余年,一直服药控制病情。3 个月前因阵发性房颤转为持续性房颤,住院后又转为左心衰竭进行抢救,现病情稳定。医生向患者及其家属介绍了置换人工二尖瓣的情况,患者家属主张患者及早接受这种手术,医生也同意择期手术,但患者尚在犹豫之中。患者原为中学教师,现已退休在家,与配偶和儿子同住。患者近来胃口一直不好,自诉心神不宁,入睡困难,易惊醒,并反复询问医生护士手术的危险性。患者看上去很痛苦,面部表情紧张、疲倦,皱眉叹气,说话急促。

护士:"早上好,周先生,这几天病情已稳定下来,您觉得好些了吗?"

周先生:"好?我这几天好像不是我自己了,我整天都在考虑做不做这个手术,这种手术的成功可能性有多大呢?手术之后的情况会比现在好吗?我还是不做手术好吧!我的妻子、儿子都赞成我做手术,但他们对手术的结果都说不出个所以然来。唉!我真不知该怎么办才好!"

不管是哪个护士来巡视病房,周先生几乎都会这么说。面对同样的问题,护士们有不同的回答。

护士 A:"您应该决定手术才对。这里的医生技术好,一定能治好您的病,您可以放心。"

护士 B:"你应该庆幸才是,你毕竟还有接受手术治疗的机会。上次有个病人想手术还不够条件呢!你这种手术在我们医院又不是第一次,你的担心是不必要的。"

护士 C:"医生、护士们这几天为稳定你的病情已做了很大努力,你不应该不相信医院,这种情绪对你的疾病不利,你应该振作起来。"

【点评】

护士 A 的回答,没有满足患者对于信息、情感的需要,也没有满足患者潜在的愿望,只是匆忙地做了一个保证(一定能治好您的病)。因为这个保证缺乏必要的说明和依据,因此显得虚假和不恰当,并不能解决患者问题。

护士 B 在回答中,实际上回避了患者获得信息的要求及得到同情、安慰、理解的愿望,是一种没有针对性的回答。患者甚至还可能产生受到讥讽(应该庆幸)的感觉,因而产生不信任感。

护士 C 在回答中过早地做出了主观判断,断定周先生"不应该不相信医院",其实周先生对手术的担忧并不能等同于不相信医院。这种过早的判断,表现出一种不平等的、教训人的态度,更缺乏同情和理解。这种沟通,不仅不能解决患者的问题,而且会给患者造成新的压力。患者会有一种被人误解的委屈感受。

【建议】 对于周先生的表述,护士首先应该进行评估。

表面想法:周先生认为这项手术风险太大,而他对手术是否成功持怀疑态度,他急切想了解更多、更具体的有关手术的情况(安全性、效果等)。

情感流露:从周先生的语言及非语言行为来看,他显得忧心忡忡,十分焦虑,为自己不能做出决定而很不满意(好像不是自己了)。

潜在愿望:希望得到同情、安慰和理解,希望自己的家人能表现出更多的关心和重视,以帮助自己做出决定。

根据以上评估,与周先生交谈较为合适的应该是:"这场大病对您来说真是非同小可,您能坚强地挺过来真不容易。现在总算稳定下来了,这为您提供了手术治疗的条件和机会。所以您家里人主张您尽快做手术不是没有道理的。当然,这种手术比较复杂,我非常理解您的担忧和紧张。但这种手术我们医院已经做过好多次,都很成功。我曾经护理过两位与您情况十分相似的患者,我可以详细地向您介绍他们在手术前、手术中和手术后的情况……"这样的回答,是一个具有移情性的回答,是完全针对患者的要求、情感需要和潜在愿望进行的回答,充满了护士对患者的关注、同情和理解,因而可以有效地缓解患者焦虑。

(史瑞芬　金松洋)